Hypothalamus - Hypophyse
Les ovaires
Les testicules

Endocrinologie 360
Une trilogie pour l'étude de l'endocrinologie
Volume III.

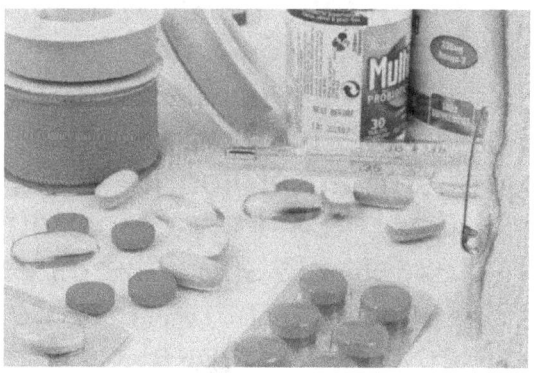

Dr Mario Vega Carbó
Endocrinologue

Édition, 2021

À mes parents, Lucía et Nicolás, à mes frères Angela, Nicolás et Manuel, à mes enfants Luiba, Fidel, Mario et Rocío, à mes petits-enfants Richard et Andy.
À mes deux grands amis de l'Institut préuniversitaire des sciences exactes «Vladimir I. Lénine» de La Havane, ils ont influencé autant que mes parents, dans ma formation éthique et humaniste: José Raúl Lorenzo Sánchez, aujourd'hui grand philatéliste, enseignant et cybernéticien et Benito Andrés Saínz González, éminent professeur et cardiologue.
Aux médecins José Fernández Sotolongo, gastro-entérologue, et Carlos Valmañà Sánchez, un microbiologiste, à la fois d'excellents spécialistes et chercheurs, avec qui j'ai partagé toute la formation médicale à l'hôpital «Salvador Allende» de La Havane.
À ma tutrice formelle Silvia Marín, pédiatre experte en nutrition, et à ma tutrice informelle Maite Cabrera, endocrinologue et experte en biologie de la reproduction, qui m'ont fait part de

toutes leurs expériences lors de mon séjour à l '"Instituto de Endocrinología". Ma plus grande gratitude, à chaque professionnel qui se sent servi avec ce texte

Contenu

Contenu..1469

Endocrinologie 360..1477

   Présentation..1477

   Introduction..1481

Partie VII. Hypothalamus - Hypophyse......................1484

   Chapitre 252. Glande pinéale, hypothalamus et hypophyse..1485

   Chapitre 253. Neuroendocrinologie..........................1493

   Chapitre 254. Oxytocine..1497

   Chapitre 255. Mélatonine, sérotonine, dopamine.......1501

   Chapitre 256. Tumeurs pinéales...............................1507

   Chapitre 257. Endocrinien - Syndromes hypothalamiques 1512

   Chapitre 258. Images de la région de Sellar..............1516

   Chapitre 259. Incidentalome hypophysaire...............1522

Chapitre 260. Dysfonctionnement hypothalamique de l'hypophyse...1526

Chapitre 261. Syndrome polyurique polydipsique.....1529

Chapitre 262. Diabète insipide central.......................1535

Chapitre 263. Diabète insipide néphrogénique...........1541

Chapitre 264. Polydipsie primaire.............................1545

Chapitre 265. Syndrome de sécrétion inappropriée de l'ADH...1549

Chapitre 266. Petite taille..1555

Chapitre 267. Déficit en GH chez l'enfant.................1562

Chapitre 268. Déficit en GH chez l'adulte.................1567

Chapitre 269. Insuffisance surrénalienne secondaire. 1573

Chapitre 270. Hypothyroïdie secondaire....................1578

Chapitre 271. Hypogonadisme secondaire.................1583

Chapitre 272. Panhypopituitarisme............................1588

Chapitre 273. Le syndrome de Sheehan.....................1595

Chapitre 274. Craniopharyngiome.............................1599

Chapitre 275. Tumeur hypophysaire non fonctionnelle 1604

Chapitre 276. Galactorreas..1608

Chapitre 277. Hyperprolactinémie..................1612

Chapitre 278. Hyperprolactinémie et grossesse..........1618

Chapitre 279. Prolactinomes......................1622

Chapitre 280. Prolactinome et grossesse.................1627

Chapitre 281. Thyrotropinomes..................1631

Chapitre 282. Adénomes gonadotropes..................1636

Chapitre 283. Maladie de Cushing..................1640

Chapitre 284. Syndrome de Nelson..................1644

Chapitre 285. Acromégalie......................1648

Chapitre 286. Grande taille......................1653

Chapitre 287. Métastases hypophysaires..................1658

Chapitre 288. Tumeur hypophysaire pédiatrique.......1662

Chapitre 289. Tumeur hypophysaire et grossesse......1667

Chapitre 290. Kystes de la bourse de Rathke.............1672

Chapitre 291. Granulomes hypophysaires..................1675

Chapitre 292. Sellar Arachnoidocele..................1679

Chapitre 293. AVC de l'hypophyse..................1684

Chapitre 294. Hypophysite......................1689

Chapitre 295. Chirurgie hypophysaire.................1693

Chapitre 296. Radio et chimiothérapie hypophysaire.1697

Partie VIII. Conditions gonadiques...................1701

Chapitre 297. Gynécologie endocrinologique............1702

Chapitre 298. Les ovaires........................1706

Chapitre 299. Trouble du développement sexuel.......1711

Chapitre 300. Puberté normale....................1720

Chapitre 301. La hiérarchie précoce................1724

Chapitre 302. Adrénarche précoce..................1727

Chapitre 303. Gynécomastie pubère..................1731

Chapitre 304. Puberté précoce.....................1735

Chapitre 305. Puberté retardée....................1743

Chapitre 306. Syndrome de Turner...................1750

Chapitre 307. Aménorrhée primaire..................1757

Chapitre 308. Oligoménorrhée et aménorrhée secondaire 1762

Chapitre 309. Syndrome prémenstruel................1768

Chapitre 310. Saignements utérins dysfonctionnels...1774

Chapitre 311. Syndrome des ovaires polykystiques...1781

Chapitre 312. Adolescents atteints d'ovaires polykystiques..1788

Chapitre 313. Hydroxyprogestérone...........................1792

Chapitre 314. Hyperandrogénie.................................1796

Chapitre 315. Hyperhidrose......................................1801

Chapitre 316. Hirsutisme..1807

Chapitre 317. Acné..1811

Chapitre 318. Alopécie androgénique.......................1817

Chapitre 319. Clitoromégalie....................................1821

Chapitre 320. SHBG..1826

Chapitre 321. Antiandrogènes..................................1830

Chapitre 322. Contraception hormonale...................1835

Chapitre 323. Infertilité féminine.............................1841

Chapitre 324. Réserve ovarienne et anti-mullérienne.1848

Chapitre 325. Anovulation.......................................1852

Chapitre 326. Inducteurs de l'ovulation....................1858

Chapitre 327. Endométriose....................................1863

Chapitre 328. Avortements récurrents....................1868

Chapitre 329. Insémination artificielle....................1873

Chapitre 330. Fécondation in vitro..........................1877

Chapitre 331. Ajustements hormonaux de la grossesse 1881

Chapitre 332. Dysfonction sexuelle féminine............1887

Chapitre 333. État fibrokystique du sein..................1893

Chapitre 334. Tumeurs fonctionnelles des ovaires.....1898

Chapitre 335. Syndrome Climactérique....................1905

Chapitre 336. Insuffisance ovarienne prématurée......1909

Chapitre 337. Remplacement hormonal féminin........1913

Chapitre 338. Adolescent transgenre........................1917

Chapitre 339. Femme transgenre..............................1921

Chapitre 340. Homme transgenre.............................1925

Chapitre 341. Andrologie...1929

Chapitre 342. Les testicules......................................1932

Chapitre 343. Stéroïdes anabolisants.........................1937

Chapitre 344. Appareil génital ambigu.....................1942

Chapitre 345. Hypogonadisme masculin prépubère...1947

Chapitre 346. Micropenis...1951

Chapitre 347. Cryptorchidie.....................................1956

Chapitre 348. Syndrome de Kallmann......................1962

Chapitre 349. Syndrome de Klinefelter.....................1967

Chapitre 350. Syndrome de Noonan.........................1971

Chapitre 351. Tumeurs testiculaires fonctionnelles....1975

Chapitre 352. Infertilité masculine...........................1981

Chapitre 353. Spermatogramme................................1987

Chapitre 354. Oligospermie.......................................1992

Chapitre 355. Dysfonction érectile............................1997

Chapitre 356. Orchiectomie.......................................2003

Chapitre 357. Castration chimique............................2006

Chapitre 358. Gynécomastie adulte...........................2009

Chapitre 359. Andropause..2014

Chapitre 360. Remplacement hormonal masculin......2018

Sujets clés en endocrinologie...2024

I. Symptômes cliniques suspects et signes de maladie endocrinienne..2025

II. Rôle des tests dynamiques dans le diagnostic des endocrinopathies..2036

III. Interaction et référence de l'endocrinologue avec d'autres spécialistes..2046

IV. Épidémiologie des maladies endocriniennes selon les stades de la vie...2056

V. Endocrinien: spécialiste de la nutrition, du métabolisme, des hormones et de la reproduction......2063

Dernières pensées..2071

   Index général..2074

Épilogue..2045

A propos de l'auteur...2049

Endocrinologie 360

Une trilogie pour l'étude médicale de l'endocrinologie

Présentation

L'endocrinologie est l'un des domaines médicaux qui a connu le plus de progrès ces dernières années. Grâce aux progrès technologiques et aux découvertes scientifiques, nous pouvons reconnaître que l'équilibre délicat qui maintient efficacement les fonctions du corps dépend, en grande partie, des communications chimiques entre les cellules, qui sont produites par des interactions hormonales / chimiques avec les récepteurs.

De cette manière, il est obligatoire que les médecins de tous les domaines, en particulier ceux des surspécialités cliniques, connaissent les notions de base des mécanismes endocriniens et de leurs altérations, car leurs conséquences sont liées à diverses maladies, des maladies cardiovasculaires aux syndromes neurologiques. Idéalement, chaque professionnel de la santé devrait connaître les principes de l'endocrinologie pour offrir de meilleurs soins aux patients.

Ci-dessous, une trilogie pour l'étude de cette surspécialité médicale, Endocrinology 360, est un recueil de trois textes qui vous invitent à parcourir les principales subdivisions de l'endocrinologie, à partir de la compréhension physiologique des systèmes corporels, afin de reconnaître leurs altérations pathologiques , les maladies endocriniennes et leurs conséquences, jusqu'aux mesures thérapeutiques, en tenant compte à la fois des médicaments et des modifications du mode de vie et de nouvelles options de traitement innovantes.

Pour étudier l'endocrinologie, cette spécialité est divisée en trois grands domaines, qui à leur tour regroupent huit sections correspondant aux organes du système endocrinien, leurs fonctions, leurs altérations et les options de traitement; en plus de présenter une nouvelle vision de la pratique médicale, avec des chapitres qui parlent de l'importance de la nutrition et de la diététique pour traiter différentes conditions de santé et améliorer les avantages du traitement. Ce parcours académique commence par aborder la diététique, la nutrition, le métabolisme et le diabète sucré. Les trois premières sont des sciences auxiliaires de l'endocrinologie qui aident à comprendre comment les processus qui maintiennent l'homéostasie du corps, les fonctions cellulaires (respiration, production d'ATP et la chaleur) fonctionnent dans des conditions physiologiques, et comment les systèmes de régulation qui les coordonnent sont maintenus.

Ce premier volume met en évidence l'importance des mesures non pharmacologiques pour le succès de la thérapie, principalement celles qui impliquent des changements positifs dans les habitudes de vie liées à l'alimentation, à la nutrition et à la diététique. Nous connaîtrons la composition des nutriments présents dans les aliments et comment ce que nous mangeons modifie le cours des maladies; ainsi que les recommandations diététiques spécifiques à chaque pathologie.

De la même manière, les preuves les plus récentes sur le diabète sucré, les nouvelles nomenclatures et classifications, les mécanismes physiopathologiques sont présentées, et les options thérapeutiques traditionnelles sont passées en revue, présentant également des alternatives modernes.

Ensuite, les sujets liés à l'axe métabolique et à l'équilibre hydrique et électrolytique sont abordés dans le deuxième volume: Thyroïde, parathyroïde et surrénale. La fonction de ces glandes est cruciale pour activer les réactions biochimiques dans toutes les cellules du corps et pour maintenir l'équilibre de l'environnement interne avec une composition stable d'ions qui agissent comme cofacteurs dans de nombreuses réactions cellulaires et qui maintiennent les potentiels membranaires dans le cellules grâce à un débit équilibré et constant par des pompes ioniques.

Les pathologies qui affectent ces glandes, à la fois en raison d'une carence et d'un excès dans la production de leurs hormones respectives, se manifestent par un ensemble de signes et de symptômes systémiques qui à leur tour compromettent la fonction d'autres organes et systèmes du corps. Ces maladies constituent des syndromes dont les causes peuvent être des altérations physiopathologiques des glandes, ou d'autres (empoisonnements, facteurs environnementaux, autres maladies) qui affectent leur fonction.

Le dernier tour du voyage d'endocrinologie vous invite à connaître l'axe hypothalamo-hypophyso-gonadique (ovaires et testicules). C'est un volume dédié à l'étude de l'endocrinologie des organes reproducteurs, de leurs fonctions, à partir du début des signaux hormonaux qui conduisent à l'apparition de personnages féminins et masculins et de la sexualité somatique, aux conditions qui modifient et altèrent la régulation, de ces systèmes, déclenchant des perturbations du cycle menstruel et des problèmes de fertilité, entre autres.

Endocrinologie 360 est une collection complète qui regroupe les sous-domaines d'étude de l'endocrinologie en fonction de leurs interactions et fonctions en commun, présentant une revue des concepts et définitions déjà connus ainsi que les nouvelles mises à jour résultant des dernières recherches dans ce domaine, pratique de la médecine fondée sur les meilleures preuves.

Ensuite... commençons l'étude de l'endocrinologie.

Introduction

Volume III. Hypothalamus-hypophyse, ovaires, testicules

La troisième partie de cette trilogie se concentre sur l'étude de la glande responsable du contrôle et de la régulation de la synthèse et de la sécrétion de pratiquement toutes les autres hormones, nous parlons de l'hypophyse, ainsi que des relations qui la coordonnent à travers la libération de peptides de l'hypothalamus, et les effets de leur sécrétion dans les différents organes, surtout dans les gonades, qui occupent la dernière partie de ce livre.

L'hypophyse a été l'une des premières glandes décrites, avec une origine embryologique qui a conduit à la fusion de deux lobes, un postérieur, étroitement lié au système nerveux et avec une fonction de stockage des hormones hypothalamiques (ocytocine et ADH), et un antérieur lobe (adénohypophyse) responsable de la production de sept hormones principales qui agissent comme promoteurs et / ou facteurs régulateurs de la synthèse du reste des hormones endocrines, agissant sur la thyroïde, la croissance, les glandes surrénales et les gonades.

En plus de connaître sa constitution anatomique et sa fonction, il est tout aussi important de discuter des principales pathologies pouvant compromettre la fonction hypophysaire. C'est le cas de certaines maladies congénitales, syndromes acquis à partir de conditions systémiques telles que les maladies cardiovasculaires ou les processus auto-immunes, qui affectent secondairement la fonction hypophysaire.

Pour sa part, la découverte de l'hypothalamus en tant que glande a été une découverte relativement récente qui a élargi les connaissances et les progrès dans le domaine de la neuroendocrinologie. L'hypothalamus est une région diencéphalique située en dessous du sulcus sous-thalamique, composée d'une série de noyaux formés par des neurones spécialisés qui sécrètent des facteurs de libération et de régulation des hormones hypophysaires, et en plus, ils remplissent des fonctions dans le maintien de l'homéostasie interne par le contrôle température, cycle veille-sommeil, appétit, entre autres fonctions. Nous discuterons également des altérations possibles de la fonction hypothalamique du point de vue de l'endocrinologie, où nous trouverons que les facteurs environnementaux, tels que le stress et le mode de vie,

Comme dernière section de ce livre et du voyage à travers les grands domaines de l'endocrinologie, nous présentons une section consacrée à l'étude des gonades, des ovaires et des testicules, compte tenu de leur fonction endocrinienne physiologique, de leur rôle dans le développement sexuel et la différenciation, à la fois de le point de vue physique et psychique, en discutant non seulement des maladies qui affectent le développement sexuel et la fertilité, mais aussi des questions qui font actuellement l'objet de débats, comme la dysphorie de genre et d'autres aspects de l'identité sexuelle.

De cette façon, nous présentons le *Endocrinologie 360 volume III*, une trilogie de livres qui condense les grands domaines de cette surspécialité médicale, présentant des aspects anatomiques, physiologiques, pathologiques et thérapeutiques, étayés par des preuves actuelles, discuté avec l'expérience professionnelle de l'auteur.

Ensuite *Hypothalamus-hypophyse, ovaires et testicules.*

Dr Mario Vega Carbó
Endocrinologue

Partie VII. Hypothalamus - Hypophyse

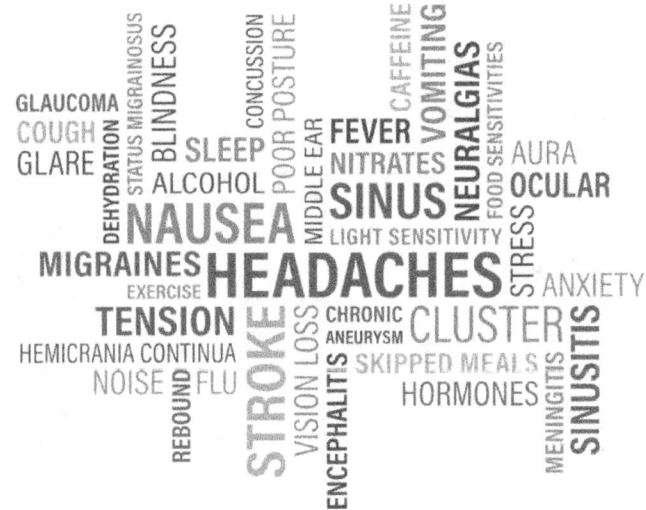

Chapitre 252. Glande pinéale, hypothalamus et hypophyse

La glande pinéale, l'hypothalamus et l'hypophyse sont des éléments importants de la neurophysiologie. Ces trois glandes situées intracrânienne, sont des éléments fondamentaux de la régulation corporelle, grâce à leurs actions qui travaillent en synergie vers l'orientation de l'équilibre endocrinien et métabolique.

Embryologie

Glande pinéale	Hypothalamus	Hypophyse
Du toit du troisième ventricule. Le parenchyme glandulaire forme des tubules qui se transforment en cellules innervées par les nerfs en développement et séparées par le tissu conjonctif.	Dans le développement embryonnaire, il est dérivé du diencéphale, au cours du premier trimestre spécifiquement à la semaine 8 de gestation.	Il survient dans la plaque neurale rostrale. Le lobe antérieur provient de la bourse de Rathke, tandis que le diverticule provient du lobe postérieur.

Tableau 214 - 1. Embryologie de la glande pinéale, de l'hypothalamus et de l'hypophyse.

Glande pinéale

Aussi connu sous le nom de corps pinéal ou épiphyse, c'est un organe endocrinien irrégulier de forme conique, dont les relations sont: supérieurement le corps calleux (aspect splénium), superolatéral avec le plexus choroïde du troisième ventricule et en bas avec les colliculi inférieur et supérieur.

Innervation: nerfs adrénergiques. Innervation sympathique du ganglion cervical supérieur, innervation parasympathique des ganglions optiques et ptérygopalatine.

Irrigation: dérivé de l'artère cérébrale postérieure de ses branches choroïdiennes.

Drainage veineux: veine cérébrale interne.

Histologie: cellules appelées pinéalocytes et cellules de soutien. La glande contient une structure connue sous le nom de Corpora arenacea (sable du cerveau), qui augmente la calcification avec l'âge et est visible sur les rayons X.

Physiologie: La fonction principale est de produire du 5-méthoxyindole et de la mélatonine. Ce sont des hormones antigonadotrophes. La mélatonine, en revanche, aide à moduler le rythme circadien du sommeil, sa production est régulée avec des variations de lumière (sa production augmente avec l'obscurité et se réduit à une exposition à la lumière).

Hypothalamus

Il se compose de la région cérébrale ventrale, qui est responsable de la coordination du système endocrinien en recevant de nombreux signaux dans différentes régions du cerveau, avec lesquelles il libère des hormones de libération et d'inhibition qui stimulent l'hypophyse.

Situé ventralement par rapport aux thalamus droit et gauche, constituant le plancher et la partie inférieure des parois latérales du troisième ventricule. Il se connecte à l'hypophyse par l'infundibulum.

Régions hypothalamiques et irrigation

Région	Irrigation	Description
Antérieur ou chiasmatique	Branches des artères communicantes cérébrales antérieures et antérieures.	Il s'étend entre la lame terminale et le renfoncement infundibulaire antérieur.
Médiane ou tubérale	Irrigée par l'artère communicante postérieure	Avance vers la colonne antérieure du cul-de-sac
Postérieur ou mamillaire	Artères cérébrales postérieures communicantes, basilaires et postérieures.	Il s'étend aux corps mammillaires.

Noyaux hypothalamiques

Coeur	Fonction
Noyaux hypothalamiques antérieurs	
Noyau préoptique médial	Produit l'hormone de libération de gonadotrophine GnRH.
Noyau supraoptique	Il produit de la vasopressine et de l'ocytocine (libérée par l'hypophyse postérieure).
Noyau paraventriculaire	Sécrète de la vasopressine et de l'ocytocine. Il abrite des neurones neurosécréteurs parvocellulaires qui se projettent vers l'éminence médiane où les terminaisons

	axonales libèrent l'hormone de libération de l'hormone de croissance (GhRH), l'hormone de libération de la corticotropine (CRH), l'hormone de libération de la corticotropine (CRH) et la somatostatine.
Noyau hypothalamique antérieur	Thermorégulation. Régulation des rythmes circadiens.
Noyau suprachiasmatique	Il reçoit des informations afférentes de la rétine, des projections du noyau géniculé latéral et du colliculus supérieur. Il agit comme le régulateur dominant des rythmes circadiens.
Noyau préoptique latéral	Il intervient dans le début du sommeil par des mouvements oculaires non rapides.
Noyaux hypothalamiques tubéraux	
Noyau dorsomédial	Régule la faim et la satiété
Noyau ventromédial	Régule la faim et la satiété. Il intervient dans les réactions de peur et d'agression.
Noyau arqué	Produit de la GhRH et de la dopamine
Noyaux hypothalamiques postérieurs	
Noyau postérieur	Intervient en thermorégulation
Noyaux mamillaires	Composants du système limbique et hypothalamique. Ils agissent comme un conduit pour les signaux provenant de l'amygdale ipsilatérale de l'hippocampe. Ils transmettent ces signaux au thalamus via le tractus mamillothalamique. Ils interviennent dans la mémoire de reconnaissance.
Tuber cinereum	Il intervient dans la vigilance par sécrétion d'histamine.

Hypophyse

Aussi connue sous le nom de glande pituitaire, elle comprend le lobe antérieur prédominant, un lobe postérieur et un lobe intermédiaire vestigial. Cette glande est située dans une structure osseuse connue sous le nom de sella turcica du sphénoïde, qui est recouverte d'un diaphragme dural.

Anatomie- pèse environ 600 mg, avec le diamètre transversal le plus long de 13 mm, 6 à 9 mm de hauteur verticale et environ 9 mm antéropostérieur. Il est situé dans la sella turcica, une structure osseuse à la base du crâne.

Irrigation: Les artères hypophysaires supérieures, branches des artères carotides internes, alimentent l'hypophyse antérieure, après avoir formé un réseau capillaire hypothalamique. Les vaisseaux portes de l'hypophyse proviennent des plexus infundibulaires et de la tige et, avec l'artère hypophysaire inférieure, alimentent l'hypophyse postérieure.

Innervation: L'hypophyse postérieure est innervée par les voies nerveuses supraoptiques de l'hypophyse et la tubérosité hypophysaire de la tige postérieure. L'apport sanguin artériel systémique est préservé par les branches artérielles hypophysaires inférieures

Histologie:

Glande pituitaire antérieure		
Cellule	Express	Aspects physiologiques
Corticotro	Les peptides	Il stimule la sécrétion

pes	proopiomélanocortine (POMC) comprennent l'hormone adrénocorticotrope (ACTH).	d'hormones du cortex surrénalien (en particulier les glucocorticoïdes).
Somatotropes	Hormone de croissance (GH)	Dimisation des récepteurs GH (GHR) Activation de la tyrosine kinase JAK2 associée à la GHR. Phosphorylation tyrosylique de JAK2 et GHR. Provoquant: Recrutement ou activation de molécules de signalisation (MAP kinases, diacylglycérol, protéine C, entre autres), contribuant aux changements induits par la GH dans l'activité enzymatique, la fonction de transport et l'expression génique entraînant des changements dans le métabolisme et la croissance, tels que: fonctions anaboliques, stimulation de l'IGF -1 production, entre autres.
Thyrotropes	Sous-unité alpha de glycoprotéine commune et sous-unité bêta spécifique de la thyréostimuline	Ils stimulent la synthèse et la sécrétion des hormones thyroïdiennes. Ils maintiennent l'intégrité structurelle de la thyroïde.

		(TSH, thyrotropine).	
Gonadrotropes		Exprimer les sous-unités alpha et bêta de l'hormone folliculo-stimulante (FSH) et de l'hormone lutéinisante (LH)	Hommes: la FSH est nécessaire à la spermatogenèse, tandis que la LH stimule la sécrétion de testostérone par les cellules de Leydig. Chez la femme: la FSH stimule la croissance et le développement des follicules en préparation de l'ovulation et de la sécrétion d'œstrogènes par le follicule de Graaf mature. La LH déclenche l'ovulation et stimule la sécrétion de progestérone par le corps jaune.
Lactotropes		Prolactine (PRL).	Stimule la croissance et le développement des glandes mammaires. Production de lait. Peut inhiber la sécrétion pulsatile de GnRH hypothalamique.

Il contient également des cellules de soutien appelées pituicytes ou cellules folliculaires.

Hypophyse postérieure

Relié par un tractus nerveux directement à l'hypothalamus, ce tractus est connu sous le nom de tractus nerveux hypothalamo-hypophysaire.

1491

Cellule précurseur	Express	Aspects physiologiques
Noyaux paraventriculaires et supraoptiques dans l'hypothalamus	Ocytocine	Stimule l'éjection du lait en réponse à l'aspiration. Stimule la contraction utérine pendant le travail.
	Vasopressine (hormone antidiurétique ou ADH).	L'ADH se lie aux récepteurs V2 dans le tubule distal et les canaux collecteurs du rein, régulant ainsi à la hausse l'expression du canal achuoporine sur la membrane basolatérale, augmentant la réabsorption d'eau.

Références bibliographiques

1. Shlomo Melmed, Richard J. Auchus, Allison B. Goldfine, Ronald J. Kowning, Clifford Rosen. Williams Textbook of Endocrinology 14ème édition. ELSEVIER, 2020.
2. Bloise E, Ciarmela P, Dela Cruz C, Luisi S, Petraglia F, Reis FM. Activine A en physiologie des mammifères. Physiol. Rév.2019 1 janvier; 99 (1): 739-780.
3. Ilahi S, Beriwal N, Ilahi TB. Physiologie, glande pinéale. Édition Stat Pearls; 2020 janv.

Chapitre 253. Neuroendocrinologie

La neuroendocrinologie est la branche de la médecine chargée d'étudier les relations entre les glandes endocrines et le système nerveux.

Un principe fondamental de la neuroendocrinologie est que la sécrétion est régulée par des hormones, des neurotransmetteurs ou des neuromodulateurs, via des cellules spécialisées.

Neurosécrétion

Il s'agit de tout produit de sécrétion neuronale d'un neurone. Les neurones sont des cellules excitables, qui libèrent des neurotransmetteurs et des neuromodulateurs par leurs axones au niveau de synapses chimiques spécialisées.

Principe clé

> **La sécrétion d'hormones de l'hypophyse antérieure et l'expression des gènes qui codent ces hormones sont spécifiquement régulées par des facteurs de libération et d'inhibition. Ceux-ci sont produits dans les neurones hypophysiotropes hypothalamiques et sont sécrétés dans la circulation sanguine à travers le système de vaisseau porte situé dans l'éminence médiane.**

Cellules neurohumorales ou neurosécrétoires: Sous-ensemble unique de neurones dans lesquels les terminaisons axonales ne sont pas associées aux synapses classiques. Ils sécrètent directement dans la circulation sanguine.

Cellules hypophysaires: ils comprennent des neurones sécréteurs dans les vaisseaux portes de l'hypophyse dans l'éminence médiane.

Système nerveux autonome et contrôle endocrinien

Un précepte fondamental en neuroendocrinologie est que le système nerveux est responsable de la modification et du contrôle de la fonction des glandes, à la fois endocriniennes et exocrines. Ce contrôle est obtenu grâce à l'action de l'hypophyse antérieure et à l'action des hormones du facteur de libération.

En outre, d'autres organes tels que le pancréas et les glandes surrénales reçoivent une innervation directe des stimuli cholinergiques et noradrénergiques, par lesquels ils sont régulés.

Unité hypothalamo-hypophysaire

L'hypothalamus intègre différentes entrées sensorielles et hormonales et, à son tour, fournit des réponses coordonnées via des sorties motrices vers des sites de régulation clés, tels que l'hypophyse, le cortex cérébral, les neurones moteurs et prémoteurs du tronc cérébral et de la moelle épinière, ainsi que les structures du système limbique. et les neurones préganglionnaires parasympathiques et sympathiques. Ces sorties hypothalamiques se traduisent par des réponses endocriniennes, autonomes et comportementales coordonnées, qui permettent le maintien de l'homéostasie.

Régulation

L'hypophyse reçoit la régulation de 3 éléments synergiques:
- ✓ Apports hypothalamiques (hormones hypophysiotropes ou facteurs de libération).
- ✓ Effet de rétroaction des hormones en circulation.
- ✓ Sécrétions autocrines et paracrines de la glande elle-même.

Principe clé

> **Chaque axe hypothalamo-hypophysaire respectif est maintenu grâce à l'intégration complexe de boucles de rétroaction positive et négative, qui impliquent les hormones hypophysaires elles-mêmes, des signaux descendants ainsi que des entrées synaptiques d'autres zones du cerveau vers les neurones hypophysiotropes.**

Les neuropeptides de l'hypothalamus sont exprimés dans les neurones du cerveau pour moduler l'activité des circuits neuronaux et coordonner un ensemble de salutations comportementales qui complètent les actions hormonales des axes hypothalamo-hypophysaire.

D'autre part, en plus de la régulation hypophysaire, l'hypothalamus est responsable de la régulation des fonctions homéostatiques fondamentales telles que le cycle veille-sommeil et la thermorégulation.

Références bibliographiques

1. Shlomo Melmed, Richard J. Auchus, Allison B. Goldfine, Ronald J. Kowning, Clifford Rosen. Williams

Textbook of Endocrinology 14ème édition. ELSEVIER, 2020.
2. Shlomo Melmed. La 4e édition de l'hypophyse. Presse académique, Elsevier, 2017.

Chapitre 254. Oxytocine

C'est une hormone non peptidique connue pour son rôle dans la lactation et l'accouchement, fonctions dont son nom est dérivé du grec (ω k v ξ, τ ok ox ξ) qui signifie «livraison rapide». Il est composé de 9 acides aminés, avec un pont de soufre entre les deux cystéines.

Les indications

Approuvé par la FDA
Renforcez les contractions utérines dans le but d'un accouchement vaginal réussi. Situations antepartum chez les mères avec: Prééclampsie. Rupture prématurée de la membrane. Diabète maternel. Utérus inactifs nécessitant une stimulation pour commencer le travail. Avortements inévitables ou incomplets au cours du deuxième trimestre. Période post-partum Au moment de l'extraction du placenta pendant la troisième phase du travail. Pour contrôler les saignements post-partum. Stimule l'éjection du lait post-partum.
Non approuvé par la FDA
Traitement de l'orgasme tardif. Induction de l'excitation sexuelle. Traitement de l'autisme.

Mécanisme d'action

Stocké et libéré de l'hypophyse postérieure, mais créé dans l'hypothalamus. Il a des boucles de rétroaction positives (la libération d'ocytocine entraîne des actions qui provoquent une augmentation de la libération d'ocytocine).

Il produit la stimulation des contractions utérines dans le myomètre en amenant les récepteurs couplés aux protéines G à stimuler une augmentation du calcium intracellulaire dans les myofibrilles de l'utérus. Lorsque le récepteur de l'ocytocine est activé, il provoque la contraction de nombreux signaux qui stimulent l'utérus et l'augmentation du calcium intracellulaire où une rétroaction positive a lieu.

Il provoque également des contractions dans les cellules myoépithéliales des seins féminins au niveau des canaux alvéolaires, de sorte que les contractions favorisent l'expulsion du lait. Ce mécanisme est pertinent en tant que mécanisme réflexe pour l'éjection du lait par l'allaitement du bébé sur le mamelon de la mère.

L'ocytocine a également des effets vasodilatateurs et antidiurétiques entraînant une augmentation du flux sanguin cérébral, rénal et coronaire.

Gestion

Il est administré par voie intraveineuse en utilisant une méthode goutte à goutte.

Hémorragie post-partum	Induction du travail	Avortement incomplet
10 unités intramusculaires après la délivrance du placenta.	0,5 à 1 mUnité / min IV. Titrez 1 à 2 mUnit / min toutes les 15 à 60 minutes jusqu'à ce que le schéma de contraction similaire à celui trouvé dans le travail	10 à 20 m Unités / min. Ne dépassez pas 30 unités en 12 heures.

Ajouter 10 à 40 U à 1000 ml de solution IV non hydratante et perfuser à la vitesse requise pour contrôler l'atonie utérine.	normal soit atteint (environ 6 mUnit / min). Si nécessaire, vous pouvez réduire la dose une fois que vous avez atteint la fréquence de contraction attendue et que le travail a progressé jusqu'à 5 ou 6 cm de dilatation.

Effets indésirables
- ✓ Érythème au site d'injection.
- ✓ Contractions intensifiées.
- ✓ Contractions plus fréquentes.
- ✓ Nausée et vomissements
- ✓ Douleurs d'estomac et perte d'appétit.
- ✓ Arythmies cardiaques.
- ✓ Saisies
- ✓ Anaphylaxie.
- ✓ Confusion.
- ✓ Hallucinations
- ✓ Augmentation de la pression artérielle extrême.
- ✓ Vision trouble.

Références bibliographiques
1. Lee, HJ, Macbeth, AH, Pagani, JH et Young, WS, 3e (2009). L'ocytocine: le grand facilitateur de la vie. Progrès en neurobiologie, 88 (2), 127–151.https://doi.org/10.1016/j.pneurobio.2009.04.001

2. Ellis JA, Brown CM, Barger B, Carlson NS. Influence de l'obésité maternelle sur l'induction du travail: un examen systématique et une méta-analyse. Santé des femmes de J Midwifery. 2019 janvier; 64 (1): 55-67
3. Osilla EV, Sharma S. Oxytocin. [Mis à jour le 11 août 2020]. Dans: Stat Pearls [Internet]. Treasure Island (FL): Stat Pearls Publishing; 2020 janv.

Chapitre 255. Mélatonine, sérotonine, dopamine

La mélatonine (N-acétyl-5-méthoxytryptamine) est un méthoxyindole synthétisé dans la glande pinéale. Il est sécrété pendant la nuit et exerce divers effets biologiques bénéfiques sur le corps.

La sérotonine ou 5-hydroxytryptamine est un neurotransmetteur d'une grande importance dans la physiologie des systèmes corporels, car elle est responsable de la régulation d'aspects tels que le comportement, l'humeur, la mémoire, entre autres. Cliniquement, il est utilisé comme traitement des troubles psychiatriques et neurologiques.

De son côté, la dopamine est un neurotransmetteur produit par la substance noire, la zone tegmentale ventrale et également dans l'hypothalamus du cerveau. Le dysfonctionnement de la dopamine est associé à divers troubles du système nerveux.

Synthèse et aspects biologiques

Mélatonine et sérotonine

La mélatonine et la sérotonine partagent une voie de synthèse commune.

La production endogène commence par le tryptophane, qui après plusieurs étapes est converti en sérotonine dans d'autres régions du cerveau.

La sérotonine est convertie en mélatonine en régulant le noyau suprachiasmatique (SCN) de l'hypothalamus.
La stimulation sympathique de la glande pinéale (en raison des informations sur les conditions de lumière qui se déplace le long du tractus rétinohypothalamique vers le SCN), régule à la hausse la production de l'enzyme arylalkylamine N-acétyltransférase (AA-NAT), qui convertit la sérotonine en N-acétyl- la sérotonine, l'étape de régulation de la vitesse pour la formation de la mélatonine.
Sources extrapinéales de mélatonine: rétine, cellules de la moelle osseuse, peau, plaquettes, lymphocytes, glandes de Harder, cervelet, tractus gastro-intestinal.
La mélatonine est régulée par des cycles lumière-obscurité.

La dopamine

Sa biosynthèse se produit suivant la voie enzymatique de la noradrénaline.
L'étape initiale de la synthèse de la dopamine est limitante et implique la conversion de la L-tyrosine en L-DOPA (via l'enzyme tyrosine hydroxylase).
Le processus nécessite du fer et de la tétrahydrobioptérine comme cofacteur, ce qui entraîne l'ajout d'un groupe hydroxyle au cycle aromatique provoquant la formation de L-DOPA, qui est ensuite convertie en dopamine, par la L-aminoacide décarboxylase aromatique, ce qui implique l'élimination de le groupe carboxyle.

Une fois la dopamine synthétisée, elle est transportée vers les vésicules synaptiques par le transporteur vésiculaire monoamine 2 (CMAT2), vers les terminaisons synaptiques.

Fonctions biologiques

Mélatonine	Sérotonine	La dopamine
Adaptation aux changements externes et internes. Impliqué dans la régulation cardiovasculaire autonome. Régulation du système immunitaire: stimule la production de cytokines, en particulier IL-2, IL-6 et IL12, améliore la réponse immunitaire des lymphocytes T. Désintoxication des radicaux libres. Actions antioxydantes (par action sur les récepteurs MT3 qui protègent le cerveau du stress oxydatif).	Régule les fonctions biologiques telles que: Fonction cardiovasculaire Régule la motilité intestinale (vidange gastrique, péristaltisme intestinal, tonicité colique, sécrétion pancréatique, autres). Latence éjaculatoire. Contrôle de la vessie. Il pourrait être associé dans les processus d'agrégation plaquettaire par une liaison covalente dépendante de la transglutaminase indépendante du récepteur. Régule le nœud AV. Vasoconstriction / dilatation en fonction du lit vasculaire. Vasoconstriction utérine. Contraction du muscle lisse utérin.	Dans le SNC, il participe à la régulation des fonctions motrices, affectives et émotionnelles. Dans le système nerveux périphérique, il module la fonction cardiaque, la motilité gastro-intestinale et le tonus vasculaire. Il est impliqué dans des pathologies telles que: syndrome de Tourette, trouble d'hyperactivité avec déficit de l'attention, schizophrénie, psychose, maladie de Parkinson. Module l'activité de l'adényl cyclase. Régule la prolactine neuroendocrine.

Sa fonction antioxydante protège le tractus gastro-intestinal des ulcérations en réduisant l'acide chlorhydrique et en augmentant la sécrétion de bicarbonate à travers la muqueuse duodénale. Régulation à la baisse de l'expression du gène GnRH selon un schéma cyclique sur une période de 24 heures.	Développement de la glande mammaire. Module centralement la miction (facilite le réflexe protecteur, rôle dans l'incontinence à l'effort). Impliqué dans la pathogenèse de l'hypertension pulmonaire. Autres.	

Indications thérapeutiques

Mélatonine	Sérotonine	La dopamine
Traitement à court terme de l'insomnie primaire chez les personnes de plus de 55 ans. Synchronisation des rythmes circadiens avec l'environnement.	Des inhibiteurs sélectifs du recaptage de la sérotonine sont utilisés. Dépression. Anxiété. Antiémétique. Suppression de l'appétit	Il est utilisé pour traiter une fréquence cardiaque basse, une hypotension et un arrêt cardiaque. Faibles débits de perfusion, soit 0,5 à 2 microgrammes / kg x minute: Ils agissent sur le

Traitement du décalage horaire. Antioxydant Thérapie additive dans le cancer. Protection contre la carcinogenèse. Troubles neurodégénératifs (maladie d'Alzheimer).	(controversé).	système vasculaire viscéral et induisent une vasodilatation. Augmentez le débit urinaire. Débits de perfusion intermédiaires (2 à 10 microgrammes / kg / min) Ils stimulent la contractilité du myocarde. Ils augmentent la conductivité électrique du cœur. Le débit cardiaque augmente. Des doses plus élevées provoquent une vasoconstriction et une augmentation de la pression artérielle. *Les indications* Maintien de la pression artérielle dans: Insuffisance cardiaque congestive chronique. Traumatisme Insuffisance rénale. Opération à coeur ouvert. Choc causé par un infarctus du myocarde ou une septicémie.

Références bibliographiques

1. Berger, M., Gray, JA et Roth, BL (2009). La biologie élargie de la sérotonine. Revue annuelle de médecine, 60, 355–366.https://doi.org/10.1146/annurev.med.60.042307.110802
2. Berke JD (2018). Que signifie la dopamine? Nature neuroscience, 21 (6), 787–793.https://doi.org/10.1038/s41593-018-0152-y
3. Tordjman, S., Chokron, S., Delorme, R., Charrier, A., Bellissant, E., Jaafari, N., et Fougerou, C. (2017). Mélatonine: pharmacologie, fonctions et avantages thérapeutiques. Neuropharmacologie actuelle, 15 (3), 434–443.
   https://doi.org/10.2174/1570159X14666161228122115

Chapitre 256. Tumeurs pinéales

Il s'agit d'un groupe de néoplasmes développés à partir de cellules trouvées dans et autour de la glande pinéale. Le type de cellule présent dans la glande pinéale est principalement la cellule parenchymateuse pinéale ou pinocytaire, qui est un neurone spécialisé lié aux cônes et aux bâtonnets de la rétine. Le pinocyte est entouré d'un stroma d'astrocytes fibrillaires, qui interagissent avec les vaisseaux sanguins adjacents dans le cadre de la barrière hématopoïétique.

Statistiques et épidémiologie

Elles constituent entre 0,4 à 1% des tumeurs intracrâniennes chez l'adulte et environ 3 à 8% des tumeurs cérébrales chez l'enfant.

La tranche d'âge la plus fréquente se situe entre 10 et 20 ans, la moyenne étant de 13 ans. Chez les adultes, l'incidence se produit principalement chez les plus de 30 ans. Chez les garçons, ils sont fréquemment associés à un développement pubertaire anormal.

Étiologie

La plupart des tumeurs pinéales surviennent à la suite d'un déplacement du tissu embryonnaire à la suite d'une transformation maligne des cellules parenchymateuses pinéales ou par la transformation de l'astroglie adjacente.

Jusqu'à présent, aucune mutation génétique spécifique responsable du développement de la tumeur pinéale n'a été associée.

Éléments physiopathologiques

Les manifestations cliniques se produisent à la suite de la compression anatomique des structures adjacentes provoquée par des tumeurs pinéales.

L'infiltration locale des structures neurales pourrait également expliquer la physiopathologie des manifestations cliniques dans les cas de tumeurs hautement invasives.

Histologiquement, les tumeurs de la région pinéale sont hétérogènes. Ils peuvent provenir:
- ✓ Cellules germinales: choriocarcinome, germinomes, tératomes, tumeurs des sinus endodermiques, tumeurs mixtes des cellules germinales.
- ✓ Cellules du parenchyme pinéal: pinocytome et pinoblastome.
- ✓ Stroma de soutien-gorge: gliomes.

Critères diagnostiques

Clinique	Les manifestations cliniques dépendent de la compression et de l'invasion des structures adjacentes par la tumeur pinéale.
	Maux de tête, nausées et vomissements (compression aqueducale).
	Hydrocéphalie
	Faiblesse et perte de sensation au milieu du corps (due à l'invasion du thalamus).
	Troubles du sommeil, de la thermorégulation et de l'eau corporelle

	(dus à une invasion hypothalamique). Léthargie. Nuage. Syndrome de paralysie du regard vertical (atteinte du colliculus supérieur). Nystagmus de convergence ou réfractaire, mydriase, spasmes de convergence, anisocorie (compression plus importante de la région grise périaqueductale). Diabète insipide Anomalies de la reproduction.
Paraclinique	Marqueurs tumoraux dans le liquide céphalo-rachidien (LCR) et le sérum. Alpha fetoprotéine Bêta-hCG. Cytologie. Isoenzymes de lactate déshydrogénase (moins spécifiques). Phosphatase alcaline placentaire (moins spécifique). Études d'imagerie Imagerie par résonance magnétique haute résolution au gadolinium.

Options de traitement

L'ablation chirurgicale des tumeurs pinéales est difficile en fonction de leur emplacement et des structures adjacentes à la glande. Cependant, elle peut être considérée comme une technique peu invasive avant de recourir à d'autres options.

Dans le cas de l'hydrocéphalie, le blocage de l'écoulement du LCR par suite de l'élargissement de la glande pinéale rend considérable la troisième ventriculostomie endoscopique. En cas de panne, une dérivation doit être envisagée.

La plupart des tumeurs pinéales sont sensibles à la radiothérapie. Il est utilisé chez les patients âgés de plus de 3 ans. La chimiothérapie n'est utilisée que lorsqu'elle est nécessaire, selon le type de tumeur.

Prévisions et suivi

La survie à 5 ans pour les germinomes était de 62%, cependant, la survie à 5 ans pour les autres tumeurs malignes était de 14%. La métastase rachidienne des germinomes varie entre 11%, tandis que pour les tumeurs des sinus endodermiques, l'incidence des métastases vertébrales est de 23%. Lors du diagnostic par cytologie peropératoire, le médecin doit évaluer la présence de métastases rachidiennes.

Le suivi des enfants atteints de tumeurs pinéales doit être effectué à vie car celles-ci peuvent réapparaître localement ou distalement jusqu'à 5 ans après le diagnostic initial. Des études d'imagerie doivent être demandées périodiquement, en fonction des résultats obtenus lors de la biopsie et si le diagnostic de métastase rachidienne a été établi au moment du diagnostic. De même, des études régulières des marqueurs tumoraux doivent être demandées chez ces patients.

Références bibliographiques

1. Shlomo Melmed, Richard J. Auchus, Allison B. Goldfine, Ronald J. Kowning, Clifford Rosen. Williams Textbook of Endocrinology 14ème édition. ELSEVIER, 2020.

2. Yelamanchi SD, Kumar M, Madugundu AK, Gopalakrishnan L, Dey G, Chavan S, et al. Caractérisation du protéome de la glande pinéale humaine. MolBiosyst. 15 novembre 2016, 12 (12): 3622-3632.
3. Awa R, Campos F, Arita K, Sugiyama K, Tominaga A, Kurisu K et al. Diagnostic par neuroimagerie des tumeurs de la région pinéale - recherche de la découverte pathognomonique du germinome. Neuroradiologie. 2014 juil.56 (7): 525-34.
4. Arendt J. La glande pinéale et les tumeurs pinéales. [Mis à jour le 1er janvier 2011]. Dans: Feingold KR, Anawalt B, Boyce A, et al., Editors. Endotext. South Dartmouth (MA): MDText.com, Inc.; 2000.

Chapitre 257. Endocrinien - Syndromes hypothalamiques

Tous ces troubles qui affectent l'hypothalamus peuvent provoquer un dysfonctionnement hypophysaire, des troubles comportementaux et neuropsychiatriques. Il peut également provoquer des troubles de la régulation métabolique et autonome.

Cependant, les syndromes endocriniens hypothalamiques sont un groupe de troubles causés par l'altération de l'axe hypothalamo-hypophyso-glandulaire, qui dépendent de l'étendue de la lésion hypothalamique, de l'impact physiologique et de la cause spécifique.

Épidémiologie

Les craniopharyngiomes sont principalement des tumeurs pédiatriques qui représentent entre 5% et 15% des tumeurs intracrâniennes de cette tranche d'âge. Seuls 25% des craniopharyngiomes surviennent chez des patients âgés de plus de 25 ans. La puberté précoce survient avant 9 à 10 ans chez les garçons et entre 7 et 8 ans chez les filles.
Environ les deux tiers des lésions hypothalamiques influencent la puberté humaine et peuvent être responsables de la puberté précoce neurogène.

Étiologie des syndromes endocriniens hypothalamiques

Déficit en hormone hypophysaire Hypothyroïdie hypothalamique. Craniopharyngiome. Tumeur hypothalamique: infusez-moi, astrocytome, tératome (pinéalome ectopique). Maladie inflammatoire: ostéomyélite sphénoïde, méningite et granulome basilaire, sarcoïdose, tuberculose. Coupe chirurgicale de la tige pituitaire. Insuffisance hypophysaire. Déficit isolé en GHRH

Troubles de la régulation de la sécrétion de GnRH	
Féminin	**Homme**
Puberté précoce: germinome sécrétant de l'hCG, hamartome sécrétant la GnRH. Puberté tardive Aménorrhée neurogène. Anorexie nerveuse. Syndrome de Kallman. Mutation GPR54 (KISS1R). Aménorrhée fonctionnelle et oligoménorrhée. Aménorrhée d'origine médicamenteuse.	Puberté précoce. Syndrome de Fröhlich. Hypogonadisme médicamenteux. Mutation du gène GPR54 (KISSR1). Syndrome de Kallmann.
Troubles de la régulation des facteurs de régulation de la prolactine Narcoïdose au dioxyde de carbone. Réflexe médicamenteux. Bardeaux de la paroi thoracique. Sarcoïdose	

Manipulation du mamelon. Post-thoracotomie. Tumeur de la moelle épinière. Hypothyroïdie psychogène.
Troubles de la régulation de la CRH Sécrétion de corticotropine paroxystique (syndrome de Wolff). Perte de variation circadienne. Gangliocytome sécrétant de la CRH. Dépression.

Éléments de physiopathologie

Les lésions hypothalamiques entraînent souvent une sécrétion réduite de la plupart des hormones hypophysaires, mais elles peuvent également provoquer une hypersécrétion d'hormones qui sont normalement régulées par un contrôle inhibiteur hypothalamique, par exemple, dans l'hypersécrétion de PRL, à la suite de lésions de la tige pituitaire.

Chaque étiologie peut inclure divers éléments diagnostiques en raison de l'altération endocrinienne qu'elle déclenche.

Critères diagnostiques et traitements

L'étiologie des troubles neuroendocriniens hypothalamiques peut provoquer une grande variété de manifestations cliniques et inclure divers critères diagnostiques. L'âge du patient et ses antécédents sont des éléments fondamentaux à l'époque pour établir une suspicion diagnostique.

Références bibliographiques

1. Shlomo Melmed, Richard J. Auchus, Allison B. Goldfine, Ronald J. Kowning, Clifford Rosen. Williams Textbook of Endocrinology 14ème édition. ELSEVIER, 2020.

Chapitre 258. Images de la région de Sellar

La région sellar est une zone anatomique composée de la sella turcica, de l'hypophyse et des structures adjacentes. Limitée en bas par le corps du sphénoïde, sa limite supérieure est l'aspect postérieur des lobes frontaux du cerveau, le plancher du troisième ventricule et les pédoncules du cerveau.

Cette région constitue le troisième site le plus fréquent pour le développement de lésions tumorales intracrâniennes. Les principaux néoplasmes de la région sellar sont les adénomes hypophysaires, bien qu'ils puissent inclure d'autres types de lésions ou de découvertes fortuites, souvent sans signification clinique.

L'imagerie par résonance magnétique (IRM) est considérée comme un pilier de l'évaluation de la pathologie sellaire, grâce à la résolution de contraste élevée et à la disponibilité de séquences avancées.

Résultats en images de la région de sellar

- ✓ Néoplasmes
- ✓ Adénome hypophysaire.
- ✓ Méningiome.
- ✓ Craniopharyngiome.
- ✓ Chordome
- ✓ Chondrosarcome.
- ✓ Schwannome.
- ✓ Gliome de la voie optique.
- ✓ Tumeur des cellules germinales.

- ✓ Plasmacytome.
- ✓ Métastase.
- ✓ Congénital
- ✓ Kyste de la fente de Rathke.
- ✓ Tumeur dermoïde et épidermoïde.
- ✓ Kyste arachnoïdien.
- ✓ Hamartome hypothalamique.
- ✓ Vasculaire
- ✓ Anévrisme géant.
- ✓ Troubles inflammatoires ou granulomateux
- ✓ Sarcoïdose
- ✓ Hypophysite lymphocytaire.

Images trouvées dans la région de Sellar

Image	Description
Microadénome	Ils mesurent moins de 10 mm de diamètre. Ils sont situés dans la glande pituitaire. Une convexité ascendante de la surface hypophysaire supérieure droite est observée, ainsi qu'un léger renflement dans la citerne suprasellaire. Il n'y a pas de compression du chiasme optique ou des nerfs. Sur un scan sans contraste, jusqu'à 70% des microadénomes peuvent être identifiés. L'administration de gadolinium peut réduire les faux négatifs de 15 à 30%.
Macroadénome	Ils mesurent plus de 10 mm de diamètre. Ce sont des lésions molles

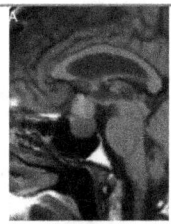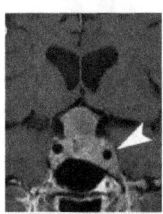	et solides qui se développent par le bas puis se développent vers le haut. Ils peuvent présenter des zones de nécrose ou d'hémorragie à mesure qu'ils augmentent de taille. Sa configuration est "bonhomme de neige". Elle est caractérisée par l'élargissement de la sella turcica.
Méningiome 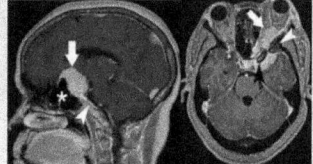	Il peut être confondu avec un macroadénome, cependant, dans un méningiome, il n'y a pas de constriction diaphragmatique et il présente une amélioration uniforme, après l'administration de gadolinium. Il peut avoir une queue durale associée et un pneumosinus dilatans (étoile). Un méningiome qui envahit l'orbite gauche et l'ethmoïde postérieur est visible sur l'image axiale pondérée en T1. La grande aile sphénoïde présente une hyperostose et un processus clinoïde antérieur (flèche noire). L'origine de la lésion se situe au-dessus de la sella turcica.
Craniopharyngiome	Il se présente comme une grande masse suprasellaire, avec des composants kystiques et de rehaussement, et peut présenter des

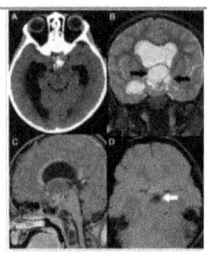	calcifications. Il existe des preuves d'hydrocéphalie obstructive.
Schwannome trijumeau 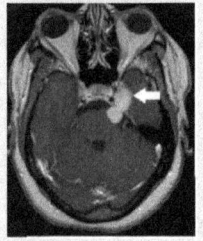	Ce sont des masses bénignes à croissance lente qui proviennent de cellules de Schwann. L'image après l'administration de contraste, montre une amélioration avide (flèche), qui affecte le ganglion trijumeau, à l'intérieur de la grotte de Meckel et dans le segment cisternal du nerf. Son hétérogénéité varie en fonction de la présence de changements kystiques, hémorragiques ou calcifiés. Il montre une hyperintensité en T1 et peut être confondu avec les lipomes, bien que ces derniers suppriment les séquences de graisses saturées.
Kyste de la fente de Rathke 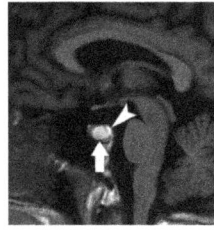	Les kystes de la fente de Rathke apparaissent généralement dans la selle turcique ou au-dessus. L'hypophyse et le chiasme optique peuvent être normaux, ainsi que l'artère carotide. L'image est pondérée en T1. Sans administration de contraste, il montre un kyste hyperintense (flèche), qui déplace la pars distalis vers l'avant.
Chordome	Ce sont les lésions les plus courantes du clivus. Les flèches noires de

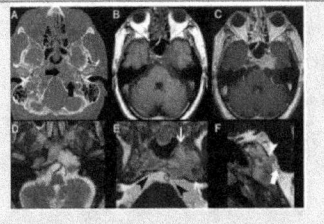	l'image A montrent une lésion érosive affectant la fissure pétroclival gauche et le canal carotidien. L'image B montre une coupe axiale pondérée en T1, qui montre une image légèrement hyperintense sans contraste. Il peut y avoir des calcifications dans cette zone. Les chordomes surviennent généralement sur la ligne médiane, contrairement aux chondrosarcomes, qui apparaissent généralement en dehors de la ligne médiane.
Germinome 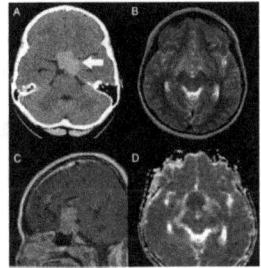	Sans contraste, il apparaît comme une masse suprasellaire hyperdense. L'image pondérée T2 de l'image B montre une masse iso-intense ou légèrement hyper-intense dans le cortex sagittal. L'image C pondérée en T1 montre une amélioration hétérogène de la masse après l'administration de contraste.

Références bibliographiques

1. Carlos Zamora, MD, PhD. Mauricio Castillo, MD. Imagerie des phoques et parasellaires. Congrès des chirurgiens neurologiques, série de revues sur la neuroradiologie. Volume 80, N° 1, janvier 2017. DOI: 10.1093 / neuros / nyw013.

2. Criales JR, Palacios E, Dimitri IG. Tumeurs hypophysaires et périsélaires. Dans: Pedrosa CS. Imagerie diagnostique. Traité de radiologie clinique. 2 éd. Madrid: McGraw-Hill Interamericana; 2010. p. 1159-73.

Chapitre 259. Incidentalome hypophysaire

Il s'agit de lésions encombrantes situées dans la zone sellaire, identifiées par hasard ou fortuitement, au moment de la réalisation d'un test d'imagerie crânienne pour l'étude d'un autre type de pathologie non associé à l'hypophyse. Avec les progrès technologiques dans les études d'imagerie, le diagnostic des incidentalomes hypophysaires a augmenté ces dernières années.

Statistiques et épidémiologie

- ✓ Environ 10% des études d'autopsie présentent des tumeurs hypophysaires insoupçonnées dans la vie.
- ✓ La prévalence moyenne des incidentsalomes hypophysaires est d'environ 10,7%.
- ✓ La répartition entre les sexes est homogène.
- ✓ La prévalence des macroadénomes dans les autopsies est inférieure à 1%.
- ✓ L'incidence des incidentalomes est légèrement plus élevée chez les personnes âgées.
- ✓ Des études d'imagerie par résonance magnétique dans des populations non sélectionnées ont identifié des taux de microincidentalomes allant de 10 à 38%.

Étiologie et éléments physiopathologiques

Les causes qui déclenchent la tumorigenèse hypophysaire sont multiples, et à leur tour diverses anomalies oncogènes non détectées peuvent être associées.

Des anomalies de la protéine G, des mutations du gène ras, des mutations, des délétions et des réarrangements du gène p53 ont été décrits. Le syndrome de néoplasie endocrinienne multiple a également été associé comme facteur déclenchant de la tumorigenèse hypophysaire, en particulier dans le développement d'adénomes hypophysaires.

Selon le type de néoplasie découvert accidentellement, les mécanismes physiopathologiques et étiologiques peuvent être divers.

Critères diagnostiques

Par définition, un incidentalome hypophysaire est diagnostiqué accidentellement en l'absence de manifestations cliniques ou en l'absence de suspicion de trouble hypophysaire. Le diagnostic est établi par des études d'imagerie (tomodensitométrie ou imagerie par résonance magnétique). Cependant, une fois qu'un incidentalome a été identifié, les patients doivent être étudiés de manière approfondie.

Faites un historique médical complet et un examen physique, y compris une évaluation de l'hypopituitarisme et du syndrome d'hypersécrétion hormonale. Effectuer les études biochimiques requises.

Tous les patients présentant un incidentalome hypophysaire adjacent au chiasme optique ou aux nerfs optiques doivent subir un examen formel du champ visuel (FV).

Lorsque le diagnostic a été établi par tomodensitométrie, il est recommandé au patient de subir une IRM pour obtenir une meilleure évaluation de l'incidentalome.

Options de traitement

Critères de traitement chirurgical de l'incidentalome hypophysaire

Hypersécrétion de tumeurs autres que les prolactinomes.
Carence en FV due à un incidentalome.
Troubles visuels tels qu'une ophtalmoplégie ou preuve de compromission neurologique due à la compression de la lésion.
Blessure compressant les nerfs ou chiasme optique.
Apoplexie hypophysaire avec présence de troubles visuels.

Autres résultats pertinents pour envisager une intervention chirurgicale:
- ✓ Maux de tête incessants.
- ✓ Perte de la fonction endocrinologique.
- ✓ Croissance incidentalome cliniquement significative.
- ✓ Blessure près du chiasme optique et plan de fertilité pour la grossesse.
- ✓ Particularités du suivi

Les patients qui ne répondent pas aux critères d'ablation chirurgicale doivent recevoir un traitement non chirurgical, en conjonction avec des évaluations cliniques et des tests pertinents:

- ✓ Image par résonance magnétique hypophysaire 6 mois après l'examen initial (en présence d'un macroincidentalome) ou 1 an plus tard (microincidentalome). Chez ces patients, pour lesquels aucun changement de taille n'est évident, suggérer de répéter l'IRM une fois par an (pour les macroincidentalomes) ou tous les 1 ou 2 ans (pour les microincidentalomes).
- ✓ Effectuer des études cliniques et biochimiques pour l'hypopituitarisme 6 mois après le diagnostic initial. Répéter chaque année par la suite chez les patients atteints de macroincidentalomes.

Références bibliographiques

1. Freda, PU, Beckers, AM, Katznelson, L., Molitch, ME, Montori, VM, Post, KD, Vance, ML et Endocrine Society (2011). Incidentalome hypophysaire: un guide de pratique clinique de la société endocrinienne. Le Journal de l'endocrinologie clinique et du métabolisme, 96 (4), 894–904. https://doi.org/10.1210/jc.2010-1048.
2. Vladimir Vasilev, Liliya Rostomyan, Adrian F Daly et coll. «Incidentalome» hypophysaire: évaluation neuroradiologique et diagnostic différentiel. Journal européen d'endocrinologie (2016) 175, R171 - R184.

Chapitre 260. Dysfonctionnement hypothalamique de l'hypophyse

Le bon fonctionnement de l'axe hypothalamique hypophysaire peut être affecté par un certain nombre de troubles et d'affections pouvant entraîner une altération hormonale ou une perte de la fonction hypothalamique hypophysaire. Cela peut survenir à la suite d'un trouble primaire ou à la suite d'effets indirects et distants sur la fonction hormonale hypothalamique de l'hypophyse.

Statistiques et épidémiologie

L'incidence cliniquement significative des tumeurs est de 20 à 30 par million par an. Les tumeurs responsables d'un dysfonctionnement hypothalamique de l'hypophyse font rarement partie des néoplasies endocriniennes multiples de type 1. L'incidence du syndrome de Kallmann est de 1 cas sur 10 000 personnes. L'incidence des anévrismes de l'artère carotide interne représente 0,3% de tous les anévrismes.

Étiologie

Déficit idiopathique en GnRH	Syndrome de Kallmann. Syndrome de Prader-Willi. Syndrome de Laurence-Moon-Biedl (multiple).
Lésion tissulaire	Traumatisme Post-opératoire Post-radiothérapie
Vasculai	Infarctus de l'hypophyse.

re	Anévrisme carotidien.
Néoplasie	Adénome Craniopharyngiome. Autres.
Agent infiltré	Sarcoïdose, Infection fongique Hémochromatose. Tuberculose.
Drogues	Hyperprolactinémie d'origine médicamenteuse. Stéroïdes sexuels.
Autres	Maladie systémique Malnutrition Anorexie nerveuse. Déficit hypothalamique. Hypoplasie hypophysaire. Hypophyse auto-immune.

Éléments physiopathologiques

Altération du mécanisme de rétroaction positive et négative de l'axe hypothalamo-hypophysaire causée par des facteurs primaires ou secondaires.

Critères diagnostiques et traitements

Selon l'étiologie suspectée, il est recommandé d'indiquer des tests d'imagerie tels que la tomodensitométrie ou l'imagerie par résonance magnétique, en particulier lorsque la présence de néoplasmes est suspectée. Des études d'imagerie permettront d'en déterminer l'étendue et la nature.

Des études biochimiques hormonales complètes doivent être demandées, donnant la priorité à la fonction hormonale de la partie antérieure de l'hypophyse, car elle présente généralement des manifestations d'hypopituitarisme.

Selon les résultats obtenus dans les études biochimiques, il peut orienter la thérapie de remplacement spécifique vers la carence observée, chaque fois que cela est autorisé.

Évaluer le niveau de PRL, car les lésions hypothalamiques provoquent fréquemment une hyperprolactinémie, soit par des lésions de l'hypothalamus, soit par des lésions de la tige hypophysaire.

Dans le cas d'une tumeur, envisagez une résection chirurgicale dans la mesure du possible. Les craniopharyngiomes peuvent être gérés par une ablation neurochirurgicale limitée de la tumeur accessible et une décompression des kystes avec une radiothérapie ultérieure.

Particularités du suivi:

Faites un suivi approprié en fonction des aspects individualisés de votre patient en fonction de son état général et de la cause sous-jacente du dysfonctionnement hypothalamo-hypophysaire.

Références bibliographiques

1. Shlomo Melmed. La 4e édition de l'hypophyse. AcademicPress, Elsevier, 2017.
2. Lavin N, éditeur. Manuel d'endocrinologie et métabolisme. 4e éd. Philadelphie: Wolters Kluwer / Lippincott Williams & Wilkins Health; 2009. 837 p.

Chapitre 261. Syndrome polyurique polydipsique

SIl s'agit d'un problème souvent difficile à différencier en pratique clinique, qui se définit comme la production anormale de grands volumes d'urine (plus de 3 litres par jour chez l'adulte et plus de 2 L / m2 chez l'enfant), en conjonction avec l'apport persistant de grandes quantités de liquide. Le syndrome polyurique polydippsique englobe un large éventail de troubles.

Statistiques et épidémiologie

- ✓ Les formes congénitales représentent moins de 10% des cas.
- ✓ Elle peut survenir chez jusqu'à 22% des patients ayant subi une lésion cérébrale traumatique aiguë ou jusqu'à 30% d'entre eux dans le cadre d'un suivi à long terme.
- ✓ Environ 50% des patients atteints de diabète insipide d'origine hypothalamique ont une tumeur sous-jacente ou une malformation du système nerveux central.

Étiologie et éléments physiopathologiques

Diabète insipide central	Hypothalamus ou atteinte de la glande pituitaire (sécrétion insuffisante de vasopressine)

	Par exemple: craniopharyngiome, syndrome de Sheehan, traumatisme, syndrome de Guillain-Barré, sarcoïdose, médicamenteuse, syndrome d'Alström, entre autres.
Diabète insipide néphrogénique	Résistance à la vasopressine au niveau rénal. Origine métabolique (hypokaliémie, hypercalcémie), induite par les médicaments, les maladies rénales, les maladies systémiques telles que la sarcoïdose, les troubles vasculaires, congénitaux, entre autres.
Diabète insipide gestationnel	Induite par la grossesse Il survient à la suite d'une augmentation du métabolisme de la vasopressine induite par la cystéine aminopeptidase placentaire.
Polydipsie primaire	Diminution du seuil hypothalamique de la soif (DI dipsogène), polydipsie psychogène, induite par des médicaments, entre autres.

Critères diagnostiques

Clinique	- Augmentation du volume urinaire (polyurie). - Augmentation persistante de l'apport hydrique (polydipsie). - Nocturie. - Léthargie, fatigue. - Myalgie. Les symptômes chez les enfants peuvent être non spécifiques et inclure: - Déshydratation sévère

	- Constipation. - Retard de croissance - Irritabilité. - Vomissement - Fièvre. Les symptômes suivants peuvent également apparaître dans les causes néoplasiques: - Mal de tête. - Troubles visuels
Paraclinique	✓ Calcul de l'osmolalité plasmatique: o 2 [Na +] + [Glucose] / 18 + [BUN] / 2,8 ✓ Calcul du volume urinaire total sur 24 heures. ✓ Valeurs de base des électrolytes plasmatiques, du sérum aléatoire et de l'osmolalité urinaire. ✓ Test de desmopressine (DDAVP) ✓ Mesure de base de la copopeptine ✓ Plus de 21,4 pmol / L (sans privation hydrique préalable): suggère une cause néphrogénique ✓ Moins de 21,4 pmol / L (sans privation hydrique préalable): une stimulation par la copeptine doit être réalisée (lorsque le sodium plasmatique est supérieur à 150 mmol (L). Si le résultat post-test de la copeptine est inférieur à 4,9 pmol / L, cela suggère une cause centrale complète ou partielle. Lorsque le résultat post-test de la copeptine est supérieur à 4,9 pmol / L, cela suggère une polydipsie primaire.

	✓ Test de privation d'eau. Il doit être suspendu lorsque l'une des conditions suivantes est remplie: - Lorsque l'osmolalité de l'urine atteint la plage de référence normale. - Lorsque le sodium plasmatique est supérieur à 154 mEq. - Lorsque l'osmolalité urinaire est stable en 2 ou 3 mesures horaires consécutives (y compris en cas d'augmentation de l'osmolalité plasmatique). - Lorsque l'osmolalité plasmatique est supérieure à 295 à 300 mOsmol / kg.

Options de traitement

La cause sous-jacente concerne les options thérapeutiques disponibles pour le syndrome polyurique polydipsique.

Le DDAVP, un analogue de l'ADH, peut être administré par voie orale, sous-cutanée, intranasale ou intraveineuse. Chez l'adulte, la dose est de 10 mcg par insufflation nasale. 4 mcg peuvent également être utilisés par voie sous-cutanée ou intraveineuse. Chez les nourrissons ou les nouveau-nés, la dose est de 1 mcg par voie sous-cutanée ou intraveineuse pendant 20 minutes avec une dose maximale de 0,4 mcg par kilogramme de poids corporel.

Il est essentiel de remplacer les pertes de liquide et de traiter la déshydratation chaque fois qu'il y a des signes ou des symptômes évocateurs. Corrigez également toute perturbation électrolytique présente.

Particularités du suivi:

Le pronostic dépend de la cause. Ces causes d'évolution bénigne ont un pronostic favorable et un suivi peut être établi en fonction de l'état métabolique du patient, au contraire, les causes malignes ont un pronostic réservé et peuvent nécessiter une surveillance étroite.

Les patients postopératoires doivent subir un contrôle de la densité urinaire avant de commencer le traitement par desmopressine. De plus, le taux d'électrolytes sériques doit être mesuré régulièrement.

Il est essentiel d'informer correctement le patient des mesures spéciales en cas de voyage et de la manière de se préparer en cas de vomissements ou de diarrhée afin d'éviter la déshydratation.

Référence bibliographique

1. Christ-Crain M. (2019). EJE AWARD 2019: Nouvelles approches diagnostiques pour les patients atteints du syndrome de polyurie polydipsie. Revue européenne d'endocrinologie, 181 (1), R11 - R21.https://doi.org/10.1530/EJE-19-0163
2. Nigro N, Grossmann M, Chiang C, Inder WJ. Syndrome de polyurie-polydipsie: un défi diagnostique. Intern Med J. 2018; 48 (3): 244-253. doi: 10.1111 / imj.13627
3. Ball S. Diabetes Insipidus. [Mis à jour le 13 juin 2018]. Dans: Feingold KR, Anawalt B, Boyce A, et al., Editors.

Endotext [Internet]. South Dartmouth (MA): MDText.com, Inc.; 2000-.

Chapitre 262. Diabète insipide central

Il s'agit d'un syndrome polyurique polydipsique, qui consiste en une augmentation de la perte de volume urinaire associée à une augmentation de l'apport hydrique persistant. Cependant, le diabète insipide central est la manifestation clinique causée par une grande variété de conditions génétiques et structurelles qui altèrent la fonction hypothalamique ou centrale associée à la libération de vasopressine.

Statistiques et épidémiologie

Le diabète insipide central familial peut survenir dans environ 5% des cas.
Elle peut être le résultat d'un événement aigu (traumatisme crânien) chez jusqu'à 22% des patients et jusqu'à 50% avec une évaluation à long terme.
Environ 50% des patients atteints de diabète insipide central ont une tumeur sous-jacente ou une malformation du système nerveux central.
Les affections neurochirurgicales sont les causes les plus fréquentes du diabète insipide central.
Les chirurgies transsphénoïdales ou transcrâniennes provoquent un diabète insipide central chez 50 à 60% des patients, bien que la plupart des patients se rétablissent;

cependant, un petit nombre de patients auront un diabète insipide permanent.

Groupes ou facteurs de risque

- ✓ Antécédents familiaux de diabète insipide central d'origine génétique.
- ✓ Craniotomie pour les grosses tumeurs.
- ✓ Chirurgie transsphénoïdale ou transcrânienne.
- ✓ Traumatisme crânien.
- ✓ Radiothérapie.
- ✓ État immunodéprimé.

Étiologie

Primaire	
Génétique	Syndrome de Wolfram (diabète insipide, diabète sucré, atrophie optique et surdité). Autosomique dominant. Autosomique récessif.
Syndrome développemental	Dysplasie septique-optique.
Secondaire / acquis	
Traumatisme	Traumatisme crânien. Post-thérapie. Post-opératoire.
Vasculaire	Thrombose des sinus caverneux. Anévrisme carotidien.
Inflammatoire	Sarcoïdose. Hypophysite lymphocytaire. Infundibulo-neurohypophysite Histiocytose à cellules de Langerhans. Méningite / encéphalite. Le syndrome de Guillain Barre.

Tumeur	Adénomes hypophysaires. Métastase. Germinome. Craniopharyngiome.
Infection	Maladies fongiques. Tuberculose.
Post-partum	Apoplexie hypophysaire. Syndrome de Sheehan.

Éléments physiopathologiques

Elle implique la perte de 80% à 90% de la production de vasopressine à la suite de la destruction des neurones magnocellulaires vasopressinergiques de l'hypothalamus ou à la suite de l'interruption du transport interaxonal ou du traitement de la vasopressine.

Dans les 24 premières heures suivant la chirurgie intracrânienne, un choc axonal peut survenir en conjonction avec l'incapacité des potentiels d'action à se propager du corps cellulaire aux neurones situés dans l'hypophyse postérieure.

Plus tard, une phase antidiurétique est entrée, caractérisée par la libération non régulée de vasopressine par les neurones neurohypophysaires affectés. Elle survient 5 à 7 jours après la chirurgie et s'accompagne généralement d'hyponatrémie, en particulier lorsque des liquides hypotoniques sont administrés par voie intraveineuse.

Les neurones endommagés peuvent subir une gliose et une perte de fonction de sécrétion, déclenchant un diabète insipide central permanent.

Les dommages aux axones dépendront de la fonction régulatrice de la vasopressine. Lorsqu'il reste des axones intacts, ils peuvent avoir une fonction vasopressine suffisante pour empêcher la manifestation clinique du diabète insipide.

Critères diagnostiques

Manifestation clinique
- ✓ Polyurie.
- ✓ Polydipsie.
- ✓ Nocturie.
- ✓ Symptômes non spécifiques (maux de tête, nausées, vomissements, faiblesse, myalgie, somnolence, léthargie, fatigue, entre autres).

Test de privation d'eau

Phase de déshydratation (étape 1)	
Procédure	L'apport de tous les liquides doit être limité de 8 h 00 à 16 h 00. Le patient doit être dans un environnement contrôlé. Prenez les mesures de base et toutes les 2 heures du volume urinaire, de l'osmolalité urinaire, de l'osmolalité plasmatique et du poids corporel. Le test doit être interrompu si le patient a une soif insupportable ou en cas de perte de poids corporel supérieure à 5% par rapport au poids initial.
Analyse	*Diabète insipide central (IDH) et néphrogénique (NDI):* Osmolalité urinaire <300mOsm / kg Osmolalité plasmatique> 290mOsm / kg *Diabète insipide dipogénique (DDI):* Plasma normal et osmolalité urinaire.
Phase de réponse à la desmopressine (DDAVP) (étape 2)	
Avoir pour but: différence entre le diabète	

	insipide central et le diabète néphrogénique.
Procédure	À 16 h (après l'étape 1), un bolus de desmopressine à 1 mcg par voie intramusculaire doit être administré. Autoriser l'apport hydrique jusqu'à doubler le volume de sortie d'urine obtenu à l'étape 1. Mesurez le volume d'urine, le plasma et l'olsmolalité urinaire toutes les heures jusqu'à 20h00. Enfin, mesurez l'osmolalité plasmatique et le sodium sérique à 9h00 le lendemain.
Analyse	Diabète insipide central: Osmolalité urinaire> 750 mOsm / kg Diabète insipide néphrogénique: L'osmolarité urinaire reste faible.

Tableau 222-2.

Autres études

Tests de fonction hypophysaire.

IRM crânienne (peut être répétée à 12 mois, lorsqu'aucune altération structurelle n'est évidente, mais qu'une masse à croissance lente est suspectée)

Options de traitement

Les formes légères ne nécessitent pas de traitement. En cas de manifestation symptomatique du diabète insipide, la desmopressine peut être utilisée:
- ✓ Spray intranasal de 5 à 100 mcg par jour.
- ✓ 100 à 1000 comprimés mcg par jour.
- ✓ Voie parentérale à des doses de 0,1 à 2,0 mcg par jour.

L'hyponatrémie par dilution plasmatique peut être évitée en sautant régulièrement le traitement pendant une courte période, c'est-à-dire en sautant une dose par semaine.

Particularités du suivi
Un suivi à long terme doit être envisagé. Évaluez les membres de la famille chaque fois qu'une cause familiale est suspectée, en gardant à l'esprit que les manifestations peuvent être diverses.

Références bibliographiques

1. Shlomo Melmed, Richard J. Auchus, Allison B. Goldfine, Ronald J. Kowning, Clifford Rosen. Williams Textbook of Endocrinology 14ème édition. ELSEVIER, 2020.
2. Shlomo Melmed. La 4e édition de l'hypophyse. Presse académique, Elsevier, 2017.
3. Ball S. Diabetes Insipidus. [Mis à jour le 13 juin 2018]. Dans: Feingold KR, Anawalt B, Boyce A, et al., Editors. Endotext [Internet]. South Dartmouth (MA): MDText.com, Inc.; 2000-

Chapitre 263. Diabète insipide néphrogénique

Il s'agit d'un processus pathologique caractérisé par la production excessive d'urine diluée résultant d'une résistance partielle ou totale à l'effet de l'hormone antidiurétique ou de la vasopressine au niveau rénal.

Statistiques et épidémiologie

- ✓ Plus de 90% des cas sont récessifs et liés au chromosome X chez l'homme.
- ✓ Environ 200 mutations différentes du récepteur V2 ont été signalées.
- ✓ L'incidence du diabète insipide néphrogénique causé par la mutation AQP2 survient chez 1 naissance sur 20 millions.
- ✓ Environ 10% des troubles génétiques responsables du diabète insipide néphrogénique surviennent de novo.
- ✓ La plupart des femmes porteuses de la mutation du gène du récepteur V2 lié à l'X sont asymptomatiques.
- ✓ Les cas hétérozygotes sévères surviennent principalement chez les hommes et rarement chez les femmes.

✓ Groupes ou facteurs de risque: antécédents familiaux.

Étiologie ou causes plus fréquentes

Génétique	Récessif lié à l'X (défaut V2-R). Autosomique récessif (défaut AQP2). Autosomique dominant.
Idiopathique	
Maladie rénale chronique	Reins polykystiques. Uropathie obstructive.
Maladie métabolique	Hypokaliémie Hypercalcémie
Médicament induit	Déméclocycline. Lithium.
Diurétiques osmotiques	Mannitol. Glucose.
Troubles systémiques	Myélomatose Amylose

Éléments physiopathologiques

Résistance rénale à la vasopressine.

Le diabète insipide familial lié à l'X résulte de mutations de perte de fonction dans le récepteur rénal de la vasopressine.

Le diabète insipide néphrogénique autosomique récessif est causé par des mutations associées à une perte de fonction dans le canal hydrique rénal dépendant de la vasopressine, l'aquuporine 2.

Catégories générales de mutations du récepteur V2.
Type 1: caractérisé par une altération de la liaison de la vasopressine.
Type 2: caractérisé par un transport défectueux.
Type 3: où les récepteurs instables se dégradent rapidement.

Critères diagnostiques

Clinique: Polyurie, Polydipsie, Nocturie.
Paraclinique:
- ✓ Test de privation d'eau et test de desmopressine (voir chapitre 222).
- ✓ Test Copeptin (voir Chapitre 221).
- ✓ Demandez des tests biochimiques rénaux.
- ✓ Tests d'imagerie rénale requis.

Options de traitement

- ✓ Prise d'eau adéquate.
- ✓ Chaque fois que la cause sous-jacente peut être traitée, éliminer l'agent causal (correction de l'hypokaliémie ou arrêt de l'administration de lithium).
- ✓ Il ne répond pas bien à la desmopressine, bien qu'il puisse répondre à des doses élevées de desmopressine (4 mcg par voie intramusculaire deux fois par jour).
- ✓ Indiquez un régime pauvre en sodium, en particulier dans les causes congénitales.
- ✓ Indiquez le diurétique thiazidique (peut être l'hydrochlorothiazide à 25 mg / jour).

Particularités du suivi

Le suivi est effectué annuellement pour évaluer l'efficacité du traitement en fonction de la réapparition des symptômes, ainsi que pour évaluer la concentration plasmatique de sodium, afin d'éviter une administration excessive de traitement.

Références bibliographiques

1. Shlomo Melmed, Richard J. Auchus, Allison B. Goldfine, Ronald J. Kowning, Clifford Rosen. Williams Textbook of Endocrinology 14ème édition. ELSEVIER, 2020.
2. Shlomo Melmed. La 4e édition de l'hypophyse. Presse académique, Elsevier, 2017.
3. Ball S. Diabetes Insipidus. [Mis à jour le 13 juin 2018]. Dans: Feingold KR, Anawalt B, Boyce A, et al., Editors. Endotext [Internet]. South Dartmouth (MA): MDText.com, Inc.; 2000.

Chapitre 264. Polydipsie primaire

Aussi connu sous le nom de diabète insipide dipsogène, il consiste en une polyurie secondaire à un apport hydrique élevé et inapproprié. Elle peut être le résultat d'un ensemble de pathologies systémiques, bien qu'elle soit également associée à des troubles psychiatriques.

Statistiques et épidémiologie

Environ 42% des patients admis dans les hôpitaux psychiatriques présentent une forme de polydipsie. Au moins la moitié des patients psychiatriques atteints de polydipsie primaire n'ont aucune explication évidente de la polydipsie.

Groupes ou facteurs de risque
- ✓ Ingestion de médicaments qui provoquent une sécheresse de la bouche.
- ✓ Troubles psychiatriques.
- ✓ Habitude de consommation élevée de liquide.

Étiologie ou causes plus fréquentes
- ✓ Boire de l'eau de manière forcée
- ✓ Troubles affectifs ou psychiatriques.
- ✓ Induite par la drogue.
- ✓ Sarcoïdose de l'hypothalamus.
- ✓ Craniopharyngiome.

- ✓ Troubles périphériques qui augmentent la rénine et / ou l'angiotensine.

Éléments physiopathologiques

Un apport hydrique élevé et persistant conduit à une polyurie adéquate à une ingestion exacerbée. Cependant, lorsque l'apport dépasse la limite d'excrétion rénale d'eau libre, cela peut entraîner une hyponatrémie.

La polydipsie primaire peut être associée à des anomalies liées à la perception de la soif:
- ✓ Incapacité à supprimer la soif avec de faibles osmolalités plasmatiques.
- ✓ Seuil de soif bas.
- ✓ Réponse de soif exagérée au défi osmotique.

Critères diagnostiques

La clinique est similaire au diabète insipide et aux syndromes polyuriques polydiphiques (voir chap. 222, 223), il est donc recommandé d'indiquer les tests et études pertinents pour écarter les causes néphrogéniques ou centrales.

Renseignez-vous sur les médicaments que prend le patient et évaluez ceux qui peuvent causer une sécheresse de la bouche. Offrez des alternatives thérapeutiques autant que possible.

Le test de privation d'eau dans la polydipsie primaire reflète une osmolalité urinaire et plasmatique normale.

L'évaluation psychiatrique est recommandée lorsqu'il n'est pas possible d'identifier les causes organiques expliquant la polydipsie.

L'absence de suppression de la soif, après avoir bu plus de 50% des niveaux stimulés, est un indicateur de diagnostic fort.

Une osmolalité urinaire aléatoire supérieure à 700 mOsm / Kg confirme le diagnostic de polydipsie primaire.

Imagerie par résonance magnétique de la région hypothalamo-neurohypophysaire. Lorsqu'ils sont pondérés en T1, ils montrent une tache lumineuse classique, correspondant à l'hypophyse postérieure. Dans le diabète insipide néphrogénique, il peut être absent ou présent, alors qu'il peut être altéré dans le diabète insipide d'origine centrale.

Options de traitement

L'approche thérapeutique vise à réduire l'apport hydrique excessif. Le traitement par desmopressine (DDAVP) n'est pas recommandé en raison du risque élevé d'hyponatrémie.

La réduction des fluides doit être effectuée de manière échelonnée afin que le patient puisse réduire le volume urinaire, en dessous du critère polyurique (50 ml / kg de poids corporel).

Encouragez vos patients à inclure des mesures pour réduire la sécheresse de la bouche, comme des morceaux de glace ou des bonbons durs pour stimuler le flux de salive.

Référence bibliographique

1. Shlomo Melmed, Richard J. Auchus, Allison B. Goldfine, Ronald J. Kowning, Clifford Rosen. Williams Textbook of Endocrinology 14ème édition. ELSEVIER, 2020.
2. Shlomo Melmed. La 4e édition de l'hypophyse. Presse académique, Elsevier, 2017.
3. Ball S. Diabetes Insipidus. [Mis à jour le 13 juin 2018]. Dans: Feingold KR, Anawalt B, Boyce A, et al., Editors. Endotext [Internet]. South Dartmouth (MA): MDText.com, Inc.; 2000.

Chapitre 265. Syndrome de sécrétion inappropriée de l'ADH

Aussi connu sous l'acronyme SIADH, il s'agit d'une affection caractérisée par la sécrétion non supprimée ou la libération d'hormone antidiurétique (ADH), soit par l'hypophyse, soit en raison de sources non hypophysaires. Elle peut également survenir à la suite d'une action continue sur les récepteurs de la vasopressine.

Statistiques et épidémiologie

L'incidence du SIADH augmente avec l'âge. Lorsque l'hyponatrémie est définie comme inférieure à 135 mEq / L, une prévalence comprise entre 15 et 38% est observée. Le SIADH est la cause la plus fréquente d'hypoosmolalité évolémique, avec une prévalence comprise entre 20% et 40% des patients hypoosmolaires. Entre 10% et 20% des patients atteints de SIADH n'ont pas de concentrations plasmatiques de vasopressine significativement élevées.

Groupes ou facteurs de risque:
- ✓ Antécédents familiaux du SIADH héréditaire.
- ✓ Troubles endocriniens sous-jacents.
- ✓ Cancer.
- ✓ Polypharmacie.
- ✓ Drogues d'abus.

Étiologie et éléments de physiopathologie.

Conditions qui conduisent fréquemment au SIADH		
Étiologie		Physiopathologie
Troubles du système nerveux central	Accident vasculaire cérébral. Hémorragie. Infection. Traumatisme Maladie mentale et psychose.	Augmentation de la libération d'ADH hypophysaire
Néoplasmes	Cancer du poumon à petites cellules (SCLC). Carcinomes extrapulmonaires à petites cellules. Cancers de la tête et du cou. Neuroblastomes olfactifs.	Production extra-utérine d'ADH.
Drogues et drogues	Carbamazépine. Oxcarbazépine. Cyclophosphamide. Inhibiteur sélectif de la recapture de la sérotonine. Chlorpropamide. Ecstasy (méthylènedioxyméthamphétamine). Autres	Améliore la libération ou l'effet de l'ADH.
Les maladies pulmonaires	Pneumonie (virale, bactérienne, tuberculeuse). Asthme. Atélectasie Insuffisance respiratoire sévère. Pneumothorax.	Mécanismes inconnus.
Carence hormonale	Hypopituitarisme. Hypothyroïdie	Ils peuvent présenter une hyponatrémie

		et une image de SIADH corrigeable avec un remplacement hormonal
Administration hormonale exogène	Vasopressine exogène (comme traitement des saignements gastro-intestinaux). Desmopressine (pour traiter la maladie de von Willebrand, l'hémophilie ou autres). Oxytocine (pour déclencher le travail)	Augmenter l'activité des récepteurs de la vasopressine-2 (V2, antidiurétique)
Infection virale	Virus de l'immunodéficience humaine (VIH).	Hyponatrémie secondaire au SIDA, infections opportunistes, insuffisance surrénalienne ou autre.
SIADH héréditaire	Mutation de gain de fonction dans le gène du récepteur rénal V2 (sur le chromosome X).	Blocage des récepteurs rénaux V2 à l'état actif continu, entraînant une absorption excessive d'eau et une hyponatrémie. À son tour, il est résistant aux antagonistes des récepteurs

		de la vasopressine.

Critères diagnostiques

Clinique	Les manifestations cliniques peuvent être dues à une hyponatrémie, ainsi qu'à une osmolalité réduite. Nausées et malaises (peuvent apparaître lorsque le sodium est réduit à moins de 125 ou 130 mEq / L). Maux de tête, léthargie, somnolence et peuvent entraîner des convulsions lorsque le sodium diminue plus sévèrement. Coma ou arrêt respiratoire (sodium inférieur à 115 mEq / L). Il peut y avoir des crampes musculaires, une confusion, des tremblements, une astérixie, une dysarthrie, une respiration de Cheyne-Stokes, des réflexes pathologiques, une irritabilité, une faiblesse.
Critères cliniques de Schwartz et Bartter Sodium sérique inférieur à 135 mEq / L. Sodium urinaire supérieur à 40 mEq / L (en raison de l'absorption d'eau libre médiée par l'ADH par les canaux collecteurs des reins). Osmolalité sérique inférieure à 275 mOsm / kg. Osmolalité urinaire supérieure à 100 mOsm / kg. Absence de preuve clinique de déplétion volémique (tension artérielle dans la plage de référence, turgescence cutanée normale). Absence d'autres causes d'hyponatrémie (maladie du foie, insuffisance surrénalienne, insuffisance cardiaque, hypothyroïdie, autres). Correction de l'hyponatrémie due à la restriction hydrique.	

Options de traitement

Correction et maintien de la correction du sodium plasmatique ainsi que correction des troubles sous-jacents (hypothyroïdie, infection pulmonaire, entre autres). Le but de la correction du sodium sérique est de le maintenir à des niveaux supérieurs à 130 mEq / L.

Chez les patients présentant des symptômes légers à modérés, une restriction de la consommation d'eau par voie orale (moins de 800 ml par jour) peut être indiquée. En cas d'hyponatrémie persistante, administrer du chlorure de sodium sous forme de comprimés oraux ou de solution saline intraveineuse. Des diurétiques tels que le furosémide (20 mg deux fois par jour) peuvent être utilisés.

La correction avec une solution saline doit être effectuée avec une solution saline hypertonique à 3% dont l'osmolalité est de 513 mOsm / kg. Ceci doit être utilisé lorsque les symptômes d'hyponatrémie sont sévères ou résistants. Celui-ci est administré sous forme de bolus de 100 ml pendant les 3 à 4 premières heures, en mesurant le taux de sodium à 2 à 3 heures pour ajuster la dose.

Elle ne doit pas dépasser plus de 8 mE1 / L par 24 heures ou entre 0,5 et 1 mEq / L par heure. Une correction plus rapide pourrait entraîner une démyélinisation osmotique du système nerveux central et entraîner des complications graves et potentiellement mortelles telles que le syndrome de démyélinisation osmotique.

Des antagonistes des récepteurs de la vasopressine tels que le conivaptan (par voie intraveineuse) ou le tolvaptan (par voie orale) peuvent être utilisés.

Références bibliographiques

1. Shlomo Melmed, Richard J. Auchus, Allison B. Goldfine, Ronald J. Kowning, Clifford Rosen. Williams Textbook of Endocrinology 14ème édition. ELSEVIER, 2020.
2. Lockett J, Berkman KE, Dimeski G, Russell AW, Inder WJ. Traitement à l'urée dans l'hyponatrémie réfractaire à la restriction hydrique. Clin. Endocrinol. (Oxf). 2019 Avr; 90 (4): 630-636

Chapitre 266. Petite taille

Du point de vue clinique, il est défini comme une petite taille, la condition dans laquelle la taille d'une personne se situe dans le 3ème percentile selon la taille moyenne de l'âge, du sexe et de la population déterminée par le sujet. Le diagnostic peut être établi sur la base de divers instruments anthropométriques et peut être causé par divers facteurs étiologiques.

Statistiques et épidémiologie

On estime qu'environ 97,5% de la population ont une stature normale et une grande taille, alors que l'on estime que 2,5% ont une petite taille. Cependant, la prévalence varie en fonction de facteurs géographiques.

En Arabie saoudite, on estime que la prévalence de la petite taille chez les enfants est de 11,3% et d'environ 1,8% chez les adolescents. En Jordanie, la prévalence de la petite taille était de 4,9%. En Espagne, une prévalence de 1% de petite taille chez les enfants en raison de la malnutrition est estimée. Une étude en Inde a enregistré un taux de prévalence de 2,86% chez les enfants d'âge scolaire. Environ 66,67% des causes étaient la génétique et le retard de croissance constitutionnel.

Elle peut être prédominante chez les hommes ou les femmes selon la population. Selon une étude en Argentine, la prévalence de la petite taille était plus élevée chez les femmes (16,4%) que chez les hommes (8,4).

Étiologie

Troubles de l'axe GH-IGF1	Carence en GH	Hypothalamus Troubles congénitaux. Troubles acquis. Pituitaire Troubles congénitaux (déficits hormonaux hypophysaires combinés, déficit isolé en GH). Troubles acquis (néoplasmes tels que craniopharyngiome, histiocytose X).
	Insensibilité à la GH	Mutations dans les protéines de signalisation GHR et la sous-unité acido-labile (ALS).
	Anomalies de signalisation du récepteur IGF1	
Troubles de la croissance hors de l'axe GH-IGF1	Malnutrition	
	Maladie chronique	
	Trouble endocrinien	
	Ostéochondrodysplasies	
	Anomalies chromosomiques	
	Petit pour l'âge gestationnel	
	Facteurs maternels et placentaires	
Petite taille idiopathique		

Éléments physiopathologiques

Chaque étiologie a des éléments physiopathologiques précis qui conduisent à un retard de croissance ou à une petite

taille. Les troubles de la croissance peuvent être regroupés en:
- ✓ Troubles de l'axe hypothalamo-hypophysaire (déficit en GH).
- ✓ Trouble provoquant une carence ou une résistance à l'action de l'IGF1.
- ✓ Troubles de la croissance qui affectent particulièrement la plaque de croissance ou sont causés par des maladies chroniques.
- ✓ Petite taille idiopathique (qui peut avoir une base pathogène sur l'axe GH-IGF1 ou sur la plaque de croissance).

Critères diagnostiques

Pour établir un diagnostic précis de petite taille, un entretien médical approfondi est nécessaire, ainsi que l'utilisation de mesures anthropométriques adaptées à la population et d'autres particularités associées à l'individu (sexe, âge). Le diagnostic peut nécessiter des tests biochimiques en cas de suspicion de troubles sous-jacents expliquant la petite taille.

Guide de diagnostic

Mesures anthropométriques:
- ✓ Les mesures suivantes doivent être évaluées en fonction de l'âge, du sexe et de la population du patient.
- ✓ Mesure du sommet de la hauteur.
- ✓ Mesure du poids corporel.
- ✓ Mesure de la hauteur du tronc et de la longueur des membres.

Antécédents médicaux:

- ✓ Évaluation des antécédents pertinents (de la période gestationnelle à la naissance).
- ✓ Apparition de jalons de la petite enfance à l'adolescence, y compris le début de la puberté.
- ✓ Antécédents de maladie.
- ✓ Tableau du régime alimentaire et description des habitudes alimentaires.
- ✓ Antécédents familiaux pertinents associés à la taille et au développement de la famille.

Aspects psychosociaux: changements de comportement; et les relations sociales et familiales.

Paracliniques d'intérêt:
- ✓ Évaluation biochimique des hormones de croissance; et en relation avec les taux sanguins de facteur de croissance de type insuline.
- ✓ Numération globulaire complète.
- ✓ Rayons X (pour estimer et corréler l'âge osseux en conjonction avec l'âge chronologique).
- ✓ Indiquer les études supplémentaires associées à des troubles génétiques, nutritionnels ou endocriniens suspectés, sur la base de la clinique et des antécédents du patient.

Options de traitement

Le traitement doit principalement viser à corriger ou à traiter la condition sous-jacente du patient qui conditionne la petite taille. Les options de traitement comprennent:
- ✓ Analogues de l'hormone de libération de la gonadotrophine (dans la puberté précoce pour laisser plus de temps avant la maturation osseuse).

- ✓ Thérapie androgénique à faible dose telle que l'oxandrolone (augmente le potentiel de croissance).
- ✓ Metformine maternelle (augmente la sensibilité du fœtus à l'insuline pour améliorer le développement grâce à l'utilisation du glucose).
- ✓ Inhibiteurs de l'aromatase (réduit la conversion des androgènes en œstrogènes, de l'androstènedione en œstrone et de la testostérone en œstradiol pour retarder la puberté).
- ✓ Peptide C-natriurétique recombinant (augmente le taux de croissance dans le traitement de l'achondroplasie).

Traitement à l'hormone de croissance

Indication Carence en GH	Dose (mg / kg / semaine)
Enfants prépubères	0,16 à 0,35
Pubertal	0,16 à 0,70
Adultes déficients en GH	0,04 à 0,08
syndrome de Turner	0,375
Insuffisance rénale chronique	0,35
Syndrome de Prader-Willi	0,24
Petite taille idiopathique	0,3 à 0,37
Carence en SHOX	0,35
Syndrome de Noonan	0,23 à 0,46

Particularités du suivi

Les conditions de suivi lors du traitement substitutif de GH doivent être réalisées sur le long terme, en suivant les recommandations suivantes:

Paramètres	Évaluation
Âge osseux	Mesurez à intervalles de 12 mois pour évaluer la hauteur cible.
Test de la fonction thyroïdienne	Mesure à intervalles de 12 mois. Il doit être mesuré immédiatement lors de l'identification de la réduction du taux de croissance.
Plasma IGF1 et IGBP-3	Mesure tous les 12 mois. Le but est de maintenir le niveau IGF1 dans les médiums normaux.
Panel métabolique (ESR, CBC, HbA1C).	Effectuez tous les 12 mois.
Ajustement de la dose	Basé sur le poids, la réponse au traitement, le taux d'IGF1, la comparaison avec la taille souhaitée et le stade pubertaire.

Références bibliographiques

1. Shlomo Melmed, Richard J. Auchus, Allison B. Goldfine, Ronald J. Kowning, Clifford Rosen. Williams Textbook of Endocrinology 14ème édition. ELSEVIER, 2020.
2. Lavin N, éditeur. Manuel d'endocrinologie et métabolisme. 4e éd. Philadelphie: Wolters Kluwer / Lippincott Williams & Wilkins Health; 2009. 837 p.
3. Rani D, Shrestha R, Kanchan T et coll. Petite taille. [Mis à jour le 15 avril 2020]. Dans: StatPearls [Internet]. Treasure Island (FL): StatPearls Publishing; 2020 janv.
4. Ergun-Longmire B, député de Wajnrajch. Troubles de la croissance et de la croissance. [Mis à jour le 14 juillet 2018]. Dans: Feingold KR, Anawalt B, Boyce A, et al., Editors. Endotexte

Chapitre 267. Déficit en GH chez l'enfant

C'est le déficit hormonal hypophysaire le plus courant chez les enfants. Cela peut être trouvé isolément ou accompagné d'une carence d'un autre type d'hormone hypophysaire. Le déficit en GH chez les enfants est associé à une croissance anormalement lente et à une petite taille tout en maintenant des proportions corporelles appropriées.

Statistiques et épidémiologie

La petite taille survient chez 2,5% des enfants. La prévalence du déficit en GH chez les enfants est estimée entre 1 enfant sur 4000 et 1 enfant sur 10 000. Les cas de déficit relatif sont plus courants. La résistance à la GH est une cause relativement faible de retard de croissance.

Groupes ou facteurs de risque:
- ✓ Exposition à plus de 30 Gy de rayonnement au niveau crânien.
- ✓ Blessures à la tête.
- ✓ Antécédents familiaux d'hypopituitarisme.
- ✓ Antécédents de tumeur cérébrale.
- ✓ Découverte fortuite d'anomalies hypophysaires par imagerie par résonance magnétique.
- ✓ Histoire de l'altération de l'hypophyse organique.

Étiologie ou causes plus fréquentes

Anomalies structurelles de la région hypophysaire et hypothalamique (holoprosencéphalie, dysplasie septo-optique).
Défauts génétiques dans le développement hypophysaire ou la libération de GH.
Lésions acquises de la région hypothalamo-hypophysaire (tumeurs telles que craniopharyngiome, infiltrats inflammatoires tels que sarcoïdose, histiocytose, entre autres, traumatisme, radiothérapie et chimiothérapie.
Déficit idiopathique.
Dysfonctionnement neurosécrétoire GH.

Éléments physiopathologiques

La synthèse et la libération de l'hormone de croissance sont effectuées par l'intervention d'un neuropeptide hypothalamique connu sous le nom d'hormone de libération de l'hormone de croissance ou GHRH. Cette hormone hypothalamique est contrôlée par des substances neurochimiques qui interviennent dans le contrôle neuroendocrinien de la biosynthèse de l'hormone de croissance. Cependant, toutes ces anomalies de développement fonctionnelles ou hypothalamiques, ainsi que les troubles génétiques ou acquis, peuvent entraîner une altération du contrôle neuroendocrinien et déclencher un hypopituitarisme et, par conséquent, une altération de la synthèse et de la libération de GH. À son tour, la carence en GH déclenche un ensemble de troubles métaboliques et de croissance, caractéristiques des manifestations cliniques du syndrome.

Critères diagnostiques

Clinique	Les manifestations cliniques et l'auxologie sont les principaux facteurs de diagnostic. Hauteur sous le 3e centile. Vitesse de croissance: Moins de 6 cm par an avant l'âge de 4 ans. Moins de 5 cm par an entre 4 et 8 ans. Moins de 4 cm par an avant la puberté. Proportion corporelle normale entre les extrémités et les segments supérieurs et inférieurs du corps. Taille inférieure à 1,5 écart-type (SD) en dessous de la taille moyenne des parents. Hauteur inférieure à 2 SD en dessous de la moyenne. D'autres manifestations cliniques peuvent survenir en fonction de la cause sous-jacente de la carence. Signes de blessure intracrânienne. Signes de carence hypophysaire multiple. Manifestations néonatales / hypoglycémie, jaunisse prolongée, altération de la ligne médiane cranio-faciale, microcéphalie).
Paraclinique	La maturation squelettique (évaluée par la détermination de l'âge osseux) a plus de 2 ans de retard sur l'âge chronologique. Mesure des taux d'IGF1 et d'IGFBP-3 (ils doivent être interprétés en fonction de l'âge osseux plutôt que de l'âge chronologique). Test de provocation à l'hormone de croissance. Vous ne devez pas vous fier à ce test comme seul critère. Test de sécrétion de GH (peut être omis lorsqu'un facteur de risque clair associé à un déficit significatif en GH est identifié). Deux tests doivent être effectués: La GH maximale dans les deux tests est inférieure à 10 ng / ml (effectuer une évaluation de l'hypophyse

> par IRM, des tests chez le nouveau-né).
> GH supérieure à 10 et hauteur inférieure à -2,25 SD, le traitement GH sera envisagé pour la petite taille idiopathique.
> Autres études pertinentes:
> Tests de la fonction thyroïdienne.
> Tests neuroendocrinologiques
> Numération globulaire complète.
> Créatinine et vitesse de sédimentation.
> Résonance magnétique
> Tests génétiques (effectués en cas d'antécédents familiaux associés à un déficit en GH).
> Indiquer les études biochimiques pertinentes basées sur des soupçons cliniques associés à la cause sous-jacente du retard de croissance.

Options de traitement

Supplémentation en GH recombinante, indiquée pour tous les enfants de petite taille et de déficit documenté en GH. La dose est administrée par voie sous-cutanée. Dose initiale de 0,16 à 0,24 mg par kg de poids corporel par semaine.

L'augmentation de la vitesse en hauteur, est de 10 à 12 cm de croissance par an (pendant la première année), diminue souvent, bien qu'elle reste au-dessus du taux de croissance avant le début du traitement.

Il est recommandé de ne pas continuer le traitement à la GH au-delà d'atteindre un taux de croissance inférieur à 2 à 2,5 cm par an.

Particularités du suivi

Un suivi à long terme doit être établi avec une évaluation régulière des mesures anthropométriques et des paracliniques pertinentes associées aux facteurs de risque.

Référence bibliographique

1. Lavin N, éditeur. Manuel d'endocrinologie et métabolisme. 4e éd. Philadelphie: Wolters Kluwer / Lippincott Williams & Wilkins Health; 2009. 837 p.
2. Shlomo Melmed, Richard J. Auchus, Allison B. Goldfine, Ronald J. Kowning, Clifford Rosen. Williams Textbook of Endocrinology 14ème édition. ELSEVIER, 2020.
3. Grimberg A., DiVall SA, Polychronakos C., Allen DB, et al, au nom du Drug and Therapeutics Committee et du Comité d'éthique de la Pediatric Endocrine Society.Hormone and Insulin-Like Growth Factor-I Treatment in Children and Adolescents: Growth Déficit hormonal, petite taille idiopathique et déficit primaire en facteur de croissance analogue à l'insuline I. Horm Res Paediatr 2016; 86: 361-397.

Chapitre 268. Déficit en GH chez l'adulte

Il s'agit d'un état clinique caractérisé par une diminution de la masse musculaire corporelle, associée à une diminution de la densité minérale osseuse (DMO) en présence d'une augmentation de l'adiposité viscérale et d'une altération du profil lipidique.

Un déficit en hormone de croissance (GH) ou en somatotropine peut entraîner un risque cardiovasculaire accru chez l'adulte et un risque accru de mortalité par maladie cérébrovasculaire et cardiaque. L'hormone de croissance est produite dans l'hypophyse antérieure et est stimulée ou inhibée par la somatostatine hypothalamique. La carence en GH chez les adultes peut donc être causée par un groupe de troubles.

Statistiques et épidémiologie

Environ 6 000 adultes reçoivent un diagnostic de déficit en GH chaque année aux États-Unis.

On estime qu'environ 1 personne sur 100 000 par an est touchée par un déficit en GH et au moins 2 cas par 100 000 personnes par an lorsqu'on considère les patients présentant un déficit en GH dès l'enfance.

Environ 15 à 20% des cas surviennent lors de la transition d'un déficit en GH de l'enfance à l'âge adulte.

L'âge d'apparition de la déficience acquise en GH chez les adultes coïncide souvent avec la découverte de néoplasmes hypophysaires. L'âge le plus courant se situe généralement entre la quatrième et la cinquième décennie de la vie.

Facteurs de risque:
- ✓ Cancer.
- ✓ Antécédents familiaux de déficit en GH.
- ✓ Traumatisme crânien.
- ✓ Chirurgie intracrânienne.
- ✓ Radiothérapie de la tête.

Étiologie

Causes de déficit en hormone de croissance chez les adultes.

Acquis:
Néoplasmes hypophysaires: les principales causes sont dues à l'adénome hypophysaire et au craniopharyngiome.
Maladies infiltrantes (sarcoïdose, tuberculose, histiocytose).
Infarctus de l'hypophyse ou de l'hypothalamus.
Traumatisme crânien.
Métastase.
Chirurgie hypophysaire ou hypothalamique ou radiothérapie.
Conditions congénitales:
Anomalies génétiques: défauts du gène du récepteur de l'hormone de libération de la GH, défauts du facteur de transcription (PIT-1, PROP-1, LHX3 / 4, HESX-1, PITX-2).
Défauts structurels du cerveau: les anomalies structurelles comprennent l'agénésie du corps calleux,

> le syndrome de la selle vide, l'hydrocèle, entre autres.
> *Idiopathique*

Éléments physiopathologiques

La GH est synthétisée et sécrétée par des cellules somatotropes trouvées dans l'hypophyse antérieure. Cette hormone est responsable de la régulation de processus physiologiques complexes, parmi lesquels se distingue le contrôle du métabolisme de croissance.

La GH est régulée par la stimulation de l'hormone de libération de GH, de la même manière, la ghréline, une hormone peptidique sécrétée dans l'estomac, se lie aux récepteurs des cellules somatotropes de l'hypophyse et stimule la sécrétion de GH. De son côté, sa sécrétion est inhibée par le peptide hypothalamique appelé somatostatine. Les troubles qui provoquent une altération de la synthèse et de la libération de GH peuvent déclencher le déficit de cette hormone et provoquer un ensemble de manifestations cliniques. Chaque cause contient des éléments physiopathologiques spécifiques qui mènent à la carence.

Critères diagnostiques.

Clinique	Certains patients sont asymptomatiques. Modifications de la mémoire et de la vitesse de traitement ainsi que de l'attention. Instabilité émotionnelle. Problèmes de sommeil. Dépression et anxiété. Fatigue. Diminution de la force.

	La fibromyalgie
Adiposité centrale.
Dysfonction neuromusculaire.
Diminution de la sensibilité à l'insuline.
Diminution de la densité osseuse.
Diminution de la transpiration et de la thermorégulation.
Diminution du contact social.
Baisse de la libido
Gain de poids.
Plaques d'athérome dans les artères.
Altération de la fonction cardiaque.
Augmentation de la pression artérielle.
Il peut y avoir des signes d'autres déficiences hypophysaires.
Paraclinique	Augmentation des lipoprotéines de basse densité.
Augmentation des marqueurs d'inflammation tels que la protéine C-réactive.
Test de tolérance à l'insuline: un pic de GH de 3 µg / L ou moins indique une carence sévère Limite optimale de GH de 5,1 µg / L.
Hormone de croissance et test d'arginine combinés.
Test de stimulation au glucagon.
Peptide 2 libérant de l'hormone de croissance: une valeur seuil de 3 µg / L représente un déficit sévère en GH, tandis qu'une valeur de 5 µg / L définit un déficit en GH.
Clonidine.
Lévodopa
Arginine plus lévodopa.
D'autres tests de diagnostic auxiliaires peuvent être utilisés tels que:
IGF-1.
IGF-BP3.
Imagerie par résonance magnétique (utile pour détecter l'étiologie intracrânienne).

Options de traitement et de suivi

Traitement de remplacement de l'hormone de croissance

Dose initiale entre 30 et 60 ans: 300 µg / jour. Cela peut passer de 100 à 200 µg tous les 1 à 2 mois.

Les patients de moins de 30 ans peuvent obtenir des bénéfices plus importants avec des doses plus élevées, entre 400 et 500 µg / jour. La dose peut être plus élevée chez les patients amorçant la transition du traitement pédiatrique à la dose adulte.

La dose chez les adultes de plus de 60 ans peut être plus faible. La dose initiale de ceux-ci commence entre 100 et 200 µg et peut être augmentée selon les besoins, mais avec des incréments plus petits.

Une fois la dose d'entretien appropriée obtenue, une surveillance régulière doit être établie tous les 3 à 6 mois. Dans ces contrôles, il convient de vérifier que la concentration d'IGF-1 est adaptée à l'âge. En outre, les visites de suivi doivent inclure une évaluation clinique complète et une observation des effets secondaires du traitement, une évaluation du profil lipidique, de la glycémie à jeun, la détermination du cortisol, de la T4 et de la TSH. SI indiqué, évaluer la densité minérale osseuse.

Références bibliographiques

1. Shlomo Melmed, Richard J. Auchus, Allison B. Goldfine, Ronald J. Kowning, Clifford Rosen. Williams Textbook of Endocrinology 14ème édition. ELSEVIER, 2020.

2. Lavin N, éditeur. Manuel d'endocrinologie et métabolisme. 4e éd. Philadelphie: Wolters Kluwer / Lippincott Williams & Wilkins Health; 2009. 837 p.
3. Gupta V. (2011). Déficit en hormone de croissance chez l'adulte. Journal indien d'endocrinologie et de métabolisme, 15 Suppl 3 (Suppl3), S197 - S202. https://doi.org/10.4103/2230-8210.84865.

Chapitre 269. Insuffisance surrénalienne secondaire

Il se réfère à la réduction de la stimulation du cortex surrénalien par l'hormone adrénocorticotrope (ACTH), sans altération des taux d'aldostérone. Les principales causes de ce trouble sont les lésions cérébrales traumatiques et le panhypopituitarisme.

Statistiques et épidémiologie

Elle survient plus fréquemment que l'insuffisance surrénalienne primaire. L'insuffisance surrénalienne secondaire est plus fréquente chez les hommes que chez les femmes. L'âge du diagnostic survient le plus souvent au cours de la sixième décennie de la vie. Sa prévalence est estimée entre 150 et 280 cas par million de personnes.

Groupes ou facteurs de risque
- ✓ Antécédents familiaux d'insuffisance surrénalienne secondaire.
- ✓ Radiothérapie de la tête.
- ✓ Chirurgie intracrânienne.
- ✓ Néoplasmes intracrâniens.

Élément étiologie et physiopathologie

Maladie	Élément pathogène
Traumatisme ou blessures occupant l'espace	
Tumeur hypophysaire	

(craniopharyngiome, adénome, méningiome, carcinome)	Diminution de la sécrétion d'ACTH
Traumatisme (blessure à la tige pituitaire).	
Chirurgie hypophysaire ou irradiation	
Infections ou processus d'infiltration (hémochromatose, méningite, tuberculose, autres)	
Apoplexie hypophysaire	
Syndrome de Sheehan	
Les troubles génétiques	
Facteurs de transcription associés au développement de l'hypophyse	
HESX homeobox1	Mutation du gène HESX1.
Syndrome de Prader-Willi (PWS).	Suppression ou mise au silence des gènes dans le centre d'impression pour PWS.
Homeobox orthodentique 2	Mutation du gène OTX2.
Déficit congénital en proopiomélanocortine	Mutation du gène POMC.
LIM homeobox 4	Mutation du gène LHX4

SRY (région Y qui détermine le sexe) - case 3	Mutation du gène SOX3
Boîte en T 19	Mutation du gène TBX19.

Une carence en ACTH conduit à une sécrétion réduite de cortisol surrénalien et d'androgènes. Cependant, la production normale de minéralocorticoïdes est maintenue.

Dans les premiers stades, la sécrétion basale d'ACTH est normale, cependant, la sécrétion d'ACTH en réponse au stress est altérée. Au fur et à mesure que la perte de sécrétion basale d'ACTH progresse, une atrophie de la zone fasciculée et de la réticulation du cortex des glandes surrénales se produit, et par conséquent réduit la sécrétion basale de cortisol, préservant la libération d'aldostérone par la zone gloméruleuse.

Critères diagnostiques

Clinique	Les manifestations cliniques sont similaires aux principales: vomissements, anorexie, perte de poids, fatigue, douleurs abdominales, œdème, perte de libido, atrophie cutanée, vergetures, atrophie musculaire, entre autres (voir chapitre 184). Cependant, comme il n'y a pas d'augmentation de l'ACTH, l'hyperpigmentation ne se produit pas dans la peau. Étant donné que la zone gloméruleuse continue de sécréter des minéralocorticoïdes, il n'y a ni déshydratation ni hyperkaliémie et l'hypotension est légère.

	L'hypoglycémie est plus fréquente en cas d'insuffisance surrénalienne secondaire. Il peut y avoir des manifestations cliniques supplémentaires en fonction de la cause sous-jacente, par exemple, dans le cas de néoplasmes, des défauts visuels et des maux de tête peuvent survenir.
Paraclinique	Vous pouvez effectuer des études détaillées au chapitre 184. Concentration de base de cortisol sérique le matin: faible. Niveaux d'ACTH: normaux bas ou bas. Test de stimulation avec dose standard d'ACTH: niveau inférieur à 18 ou 20 mcg / dl. Cependant, si cela est fait dans les premiers stades de la maladie et que l'atrophie glandulaire ne s'est pas produite, cela peut produire une réponse normale à la stimulation. Test de stimulation ACTH à faible dose. Test d'hypoglycémie induite par l'insuline. Autres études à considérer IRM de l'hypothalamus et de l'hypophyse.

Options de traitement

- ✓ Le traitement consiste à traiter la cause sous-jacente chaque fois que possible.
- ✓ Thérapie de remplacement des glucocorticoïdes (voir chapitre 185).
- ✓ Le remplacement d'autres déficits hormonaux hypophysaires antérieurs peut être nécessaire.
- ✓ En de rares occasions, un remplacement minéralocorticoïde est nécessaire (voir chapitre 186).

Références bibliographiques

1. Shlomo Melmed, Richard J. Auchus, Allison B. Goldfine, Ronald J. Kowning, Clifford Rosen. Williams Textbook of Endocrinology 14ème édition. ELSEVIER, 2020.
2. Nicolaides NC, Chrousos GP, Charmandari E. Insuffisance surrénalienne. [Mis à jour le 14 octobre 2017]. Dans: Feingold KR, Anawalt B, Boyce A, et al., Editors.Endotext. South Dartmouth (MA): MDText.com, Inc.; 2000-.

Chapitre 270. Hypothyroïdie secondaire

Elle consiste en une diminution des hormones thyroïdiennes due à une stimulation insuffisante par la thyréostimuline (TSH) dans une glande thyroïde normale. Le terme hypothyroïdie centrale est souvent utilisé pour désigner l'hypothyroïdie causée par des troubles hypothalamiques ou hypophysaires, en particulier lorsqu'une distinction claire de l'agent étiologique ne peut être établie, mais qu'une carence en TSH d'origine centrale a été confirmée.

Statistiques et épidémiologie

On estime que sa prévalence est d'environ 1 cas pour 80 000 personnes jusqu'à 1 cas pour 120 000 personnes, ce qui est une maladie relativement rare. Il n'y a pas de préférence d'incidence entre le sexe féminin et masculin.

Groupes ou facteurs de risque:
- ✓ Antécédents personnels de chirurgie intracrânienne.
- ✓ Traumatisme crânien.
- ✓ Cancer.
- ✓ Maladies infiltrantes.
- ✓ Antécédents familiaux d'hypothyroïdie secondaire.
- ✓ Radiothérapie de la tête.

Étiologie ou causes plus fréquentes

Néoplasmes	Adénome hypophysaire. Méningiome. Craniopharyngiome. Métastase. Dysgerminome. Kystes de Rathke et autres lésions de masse kystique.
Infiltrant	Sarcoïdose Histiocytose X. Granulome éosinophile.
Traumatique	Radiation. Traumatisme crânien.
Infectieux	Virus. Les infections fongiques Tuberculose.
Vasculaire	Hémorragie. Apoplexie hypophysaire. Rupture de la tige. Anévrisme. Hémorragie sous-arachnoïdienne. Syndrome de Sheehan.
Défauts génétiques	Défauts des facteurs de transcription spécifiques à l'hypophyse (HESX1, LHX3, PROP-1, PIT-1). Déficit isolé en TRH. Mutation dans le gène de la sous-unité TSH (bêta): mutation G29R dans l'axone 2, mutation non-sens dans le gène de la sous-unité bêta de l'hormone stimulant la thyroïde. Mutation inactivante dans le gène du récepteur TRH. Isoformes de TSH biologiquement inactives.
Hypothyroïdie centrale transitoire	Syndrome euthyroïdien malade. Remplacement excessif de T4 dans l'hypothyroïdie primaire.

Iatrogène	Radiothérapie post-externe.
	Chirurgie post-hypophysaire.

Éléments physiopathologiques

Les troubles hypothalamiques peuvent réduire la sécrétion adéquate de TSH et ainsi modifier la production ou le transport de TRH vers l'hypophyse.

L'hypothyroïdie peut être le résultat d'une insuffisance de TSH sécrétée par l'hypophyse avec un profil de glycosylation anormal, entraînant une diminution de l'activité biologique de la TSH.

Les cas dont l'étiologie est due à des troubles congénitaux sont dus à des lésions structurelles, par exemple, des défauts de la ligne médiane, une hypoplasie hypophysaire, des kystes de la bourse de Rathke ou des troubles fonctionnels de la biosynthèse et de la libération de la TSH.

Chez les adultes, cependant, il est souvent dû au développement de macroadénomes hypophysaires ou à la suite de chirurgies antérieures ou d'irradiations hypophysaires.

Critères diagnostiques

Clinique	Les manifestations cliniques sont similaires à la présentation clinique de l'hypothyroïdie primaire, bien qu'elles aient tendance à être plus légères (voir chapitre 118). Certains d'entre eux sont:
	Ralentissement du métabolisme corporel.
	Gain de poids.
	Augmentation de la graisse corporelle.
	Rétention de liquide et de sel.
	Chez l'enfant: petite taille, retard de

	croissance et / ou maturation osseuse. Des variations des manifestations cliniques associées à la cause sous-jacente peuvent survenir.
Paraclinique	Augmentation du cholestérol sérique. Sérum T3, T4 et TSH. Mesure de T4 en série. Test de stimulation TRH: la TRH est mesurée puis la TSH sérique est mesurée en série à 20 à 60 mètres (l'utilisation de la valeur de 180 tm peut être utilisée). La réponse normale est considérée lorsque la valeur TSH est comprise entre 20 et 60 mt de TSH. Une réponse plate est observée dans la maladie hypophysaire, ainsi qu'une réponse retardée avec une valeur de 60 mt supérieure à la valeur de 20 mt comme on peut l'observer dans la maladie hypothalamique. Autres marqueurs biochimiques. Anticorps antithyroïdiens négatifs. Protéines de liaison aux hormones sexuelles. Enzyme de conversion de l'angiotensine. Télopeptide carboxyl-terminal du collagène de type 1. Protéine d'agent hypoglycémiant osseux. Récepteurs IL-2 solubles dans le sérum. Études d'imagerie: Résonance magnétique. Tomodensitométrie

Options de traitement

Les substituts hormonaux THS et TSH ne sont pas considérés comme le traitement de choix en raison des coûts élevés et de l'applicabilité limitée.

Remplacement hormonal par la lévothyroxine (traitement de choix). Dose recommandée:
Enfants: dose initiale de 10 à 15 µg / kg par jour, soit 50 µg par jour (pour les nourrissons de 3 à 4,5 kg de poids).
Adultes: 1,6 mcg / kg par jour.
Âge plus avancé: 1 mcg / kg par jour

Particularités du suivi

Le traitement des nourrissons doit être surveillé toutes les 4 à 6 semaines pendant les 6 premiers mois, puis tous les 2 à 3 mois pour les enfants de 6 à 24 mois.
Le suivi est effectué tous les 3 à 6 mois à partir de 2 ans.

Références bibliographiques

1. Shlomo Melmed, Richard J. Auchus, Allison B. Goldfine, Ronald J. Kowning, Clifford Rosen. Williams Textbook of Endocrinology 14ème édition. ELSEVIER, 2020.
2. Shlomo Melmed. La 4e édition de l'hypophyse. AcademicPress, Elsevier, 2017.
3. Gupta, V. et Lee, M. (2011). Hypothyroïdie centrale. Journal indien d'endocrinologie et métabolisme, 15 (Suppl 2), S99 - S106. https://doi.org/10.4103/2230-8210.83337

Chapitre 271. Hypogonadisme secondaire

L'hypogonadisme consiste en un état de carence en androgènes absolu ou relatif. L'hypogonadisme secondaire, ou hypogonadotrope, se produit en raison d'une diminution de la production de GnRH ou de LH.

Statistiques et épidémiologie

Le syndrome de Prader-Willi et le syndrome d'Angelman ont une prévalence de 1 cas pour 20 000 personnes et sont caractérisés par une combinaison d'hypogonadisme secondaire, d'hypotonie et d'hyposmie, entre autres manifestations.

La plupart des patients présentant une base hypophysaire pour hypogonadisme secondaire présentent une lésion expansive à l'IRM ou une hyperprolactinémie.

Le syndrome de Kallman a une prévalence de 1 homme sur 10 000.

Avec l'hypogonadisme primaire, il est responsable de 80 à 90% des causes de l'infertilité masculine.

Groupes ou facteurs de risque:
- ✓ Antécédents familiaux d'hypopituitarisme congénital.
- ✓ Antécédents familiaux d'hypogonadisme secondaire.
- ✓ Antécédents personnels de chirurgie intracrânienne.
- ✓ Traumatisme crânien.
- ✓ Maladie infiltrante.

- ✓ Infection par le VIH.
- ✓ Obésité morbide.
- ✓ Usage de drogues ou de drogues (opioïdes, glucocorticoïdes, acétate de médroxyprogestérone, autres).

Étiologie ou causes plus fréquentes

- ✓ Syndrome de Kallman.
- ✓ Virus de l'immunodéficience humaine.
- ✓ Opération.
- ✓ Traumatisme crânien.
- ✓ Hypogonadisme induit par le stress.
- ✓ Hyperprolactinomes.
- ✓ Hypogonadisme hypogonadotrope isolé.
- ✓ Adénomes hypophysaires.
- ✓ Hémochromatose, thalassémies.
- ✓ Syndrome de Prader-Willi.
- ✓ Hypopituitarisme.
- ✓ Déficit secondaire en GnRH (médicaments, médicaments, toxines, maladies systémiques).

Éléments physiopathologiques

La signalisation de l'hypophyse via la LH ou de l'hypothalamus via la GnRH vers les testicules est inadéquate de sorte qu'elle ne peut pas stimuler de manière adéquate la production de testostérone dans les cellules de Leydig.

Critères diagnostiques

Clinique	Signes et symptômes associés à une carence en androgènes:

	Réduction du volume testiculaire. Diminution de la pilosité corporelle. Gynécomastie Infertilité masculine. Diminution de la masse maigre. Diminution de la force musculaire. Obésité viscérale. Résistance à l'insuline Perte de libido Diminution de l'activité sexuelle. Dysérection. Diminution des érections nocturnes. Bouffées de chaleur. Changements d'humeur. Fatigue. Problèmes de sommeil. Dépression. Réduction de la fonction cognitive. En fonction de la cause sous-jacente, des manifestations cliniques supplémentaires peuvent survenir, par exemple, une carence en d'autres hormones hypophysaires, des maux de tête, des troubles visuels, entre autres.
Paraclinique	Dépister les patients de sexe masculin atteints d'infection par le VIH, d'insuffisance rénale terminale, d'infertilité, de diabète sucré de type 2, d'ostéoporose ou de BPCO. Test de carence en androgènes chez les hommes âgés (ADAM): un questionnaire en 10 points conçu pour identifier les hommes présentant un déficit clinique en testostérone. Mesures de testostérone sérique (2 mesures doivent être effectuées). Test FSH, LH. Test de prolactine. TSH et T4.

	Vitamine D. Numération globulaire complète. Panel métabolique complet (les patients ont souvent un syndrome métabolique). Fer, transferrine. Niveau de cortisol. Mesure de la globuline de transport des hormones sexuelles.

Options de traitement

Le traitement consiste à administrer une thérapie de remplacement de la testostérone: des injections intramusculaires de testostérone avec de l'énanthate de testostérone ou du cypionate de testostérone. La dose à administrer varie de 50 à 100 mg par semaine. Un traitement de 100 à 200 mg toutes les deux semaines peut également être envisagé.

Actuellement, il existe une forme injectable extra-longue de testostérone (undécanoate de testostérone), qui est administrée à une dose initiale de 750 mg, suivie d'une deuxième dose à 4 semaines. Cependant, il n'est pas recommandé comme traitement de première intention.

Particularités du suivi

Avant le traitement (pré-traitement) doit être vérifié Hgb, HCT, DRE (examen rectal numérique), deux niveaux de testostérone tôt le matin, niveau de PSA.

Un mois après le début du traitement à la testostérone, une nouvelle étude matinale du taux de testostérone doit être demandée.

Après 3 à 6 mois après le début du traitement, les études indiquées dans le pré-traitement sont à nouveau réalisées, et des tests de la fonction hépatique et du profil lipidique sont ajoutés.

Le suivi est effectué annuellement, nécessitant des études biochimiques pertinentes.

Références bibliographiques

1. Shlomo Melmed. La 4e édition de l'hypophyse. AcademicPress, Elsevier, 2017.
2. Lavin N, éditeur. Manuel d'endocrinologie et métabolisme. 4e éd. Philadelphie: Wolters Kluwer / Lippincott Williams & Wilkins Health; 2009. 837 p.
3. Shlomo Melmed, Richard J. Auchus, Allison B. Goldfine, Ronald J. Kowning, Clifford Rosen. Williams Textbook of Endocrinology 14ème édition. ELSEVIER, 2020.

Chapitre 272. Panhypopituitarisme

Le panhypopituitarisme ou hypopituitarisme consiste en une carence en une ou plusieurs hormones produites par l'hypophyse. Autrement dit, l'hypopituitarisme fait référence à l'insuffisance totale ou partielle de la sécrétion d'hormones des glandes antérieure, postérieure ou des deux hypophyses. Elle peut survenir à la suite d'étiologies multiples, de causes acquises ou congénitales.

Statistiques et épidémiologie

Compte tenu de la diversité des conditions associées à ce type de déficit hormonal, les données sont limitées par rapport au taux de fréquence. Parmi les causes les plus fréquentes, la présence de tumeurs hypophysaires se démarque. Aux États-Unis, il est considéré comme une maladie rare. On estime qu'en Espagne, elle a une prévalence de 45,5 cas pour 100 000 habitants.

On estime que le déficit en GH a une prévalence d'environ 9 cas pour 1000 personnes dans certaines populations pédiatriques. La fréquence du déficit congénital en TSH est estimée à 1 cas sur 29 000 naissances vivantes.

Groupes ou facteurs de risque:
- ✓ Cancer.
- ✓ Traumatisme crânien.
- ✓ Les infections
- ✓ Antécédents familiaux d'hypopituitarisme congénital.

✓ Antécédents de radiothérapie crânienne.

Étiologie

Congénital	Déficit hormonal hypophysaire unique ou multiple	Mutations PIT-1, PROP-1, HESX-1, SOX2.
	Déficit hormonal hypophysaire isolé	Mutation des récepteurs DAX-1, KAL, GH-1, GnRH, TRH. Syndromes de Bardet-Biedl, syndrome de Prader-Willi
Néoplasie	Tumeurs périhypophysaires	Craniopharyngiome, gliome, méningiome, kyste de la fente de Rathke, tumeur germinale, métastase (principalement poumon, rein, sein), histiocytose à cellules de Langerhans.
	Adénome hypophysaire	Travaille ou ne fonctionne pas
Infection	Tuberculose, syphilis, mycose	
Vasculaire	Attaque cardiaque	Apoplexie hypophysaire, anévrisme, syndrome de Sheehan.
Inflammatoire, infiltrant, immunitaire	Sarcoïdose, hypophysite lymphocytaire, granulome à cellules géantes, granulomatose de Wegener, hémochromatose, inhibiteurs de CTLA-4.	
Post-rayonnement	Hypophyse, nasopharynx, crânien	

Autre	Vide sella turcica, lésion cérébrovasculaire, post-chirurgie.

Éléments physiopathologiques

L'hypofonction de la glande pituitaire peut être le résultat d'un trouble de la glande elle-même, par exemple en raison d'un trouble hypothalamique. Dans les deux cas, la sécrétion des hormones hypophysaires est réduite et selon le type de lésion, de trouble ou d'extension, une diminution d'une ou plusieurs hormones hypophysaires peut survenir, provoquant les manifestations organiques attribuées à la carence:

- ✓ Une carence en TSH provoque une hypothyroïdie sans goitre.
- ✓ Un déficit en LH FSH provoque un hypogonadisme.
- ✓ Les carences en ACTH provoquent une insuffisance surrénalienne et une mauvaise pigmentation de la peau.
- ✓ Une carence en PRL entraîne une absence de lactation puerpérale.
- ✓ Une carence en GH entraîne une petite taille et une hypoglycémie à jeun.

Critères diagnostiques:

Déficit hormonal	**Forme de présentation**	**Présentation clinique**
Hormone adrénocorticotrophique	Aigu	Faiblesse, étourdissements, nausées, vomissements, fatigue, absence d'hyperkaliémie. Similaire à la maladie d'Addison,

		mais sans manque d'hyperpigmentation.
	chronique	Myalgie, hypoglycémie, anorexie, nausée, fatigue, pâleur, perte de poids.
Hormone stimulant la thyroïde	Enfants	Retard de croissance
	Adultes	Intolérance au froid, constipation, prise de poids, réflexes de détente lents, peau sèche, fatigue.
Gonadotrophines	Enfants	Puberté retardée
	Hommes	Altération de la fertilité, diminution de la masse et de la force musculaires, diminution de la libido, réduction de la masse osseuse, diminution de l'érythropoïèse, fines rides, hypotrophie testiculaire, réduction des poils.
	Femme	Infertilité, aménorrhée, oligoménorrhée, perte de libido, rides fines, dyspareunie, atrophie mammaire, ostéoporose, athérosclérose prématurée.
Hormone de croissance	Enfants	Petite taille, retard de croissance, augmentation de l'adiposité.
	Adultes	Augmentation du risque cardiovasculaire, augmentation de l'obésité centrale, réduction de la masse maigre, réduction de la capacité d'exercice, altération du bien-être

		psychologique
Hormone antidiurétique		Polydipsie, polyurie, y compris présentation nocturne.
Prolactine		Manque d'allaitement

Paraclinique
- ✓ Mesures hormonales sériques de base.
- ✓ Tests dynamiques pour le diagnostic des déficiences partielles.
- ✓ Test de tolérance à l'insuline.
- ✓ Test combiné moderne.
- ✓ Tests d'imagerie (IRM de rehaussement de gadolinium).

Examen initial de la fonction hypophysaire
Axe corticosurrénalien: mesure le cortisol sérique du matin.
Axe thyroïdien: mesurez la TSH et la T4 libre.
Axe gonadique:
Hommes: testostérone (à jeun à 9h00), SHBG, albumine, LH et FSH.
Femmes: estradiol, LH et FSH, progestérone (si vous avez vos règles au jour 21).
Prolactine
Facteur de croissance analogue à l'insuline-1, GH.
Osmolalité appariée du plasma et de l'urine.

Options de traitement

Le traitement dépend de la cause du panhypopituitarisme, ainsi que du type de carence causé. Le traitement principal consiste à s'attaquer à la cause sous-jacente.

La thérapie de remplacement d'hormone

Carence hormonale	Description
Carence en ACTH	Hydrocortisone à des doses de 10 mg à 20 mg (matin) et 5 à 10 mg (nuit).
Déficit en TSH	La lévothyroxine commence par une faible dose de 25 ug / jour, puis augmente les doses en fonction des besoins.
Déficit en FSH / LH	Chez la femme: thérapie de substitution par œstrogène ou progestérone par voie orale, transdermique ou intramusculaire. Chez les hommes: thérapie de remplacement de la testostérone. Un traitement par gonadotrophine chorionique humaine peut être ajouté pour améliorer la fertilité.
Carence en GH	Si un traitement de remplacement est nécessaire, la GH synthétique est utilisée et titrée en fonction des taux d'IGF1. Un suivi à long terme doit être établi.
Déficit en ADH	Desmopressine intranasale.

Particularités du suivi

En fonction de la cause et de la carence déclenchée, un suivi approprié sera mis en place, individualisant le patient en fonction de ses besoins particuliers.

Références bibliographiques

1. Shlomo Melmed, Richard J. Auchus, Allison B. Goldfine, Ronald J. Kowning, Clifford Rosen. Williams Textbook of Endocrinology 14ème édition. ELSEVIER, 2020.

2. Lavin N, éditeur. Manuel d'endocrinologie et métabolisme. 4e éd. Philadelphie: Wolters Kluwer / Lippincott Williams & Wilkins Health; 2009. 837 p.
3. Shlomo Melmed. La 4e édition de l'hypophyse. Presse académique, Elsevier, 2017.
4. Chung TT, Koch CA, Monson JP. Hypopituitarisme. [Mis à jour le 25 juillet 2018]. Dans: Feingold KR, Anawalt B, Boyce A, et al., Editors. Endotext [Internet]. South Dartmouth (MA): MDText.com, Inc.; 2000-.

Chapitre 273. Le syndrome de Sheehan

Elle est également connue sous le nom de nécrose hypophysaire post-partum. C'est la nécrose des cellules de l'hypophyse antérieure après une hémorragie post-partum importante, une hypovolémie et un choc.

Statistiques et épidémiologie

C'est un syndrome rare dans les pays développés. En Inde, une prévalence d'environ 3% est estimée chez les femmes de plus de 20 ans. Certains pays ont une incidence du syndrome de Sheehan de 5 cas pour 100 000 naissances. En Islande, la prévalence est estimée à environ 5,1 cas pour 100 000 femmes. La forme chronique est plus courante que la forme aiguë.

Étiologie

Il survient lorsque l'hypophyse antérieure est endommagée à la suite d'une perte de sang importante pendant le post-partum. En raison de cette perte de sang, l'hypophyse ne parvient pas à produire des hormones hypophysaires.

Éléments physiopathologiques

Pendant la grossesse, l'hyperplasie hypophysaire survient principalement en raison de l'augmentation des cellules lactotrophes dans l'hypophyse antérieure. Cette hyperplasie entraîne une augmentation de la demande nutritionnelle et métabolique de l'hypophyse antérieure, cependant, l'apport sanguin de l'hypophyse n'augmente pas. Étant donné que l'irrigation hypophysaire consiste en un système de pression relativement basse, il est théorisé qu'en conjonction avec une hémorragie post-partum significative, les cellules de l'hypophyse antérieure deviennent plus vulnérables à l'ischémie.

En raison de l'ischémie, une nécrose des cellules hypophysaires antérieures se produit et peut conduire à une perte sélective de certaines fonctions hypophysaires ou à un panhypopituitarisme avec perte de nombreuses fonctions hypophysaires.

Critères diagnostiques

Manifestation clinique	
Forme aiguë	Forme chronique
Nausée et vomissements	Peau sèche.
Hypotension	Hébéter.
Fatigue extrême	Perte de libido
Hypoglycémie	Manque d'allaitement.
Manque de croissance des poils pubiens rasés	Fatigue
Tachycardie	Aménorrhée persistante
Manque d'allaitement	Nausée et vomissements
	Intolérance au froid

La présentation clinique chronique peut prendre des mois ou des années après l'événement initial d'hypovolémie et de choc avant de se manifester. Cependant, la forme aiguë est considérée comme dangereuse lorsqu'elle survient si elle n'est pas reconnue et traitée rapidement.

Paraclinique
- ✓ Hémogramme complet avec numération différentielle.
- ✓ Profil métabolique de base.
- ✓ Tests de la fonction thyroïdienne (TSH, T3 et T4).
- ✓ FSH et LH.
- ✓ Niveaux de prolactine.
- ✓ Niveaux de cortisol.
- ✓ Niveau d'oestrogène.
- ✓ Niveau d'hormone de croissance.

La découverte d'une altération du niveau hormonal associé à l'hypophyse antérieure, ainsi que les antécédents cliniques d'hémorragie post-partum, pourraient suggérer un syndrome de Sheehan.

Tests d'imagerie: Demandez une évaluation IRM de l'hypophyse pour confirmer le diagnostic. Environ 70% peuvent avoir une sella turcica vide et environ 30% ont une sella partiellement vide.

Options de traitement

La base du traitement est le remplacement hormonal des hormones déficientes en tant que traitement à vie. Chaque déficit hormonal de l'hypophyse antérieure sera abordé dans le chapitre correspondant. Dans de rares cas, il peut y avoir atteinte de l'hypophyse postérieure, donc une investigation complète de la présentation clinique récente du patient est recommandée.

Particularités du suivi:
En fonction du déficit hormonal causé par le syndrome de Sheehan, un suivi spécifique doit être effectué sur la base de l'évaluation de l'efficacité du traitement substitutif et de l'ajustement posologique, ainsi que de l'évaluation des effets secondaires du traitement.

Références bibliographiques

1. Shlomo Melmed, Richard J. Auchus, Allison B. Goldfine, Ronald J. Kowning, Clifford Rosen. Williams Textbook of Endocrinology 14ème édition. ELSEVIER, 2020.
2. Shivaprasad C. (2011). Syndrome de Sheehan: de nouvelles avancées. Journal indien d'endocrinologie et de métabolisme, 15 Suppl 3 (Suppl3), S203 - S207.https://doi.org/10.4103/2230-8210.84869
3. Karaca Z, Laway BA, Dokmetas HS, Atmaca H, syndrome de Kelestimur F. Sheehan. Amorces Nat Rev Dis. 22 décembre 2016; 2: 16092.

Chapitre 274. Craniopharyngiome

Ce sont des tumeurs bénignes du système nerveux central. Ces néoplasmes proviennent généralement de la zone suprasellaire du cerveau et se propagent pour impliquer l'hypothalamus, le chiasme optique, les nerfs crâniens et les principaux vaisseaux sanguins. Ils sont considérés comme un défi thérapeutique en raison de leur emplacement et de leur capacité à infiltrer les structures adjacentes et peuvent provoquer un dysfonctionnement neuroendocrinien important.

Statistiques et épidémiologie

- ✓ Ils ont une incidence comprise entre 0,5 et 2 cas par million de personnes et par an.
- ✓ Ils peuvent apparaître à tout âge. Cependant, elle est considérée comme une maladie pédiatrique représentant entre 5% et 15% des tumeurs intracrâniennes dans cette tranche d'âge.
- ✓ Environ 25% sont diagnostiqués chez des personnes de plus de 25 ans.
- ✓ Il a une répartition par âge bimodale classique.
- ✓ Le taux d'incidence a augmenté entre 5 et 14 ans et entre 50 et 74 ans.
- ✓ Il n'y a aucune distinction entre le sexe, la race ou l'emplacement géographique.
- ✓ Ils ont un taux de récidive de 50%.

✓ La survie à 5 ans est de 83 à 96% et la survie à 10 ans est de 65 à 100%.

Étiologie et éléments physiopathologiques

Il se présente sous forme de tumeurs adamantinomateuses contenant un composant kystique rempli de liquide trouble avec un cholestérol abondant en tant que composant solide. Il est caractérisé par des cellules épithéliales organisées. La plupart des craniopharyngiomes adamantinomateux présentent des mutations dans les gènes codant pour la β-caténine (CTNNB1 et APC)

La variété papillaire apparaît chez l'adulte et se présente sous forme de tumeurs solides avec moins de probabilité de kyste ou de calcification. Les craniopharyngiomes papillaires ont des mutations BRAF V600E.

Les craniopharyngiomes sont le résultat de modifications métaplasiques ou de changements dans les restes de cellules épithéliales vestigiales, qui proviennent du canal craniopharyngé ou de la bourse de Rathke au cours du développement fœtal.

La manifestation clinique se développe en raison d'une lésion intracrânienne massive et d'une augmentation de la pression intracrânienne.

Critères diagnostiques

Clinique	Signes de dysfonctionnement endocrinien (80 à 90%): le principal déficit endocrinien est la GH et les gonadotrophines, une autre manifestation fréquente est le déficit en TSH et en ACTH et le développement du diabète insipide. Symptômes visuels (62-84%): le plus

	fréquent est l'hémianopie temporale. Maux de tête (50%). Obésité. Déséquilibres de la température corporelle.
Paraclinique	Effectuer des paracliniques biochimiques pertinentes pour identifier les déficiences endocriniennes. *Résonance magnétique:* il est considéré comme la norme de diligence. Faire de fines tranches coronales et sagittales pondérées en T1 dans la sella turcica et les régions suprasellaires. L'image doit être obtenue avant et après l'administration du produit de contraste. Les images pondérées en T2 avec récupération par inversion d'atténuation liquide sont également utiles. Ceux-ci peuvent délimiter davantage les kystes. La tomodensitométrie peut être utilisée pour déterminer l'existence d'une calcification. Les craniopharyngiomes sont de texture hétérogène, la combinaison de composants solides, calcifiés et kystiques est un indice diagnostique dans les modalités d'imagerie. Les craniopharyngiomes adamantinomateux sont de grande taille irréguliers avec environ 90% de calcification et une zone kystique. Pendant ce temps, les craniopharyngiomes papillaires sont pour la plupart solides et rarement accompagnés de calcifications ou de kystes.

Options de traitement.

Le choix du traitement se fait en fonction des caractéristiques de la tumeur (localisation, invasivité, proximité des structures adjacentes) et des caractéristiques individuelles du patient (âge, comorbidités, entre les cuisses). Les options de traitement sont:

Chirurgie: approche endonasale endonasale transsphénoïdale endoscopique ou approche transcrânienne. La résection totale brute est controversée, selon l'indice plus élevé de déficits endocriniens postopératoires.

Radiothérapie: il est utilisé chez les patients présentant une maladie résiduelle ou comme prévention des récidives. La radiothérapie externe conventionnelle, le faisceau de protons, la radiothérapie stéréotaxique, la curiethérapie et la radiochirurgie peuvent être utilisés.

Thérapie intracystique- Utilisé pour traiter les craniopharyngiomes kystiques purs. Des substances toxiques telles que la bléomycine, l'interféron alpha ou des isotopes radioactifs sont utilisées pour provoquer la fibrose tumorale et la sclérose tumorale.

Particularités du suivi:

Une surveillance neurologique postopératoire étroite doit être suivie pour surveiller le niveau de liquide céphalo-rachidien.

La prise en charge des carences hormonales et une surveillance hormonale attentive doivent être instaurées, en vérifiant les taux de cortisol.

Le suivi et l'évaluation des carences hormonales post-chirurgicales sont recommandés.

Références bibliographiques

1. Shlomo Melmed, Richard J. Auchus, Allison B. Goldfine, Ronald J. Kowning, Clifford Rosen. Williams Textbook of Endocrinology 14ème édition. ELSEVIER, 2020.

2. Kiliç M, Can SM, Özdemir B, Tanik C. Prise en charge du craniopharyngiome. J CraniofacSurg. 2019 mars / avril; 30 (2): e178-e183.
3. Lavin N, éditeur. Manuel d'endocrinologie et métabolisme. 4e éd. Philadelphie: Wolters Kluwer / Lippincott Williams & Wilkins Health; 2009. 837 p.

Chapitre 275. Tumeur hypophysaire non fonctionnelle

Ce sont des tumeurs hypophysaires, développées à partir des cellules de l'hypophyse mais cliniquement silencieuses car elles ne sécrètent pas activement d'hormones hypophysaires. Parmi les tumeurs hypophysaires non fonctionnelles, les plus prédominantes sont les tumeurs à cellules gonadotropes et corticotropes.

Statistiques et épidémiologie

Ils représentent entre 25% et 35% des tumeurs de l'hypophyse. La prévalence est variable et est souvent basée sur des autopsies ou des séries d'études d'imagerie (imagerie par résonance magnétique). Le pic d'âge survient entre la quatrième et la huitième décennie de la vie.

La prévalence des adénomes hypophysaires non fonctionnels cliniquement pertinents est estimée entre 7 et 41,3 cas pour 100 000 habitants.

Étiologie et éléments physiopathologiques

La plupart des tumeurs non fonctionnelles ou silencieuses sur le plan hormonal proviennent de cellules gonadotrophes, sont des tumeurs monoclonales et peuvent être associées à des mutations génétiques, qui contribuent au développement de la tumeur. Des mutations associées expriment des mutations dans le gène régulateur GNAS, bien que des altérations puissent également se produire dans différentes régions des gènes suppresseurs de tumeurs, telles que MEG3. Un oncogène permissif de la formation des adénomes hypophysaires pourrait être responsable de leur développement.

Les tumeurs hypophysaires non fonctionnelles se présentent sous forme de masses cliniquement non fonctionnelles et non associées à des taux élevés de gonadotrophines sériques. Cependant, ceux-ci peuvent exprimer des sous-unités de gonadotrophine, qui peuvent être détectées par immunohistochimie.

Critères diagnostiques

Symptômes neurologiques	Déficit du champ visuel (61%). Paralysie musculaire extraoculaire (14%). Céphalée (entre 10 et 61%).
Symptômes endocriniens	Diminution de la libido (26). Aménorrhée (10%). Accident vasculaire cérébral (2 à 12%).
Les déficiences hormonales	GH (36 à 61%). LH / FSH (40%). TSH (36%). ACTH (33%). Diabète insipide (2%).
Immunocoloration	Sous-unités de gonadotrophine (44%). POMC / ACTH (5 à 19%). GH (2 à 4%). PRL (2%). TSH (1%).

Des études d'imagerie et une étude approfondie des incidentalomes hypophysaires doivent être réalisées. En outre, un examen du champ visuel et des tests hormonaux hypophysaires doivent être effectués.

Options de traitement

Chirurgie transsphénoïdale endonasale microscopique ou endoscopique (approche recommandée)
La chirurgie est recommandée lorsque les patients présentent des symptômes, c'est-à-dire une déficience visuelle ou en présence de macroadénomes qui menacent les structures vitales.

Radiothérapie

Il est utilisé pour réduire le risque postopératoire de progression de la croissance tumorale. La radiothérapie peut être indiquée lorsque la masse tumorale peut augmenter.

Observation attendue

En raison de la croissance lente des microadénomes non fonctionnels, une thérapie observationnelle peut être initiée. On estime que seulement 10% des microadénomes découverts accidentellement continueront à augmenter, cependant, des études affirment qu'après 5 ans, le taux de croissance peut augmenter. Un autre 10% des incidentalomes peuvent diminuer au cours du suivi de 8 ans. Par conséquent, un suivi doit être effectué avec des IRM en série 1, 2 et 5 ans après le diagnostic initial.

Particularités du suivi

Après le traitement des macroadénomes, des tests hormonaux doivent être effectués tous les 6 mois pendant 2 ans, après quoi le suivi est effectué annuellement. Un traitement hormonal substitutif est instauré en fonction des besoins.

Références bibliographiques

1. Shlomo Melmed, Richard J. Auchus, Allison B. Goldfine, Ronald J. Kowning, Clifford Rosen. Williams Textbook of Endocrinology 14ème édition. ELSEVIER, 2020.
2. Shlomo Melmed. La 4e édition de l'hypophyse. Presse académique, Elsevier, 2017.

Chapitre 276. Galactorreas

Il s'agit de la production de lait à partir de la glande mammaire mais non liée à la grossesse ou à l'allaitement. La production de lait est affectée par diverses hormones telles que la prolactine, les œstrogènes et l'hormone de libération de la thyrotropine.

Statistiques et épidémiologie

La prévalence de la galactorrhée d'origine médicamenteuse est en augmentation, allant de 30% à 80% des causes dans certaines populations. Les prolactinomes sont l'une des tumeurs hypophysaires sécrétoires les plus courantes. La présentation clinique de l'hyperprolactinémie est plus évidente chez la femme que chez l'homme.

Groupes ou facteurs de risque
- ✓ Maladies systémiques.
- ✓ Antécédents familiaux de néoplasie endocrinienne multiple.
- ✓ Polypharmacie.
- ✓ Troubles psychiatriques (sous médication).
- ✓ Histoire de l'hypothyroïdie.

Étiologie et éléments physiopathologiques

La sécrétion de lait est stimulée et synthétisée grâce à l'hormone prolactine. Cette hormone est sécrétée par l'hypophyse antérieure et est régulée par la dopamine en tant que signal inhibiteur. La libération de prolactine est stimulée par la TRH et le polypeptide intestinal vasoactif. Tous les facteurs qui perturbent la signalisation appropriée de la prolactine pour maintenir des niveaux adéquats peuvent provoquer une hyperprolactinémie et une galactorrhée.

Causes hypothalamo-hypophysaires	Prolactinome: tumeur sécrétant de la prolactine. Tumeur hypophysaire non sécrétant de la prolactine: elles interrompent le flux de dopamine de l'hypothalamus vers l'hypophyse antérieure, réduisant ainsi l'inhibition de la prolactine. Troubles infiltrants.
Causes non hypothalamo-hypophysaires	Hypothyroïdie: une TRH accrue stimule les lactotrophes et provoque une hyperprolactinémie et une galactorrhée. Médicaments: des médicaments tels que la rispéridone agissent sur les récepteurs D2 dans les zones tubéro-funiculaires de l'hypothalamus et provoquent une hyperprolactinémie. D'autres comme les opioïdes réduisent la libération de dopamine. Insuffisance rénale: diminution de l'élimination rénale de la prolactine. Lésions de la paroi thoracique: les brûlures, les chirurgies et les infections à herpès zoster sont associées à une hyperprolactinémie. Les signaux de douleur sont théorisés pour provoquer une diminution de la sécrétion de dopamine. Hyperprolactinémie idiopathique: cause et mécanisme inconnus. Il se résout généralement spontanément.

Critères diagnostiques

Clinique	Production de lait chez l'homme ou la femme non associée à la grossesse ou à l'allaitement (ou un an après l'arrêt de la lactation). Faites une évaluation minutieuse des symptômes associés à l'hyperprolactinémie (voir chapitre 236). Renseignez-vous sur l'utilisation actuelle des médicaments associés à l'hyperprolactinémie. L'évaluation de la galactorrhée doit être effectuée avec le patient assis et penché en avant. Pressez l'aréole vers le mamelon. La galactorrhée peut être de couleur blanche ou verte et est généralement bilatérale. La présence d'écoulement sanglant est associée à des tumeurs du sein et les paracliniques doivent être orientées vers cette cause.
Paraclinique	Tache Soudan IV pour gouttelettes de graisse (confirme l'écoulement du lait). Taux sériques de prolactine (peuvent être jusqu'à 5 fois plus élevés que la normale). Élévation pour les médicaments <100 ng / ml (sauf pour les antipsychotiques qui peuvent augmenter jusqu'à 250 ng / ml). Concentration sérique de thyroxine et de TSH. IRM ou tomodensitométrie.

Options de traitement

Guider la thérapie vers la résolution de la cause sous-jacente. L'hyperprolactinémie doit être traitée en cas de lésion de l'hypophyse ou d'hypogonadisme avec galactorrhée problématique.
Bromocriptinadose 2,5 à 15 mg une ou deux fois par jour.
Cabergoline 0,25 à 1 mg deux fois par semaine.
Microprolactinomes: les patients asymptomatiques avec des concentrations de prolactine inférieures à 100 mcg / L ou des études d'imagerie normales, peuvent être traités avec un traitement médical et un suivi. Les macroadénomes peuvent être traités par résection chirurgicale et traitement avec des agonistes dopaminergiques.

Particularités du suivi

Contrôle de l'hyperprolactinémie tous les 3 mois.
Études d'imagerie de suivi (IRM ou TDM) une fois par an pendant au moins 2 ans.

Références bibliographiques

1. Melmed S, Casanueva FF, Hoffman AR, Kleinberg DL, Montori VM, Schlechte JA, Wass JA., Endocrine Society. Diagnostic et traitement de l'hyperprolactinémie: un guide de pratique clinique de l'Endocrine Society. J. Clin. Endocrinol. Metab. 2011 Fév; 96 (2): 273-88
2. Gosi SKY, Garla VV. Galactorrhée. [Mis à jour le 30 janvier 2019]. Édition StatPearls; 2020 janv.

Chapitre 277. Hyperprolactinémie

L'hormone connue sous le nom de prolactine est produite par l'hypophyse antérieure à partir des lactotrophes, qui sont régulés par des signaux hypothalamiques. L'hyperprolactinémie consiste en une augmentation excessive de l'hormone prolactine dans le sang, dépassant la limite de normalité (c'est-à-dire supérieure à 5 ng / ml chez l'homme et supérieure à 13 ng / ml chez la femme).

Les hyperprolactinémies peuvent être causées par une variété de causes, y compris des conditions physiologiques, pathologiques ou induites par des médicaments.

Statistiques et épidémiologie

Il survient dans moins de 1% de la population générale. Environ 5% à 14% des patients présentant une aménorrhée secondaire ont une hyperprolactinémie.

Les prolactinomes représentent 40% de tous les adénomes hypophysaires cliniquement reconnus.

La prévalence moyenne d'un prolactinome est estimée à environ 30 cas pour 100 000 femmes et jusqu'à 10 cas pour 100 000 hommes. La prévalence maximale chez les femmes est de 25 à 34 ans. Les manifestations cliniques surviennent chez les femmes plus tôt que chez les hommes.

Groupes ou facteurs de risque:
- ✓ Polypharmacie.

- ✓ Traumatisme crânien.
- ✓ Antécédents familiaux d'hyperprolactinémie congénitale ou idiopathique.
- ✓ Troubles systémiques

Étiologie ou causes plus fréquentes

Maladie hypothalamique (dommages à la tige)	Irradiation crânienne. Granulomes (sarcoïdose, tuberculose). Troubles infiltrants (histiocytose). Kyste de Rathke. Néoplasmes (craniopharyngiomes, dysgerminomes, métastases hypothalamiques, entre autres). Coupe transversale de la tige de l'hypophyse (chirurgie sellaire, traumatisme crânien).
Causes pharmacologiques	Thérapie aux œstrogènes. Agent cholinergique (physostigmine). Antihistaminiques H2 (ranitidine, cimétidine). Hormone de libération de la thyrotropine. Analgésiques opioïdes (méthadone, apomorphine, morphine, héroïne). Agents bloquant les récepteurs antipsychotiques / dopaminergiques (rispéridone, fluphénazine, halopéridol). Antihypertenseurs (labétalol, méthyldopa, vérapamil). Bloqueurs des récepteurs de la dopamine / agents antiémétiques (dompéridone, prochlorpérazine, métoclopramide). Antidépresseur tricyclique, inhibiteur des récepteurs de la sérotonine (fluoxétine, clomipramine, amitryptyline).

	Anticonvulsivant (phénytoïne)
Désordre génétique	Inactivation de la mutation du récepteur de la prolactine
Trouble systémique	Pseudocytose. Hypothyroïdie primaire. Insuffisance rénale chronique. Cirrhose hépatique. Maladie des ovaires polykystiques. Causes réflexes (zona, traumatisme de la paroi thoracique, chirurgie).
Production extra-utérine	Carcinome. Hypernéphromes bronchogènes. Prolactinome.
Idiopathique	

Éléments physiopathologiques

- ✓ Le contrôle hypothalamique de la sécrétion de prolactine est inhibé par la dopamine et par le facteur inhibiteur de la prolactine.
- ✓ La TRH est un puissant facteur capable de stimuler la libération de prolactine.
- ✓ Dans l'hypothyroïdie primaire, la réponse à la TSH et à la prolactine est élevée.
- ✓ Les antagonistes de la dopamine, le facteur de croissance endothélial et le peptide intestinal vasoactif sont des facteurs de libération de dopamine.
- ✓ Les médicaments neuroleptiques et similaires augmentent la prolactine en raison de sa propriété d'antagoniste des récepteurs de la dopamine.

- ✓ Les antipsychotiques atypiques antagonisent les sécrétions de sérotonine et de dopamine.
- ✓ La prolactine inhibe la GnRH, entraînant une inhibition de la LH et de la FSH.

Critères diagnostiques

Manifestation clinique de l'hyperprolactinémie	
Femme	**Hommes**
Troubles menstruels (oligoménorrhée, ménorragie, aménorrhée). Infertilité Galactorrhée. Faible masse osseuse	Hypogonadisme hypogonadotrope (secondaire): diminution de la libido, infertilité, oligospermie, impuissance. Gynécomastie Dysérection. Galactorrhée (rare). Faible masse osseuse
Causé par l'effet de blessure occupant l'espace	
Défauts du champ visuel. Ophtalmoplégique externe. Mal de tête.	

Paraclinique
- ✓ Prolactine sérique.
- ✓ Test de la fonction thyroïdienne.
- ✓ Test de la fonction rénale.
- ✓ Facteur de croissance analogue à l'insuline-1.
- ✓ Niveau d'hormones FSH, LH, ACTH.
- ✓ Niveaux de testostérone / estradiol
- ✓ Test de grossesse.
- ✓ Études d'imagerie: imagerie par résonance magnétique de l'hypophyse avec contraste.

Pour établir le diagnostic, exclure les causes physiologiques et pharmacologiques et demander une imagerie neuroradiologique de la région hypothalamo-hypophysaire.

Options de traitement

Le traitement de l'hyperprolactinémie dépend de la cause de déclenchement sous-jacente. Certaines recommandations générales pour le traitement médical des hyperprolactinémies comprennent:

Le traitement par agonistes dopaminergiques est recommandé pour réduire les taux de prolactine, la taille de la tumeur et normaliser la fonction gonadique chez les patients qui présentent des symptômes dus à des microadénomes ou macroadénomes sécrétant de la prolactine.

Les agonistes dopaminergiques recommandés sont la cabergoline et la bromocriptine.

La plupart des prolactinomes sont traités par thérapie médicale, cependant, la chirurgie ou la radiothérapie est réservée aux patients dont le traitement médical avec des agonistes dopaminergiques a échoué et l'hyperprolactinémie persiste.

La radiochirurgie stéréotaxique avec un couteau gamma est considérée comme un traitement efficace pour les prolactinomes résistants ou chez les patients intolérants aux agonistes dopaminergiques.

Particularités du suivi

Le suivi sera établi en fonction de la cause sous-jacente par rapport aux caractéristiques individualisées du patient et de l'état général.

Références bibliographiques

1. Glezer A, Bronstein MD. Hyperprolactinémie. [Mis à jour le 22 octobre 2018]. Dans: Feingold KR, Anawalt B, Boyce A, et al., Editors. Endotext. South Dartmouth (MA): MDText.com, Inc.; 2000-.
2. Thapa S, Bhusal K. Hyperprolactinémie. [Mis à jour le 29 mai 2020]. Dans: StatPearls. Treasure Island (FL): StatPearls Publishing; 2020 janv.

Chapitre 278. Hyperprolactinémie et grossesse

L'hyperprolactinémie correspond à une élévation des taux sériques de prolactine au-dessus du niveau normal. La grossesse et l'allaitement provoquent une élévation des taux de prolactine de manière physiologique. Une grossesse normale peut atteindre des résultats entre 80 et 400 ng / ml de prolactine sérique. Cependant, l'hyperprolactinémie pré-grossesse représente environ 1/3 des causes d'infertilité, bien qu'avec un traitement approprié, elles puissent aboutir à une grossesse (voir chapitre 236).

En revanche, les microadénomes sécrétant de la prolactine sans signification clinique avant la grossesse, en raison de changements gestationnels, peuvent augmenter en taille et nécessiter une prise en charge particulière.

Statistiques et épidémiologie

Environ 90% des prolactinomes sont intersellaires. 10% sont des macroadénomes (supérieurs à 10 mm). Les prolactinomes sont fréquents chez les femmes en âge de procréer. Le taux d'incidence le plus élevé chez les femmes varie de 25 à 34 ans. Parmi les femmes souffrant de troubles de la reproduction, on estime qu'environ 15% et 43% avec anovulation et galactorrhée souffrent d'hyperprolactinémie. Le risque d'élargissement du prolactinome pendant la grossesse varie de 4,8 à 32%.

Étiologie et éléments physiopathologiques

Dans une grossesse normale, l'augmentation marquée des taux d'œstrogènes améliore la synthèse et la sécrétion de prolactine en stimulant et en augmentant la taille des lactotrophes. Un œstrogène élevé provoque une hyperplasie hypophysaire globale.

En raison de la croissance excessive des lactotrophes pendant la grossesse, des néoplasmes hypophysaires peuvent être diagnostiqués pendant la grossesse et en raison de l'augmentation de l'hypophyse qui se produit normalement pendant la grossesse, une femme atteinte de prolactinomes peut présenter des complications et des manifestations cliniques compressives et fonctionnelles.

D'autres causes associées à l'hyperprolactinémie ont été discutées au chapitre 236, cependant, comme l'hyperprolactinémie est associée à l'infertilité, il est peu probable qu'une grossesse puisse se développer sans traitement préalable.

Critères diagnostiques

Clinique	Recherchez des antécédents de prolactinomes traités antérieurement. Les manifestations cliniques habituelles sont: Troubles visuels Mal de tête. Diabète insipide
Paraclinique	Dans le cas de prolactinomes pré-grossesse, la taille de la tumeur doit être documentée par imagerie par résonance magnétique. Périmétrie du champ visuel. Taux de prolactine: peut être élevé au-dessus de la plage normale pour les femmes enceintes (80 à 400 ng / ml).

Options de traitement

Selon les manifestations cliniques et la taille du prolactinome, un suivi en attente peut être suivi ou un traitement pharmacologique peut être indiqué pour réduire la tumeur.

Les médicaments les plus utilisés pendant et avant la grossesse sont les agonistes de la dopamine, utilisés pour réduire la tumeur et améliorer la probabilité de grossesse chez les femmes en âge de procréer atteintes d'hyperprolactinémie.

Agonistes dopaminergiques les plus utilisés:
- ✓ Bromocriptine (premier choix): nécessite plusieurs doses quotidiennes.
- ✓ Cabergoline administrée 2 fois par semaine.
- ✓ Quinagolide.

Particularités du suivi

L'évaluation de suivi est réalisée tous les 2 à 3 mois, en effectuant un examen clinique complet et en évaluant la périmétrie du champ visuel. Les études de suivi de base du contrôle obstétrical ne doivent pas être négligées.

Références bibliographiques

1. Shlomo Melmed, Richard J. Auchus, Allison B. Goldfine, Ronald J. Kowning, Clifford Rosen. Williams Textbook of Endocrinology 14ème édition. ELSEVIER, 2020.
2. Almalki, MH, Alzahrani, S., Alshahrani, F., Alsherbeni, S., Almoharib, O., Aljohani, N., et Almagamsi, A. (2015). Prise en charge des prolactinomes pendant la

grossesse. Frontiers in endocrinology, 6, 85. https://doi.org/10.3389/fendo.2015.00085

Chapitre 279. Prolactinomes

Ce sont des tumeurs sécrétant de la prolactine de l'hypophyse antérieure. Ces néoplasmes hypophysaires sécrétoires peuvent provoquer une variété de manifestations cliniques dues à l'effet de l'hypersécrétion de prolactine ou à l'effet de masse de la tumeur.

Statistiques et épidémiologie

Les prolactinomes ont une incidence annuelle d'environ 30 cas pour 100 000 personnes. Environ 11% des microadénomes sont découverts lors d'autopsies, où au moins 46% d'immuno-coloration pour PRL.
Le rapport femme-homme est de 20: 1 pour les microprolactinomes. L'âge maximum varie de 25 à 34 ans chez les femmes. Le macroprolactinome est fréquent chez les hommes et les femmes.

Groupes ou facteurs de risque

- ✓ Antécédents familiaux de prolactinomes.
- ✓ Rayonnement à la tête ou au cou.
- ✓ Antécédents familiaux de MEN 1.

Étiologie ou causes plus fréquentes

- ✓ Ils surviennent sous forme d'expansion monoclonale de cellules lactotrophes hypophysaires due à une mutation somatique.
- ✓ Surexpression du gène de la tumeur hypophysaire transformante (PTTG)

- ✓ Mutation d'un récepteur pour le facteur de croissance des fibroblastes 4 (FGF4).

Éléments physiopathologiques

Plus de 99% des prolactinomes sont bénins, bien définis et ne présentent aucun signe d'invasion. Cependant, certains prolactinomes pourraient se comporter de manière agressive avec l'invasion des structures adjacentes, les tumeurs invasives présentant une plus grande activité mitotique et pléomorphe. Les prolactinomes sont pour la plupart à croissance lente et apparaissent sporadiquement. Ils surviennent généralement individuellement.

Critères diagnostiques

Manifestations cliniques

Associé à une hyperprolactinémie	Associé à la masse tumorale
Aménorrhée Infertilité Impuissance. Diminution de la libido Éjaculation prématurée Oligospermie Galactorrhée. L'ostéoporose	Troubles du champ visuel. Diminution de l'acuité visuelle ou vision floue. Apoplexie hypophysaire. Mal de tête. Symptômes de l'hypopituitarisme. Hydrocéphalie (rare). Crises (atteinte du lobe temporal). Paralysie du nerf crânien. Exophtalmie unilatérale (rare).

Une histoire médicale complète doit être prise. Les prolactinomes peuvent coexister avec d'autres causes déclenchantes de l'hyperprolactinémie, par exemple l'administration de neuroleptiques.

Paraclinique
- ✓ Niveaux sériques de PRL.
- ✓ Taux sériques d'IGF1 (les symptômes du prolactinome peuvent être similaires dans les tumeurs sécrétant de la GH).
- ✓ Résonance magnétique.

Options de traitement

Le but du traitement est de normaliser les symptômes associés à l'hyperprolactinémie et de réduire ou d'éliminer la tumeur, en obtenant un soulagement des symptômes d'une masse tumorale.

Traitement médical

Le traitement avec des agonistes dopaminergiques est considéré comme le traitement médical de choix.
Bromocriptine: doses de 2,5 à 7,5 mg par jour. La dose initiale peut varier de 1,25 mg par jour. Le retrait des doses peut favoriser la croissance tumorale.
Cabergoline: dose de 0,5 à 1 mg deux fois par semaine. La dose initiale est souvent de 0,25 mg par semaine.

Radiothérapie

La radiothérapie avec accélération linéaire a montré une efficacité dans la réduction et le contrôle des prolactinomes. La dose habituelle est de 4500 à 4600 cGy.

La radiochirurgie stéréotaxique peut être efficace pour les prolactinomes résistants ou ceux présentant une intolérance à la dopamine. La radiothérapie peut être utilisée après une intervention chirurgicale en cas de résistance au traitement médical.

Traitement chirurgical
Le traitement habituel de la résection du prolactinome est la chirurgie endoscopique transsphénoïdale. Ceci est indiqué lorsque le traitement médical ne parvient pas à réduire les taux de PRL ou à réduire la taille de la tumeur après avoir utilisé un traitement médical à la dose maximale pendant plusieurs mois.
Il peut également être indiqué chez les femmes atteintes de prolactinomes de plus de 3 cm qui souhaitent devenir enceintes, car les prolactinomes peuvent se développer pendant la grossesse.

Chimiothérapie
Il est indiqué en présence de prolactinomes agressifs qui ne répondent pas aux autres thérapies. Le témozolomide peut être utilisé.

Particularités du suivi
Les macroprolactinomes invasifs nécessitent une surveillance étroite (hebdomadaire). Pendant ce temps, les microprolactinomes peuvent être surveillés plus fréquemment en fonction du taux de prolactine sérique et des caractéristiques de la tumeur elle-même.

Le traitement médicamenteux peut être interrompu chez les patients présentant une normoprolactinémie persistante pendant au moins deux années consécutives.

Un suivi à long terme est recommandé en raison du risque de récidive de l'hyperprolactinémie après l'arrêt du traitement.

Un suivi peut être effectué tous les 3 mois au cours de la première année après la chirurgie, puis un suivi annuel doit être effectué pendant au moins 5 ans, en particulier chez les patients atteints de macroprolactinomes.

Références bibliographiques

1. Shlomo Melmed, Richard J. Auchus, Allison B. Goldfine, Ronald J. Kowning, Clifford Rosen. Williams Textbook of Endocrinology 14ème édition. ELSEVIER, 2020.
2. Shlomo Melmed. La 4e édition de l'hypophyse. AcademicPress, Elsevier, 2017.

Chapitre 280. Prolactinome et grossesse

Chez les femmes en âge de procréer, les prolactinomes sont les tumeurs hypophysaires les plus courantes. Un traitement approprié permet à la plupart des femmes enceintes atteintes de prolactinomes de mener une grossesse à terme. Ceci est accompli grâce à une équipe multidisciplinaire, et une attente vigilante est parfois suffisante pour certaines femmes.

Effets de la grossesse sur les prolactinomes

Pendant la grossesse, l'hypophyse subit une hyperplasie globale. Cette croissance commence dans les premières semaines de la grossesse, provoquant l'expansion de la glande pituitaire jusqu'à près de 1,2 cm de diamètre au stade post-partum immédiat.

Cette augmentation de taille s'accompagne d'une augmentation concomitante de la population de cellules lactotropes et de leur taille, ainsi que d'une augmentation progressive des taux sériques de prolactine.

L'activité mitotique qui se produit dans les cellules lactotropes, ainsi que la synthèse de la prolactine, sont dues à l'augmentation des œstrogènes placentaires. D'autre part, les cellules tumorales expriment des récepteurs aux œstrogènes, ce qui représente le risque d'agrandissement de la tumeur pendant la grossesse.

Microprolactinomes pendant la grossesse

Il s'agit de tumeurs de moins de 10 mm de diamètre, dont l'évolution a tendance à être bénigne chez les femmes non enceintes.

recommandations

> Arrêtez le traitement par agoniste dopaminergique dès que la grossesse est diagnostiquée.
> Expliquez à vos patientes l'élargissement de la tumeur pendant la grossesse
> Demandez à vos patients de signaler des symptômes tels que des maux de tête ou des changements soudains de vision.
> Planifiez la périmétrie du champ visuel et répétez-la tous les 2 mois.
> Les patients présentant des microprolactinomes, l'absence de symptômes et une périmétrie visuelle stable peuvent recevoir une attente vigilante.
> Les patients présentant de nouveaux maux de tête, des altérations des champs visuels ou des altérations des résultats de la périmétrie visuelle, nécessitent une évaluation urgente par imagerie, de préférence par imagerie par résonance magnétique et référence à un spécialiste. Ces patientes peuvent nécessiter une intervention chirurgicale au cours du deuxième trimestre de la grossesse ou commencer un traitement par des agonistes dopaminergiques.

Macroprolactinomes pendant la grossesse

Ils surviennent moins fréquemment que les microprolactinomes. Ces adénomes mesurent plus de 10 mm de diamètre et sont associés à une morbidité accrue chez les femmes enceintes et non enceintes.

Recommandations

Une patiente enceinte atteinte de macroprolactinome doit être référée au service de neurochirurgie ou d'endocrinologie.
Vous devez expliquer à votre patiente le risque d'agrandissement de la tumeur pendant la grossesse et les risques possibles.
Effectuez une périmétrie du champ visuel sur votre patient.
Évaluer les options thérapeutiques possibles disponibles.
Lorsqu'il s'agit d'une tumeur intrasellaire relativement petite ou qui s'étend vers le bas et ne borde pas le chiasme optique, elle peut recevoir un comportement similaire à celui d'un microprolactinome.
En présence d'une tumeur intrasellaire de Lorger qui jouxte le chiasme optique, conseillez à votre patiente d'éviter une grossesse jusqu'à ce que la croissance tumorale soit contrôlée (chez les femmes en âge de procréer avec un prolactinome antérieurement connu qui souhaitent obtenir une grossesse). Chez la femme enceinte répondant à ces critères, un traitement par agonistes dopaminergiques peut être indiqué tout au long de la grossesse quand.
Les tumeurs volumineuses ou réfractaires aux agonistes de la dopamine peuvent nécessiter une intervention chirurgicale par chirurgie transsphénoïdale de l'hypophyse.

Références bibliographiques

1. Shlomo Melmed, Richard J. Auchus, Allison B. Goldfine, Ronald J. Kowning, Clifford Rosen. Williams Textbook of Endocrinology 14ème édition. ELSEVIER, 2020.
2. Imran, SA, Ur, E. et Clarke, DB (2007). Prise en charge des adénomes sécrétant de la prolactine pendant la grossesse. Médecin de famille canadien Médecin de famille canadien, 53 (4), 653–658.
3. Glezer A, Bronstein MD. Prolactinomes pendant la grossesse: considérations avant la conception et pendant la grossesse. Pituitaire. 2020 Fév; 23 (1): 65-69. doi: 10.1007 / s11102-019-01010-5. PMID: 31792668.

Chapitre 281. Thyrotropinomes

Également connu sous le nom d'adénomes hypophysaires sécrétant de la thyrotropine (TSH) ou TSH-omas, il s'agit d'une cause rare d'hyperthyroïdie causée par la sécrétion autonome de TSH et réfractaire à la rétroaction négative des hormones thyroïdiennes.

Statistiques et épidémiologie

Il s'agit d'une maladie rare. Il représente environ 0,5 à 2% de tous les adénomes hypophysaires. La prévalence dans la population générale est d'environ 1 à 2 cas par million d'habitants. Hommes et femmes. La plupart des cas surviennent entre la cinquième et la sixième décennie de la vie. Ils surviennent à une fréquence égale entre les hommes et les femmes.

Groupes ou facteurs de risque: Antécédents de néoplasie endocrinienne multiple de type 1.

Étiologie et éléments physiopathologiques

Plusieurs mécanismes sont responsables de la pathogenèse des thyrotropinomes, probablement ces mécanismes interagissent les uns avec les autres pour déclencher la transformation cellulaire et favoriser la prolifération des cellules de l'hypophyse. Ces facteurs comprennent des mutations génétiques associées au développement de tumeurs hypophysaires, une suractivation des voies de signalisation des cellules prolifératives, des altérations de la voie de régulation hormonale et une expression insuffisante des gènes suppresseurs de tumeurs.

Ce type de tumeur peut être composé de deux types cellulaires différents, l'un sécrétant la sous-unité alpha des hormones glucoprotéiques (alpha-GSU) et l'autre co-sécrétant des molécules alpha-GSU et TSH complètes.

Types de thyrotropinomes
- ✓ Thyrotropinomes purs (plus fréquents).
- ✓ Thyrotropinomes avec hypersécrétion associée d'autres hormones hypophysaires (mixtes).
- ✓ TSH / GH-omas mixtes.
- ✓ TSH / PRL-omas mélangé.
- ✓ Mélange TSH / FSH / LH-omas (rare).

Critères diagnostiques

Clinique	Les manifestations cliniques dépendent du type de thyrotropinome et de sa sécrétion hormonale, bien qu'il puisse également provoquer des symptômes associés à l'effet de la masse tumorale. Hyperthyroïdie (fréquente). Acromégalie. Goitre multinodulaire. Hyperprolactinémie Perte de vision ou anomalies du champ visuel. Perte de fonction de l'hypophyse antérieure. Mal de crâne
Paraclinique	Niveaux de TSH élevés ou non supprimés. Niveaux élevés de T4 et T3 gratuits et totaux. Niveaux élevés de sous-unités de glycoprotéine d'algues.

> Rapport molaire sous-unité alpha / TSH supérieur à 1 (80% des patients et exclure l'hypersécrétion TSH non tumorale).
> Lorsque l'hyperthyroïdie secondaire est chronique et a déjà été traitée comme une hyperthyroïdie primaire, un état euthyroïdien ou hypothyroïdien peut survenir à la suite d'une ablation thyroïdienne.
> *Tests dynamiques*
> Test TRH.
> Test à l'ocréotide.
> Test de suppression T3.
> Sécrétion circadienne de TSH.
> *Études d'imagerie*
> La plupart des thyrotropinomes se présentent sous forme de gros macroadénomes et envahissent fréquemment les structures adjacentes telles que les sinus sphénoïdes et caverneux. Ils peuvent s'étendre de manière suprasellaire et comprimer le nerf optique. L'imagerie par résonance magnétique et la tomodensitométrie sont principalement utilisées.

Options de traitement

La thérapie chirurgicale est l'option thérapeutique recommandée pour les thyrotropinomes pour rétablir la fonction thyroïdienne et hypophysaire normale. Les procédures les plus couramment utilisées sont l'adénomectomie transsphénoïdale ou sous-frontale.

Dans l'hyperthyroïdie sévère, l'acide iopanoïque peut être administré.

Un traitement préopératoire par des analogues de la somatostatine peut aider à réduire les manifestations cliniques de l'hyperthyroïdie et peut réduire la taille des adénomes.

En cas d'échec de la chirurgie hypophysaire et de manifestation d'hyperthyroïdie potentiellement mortelle, une thyroïdectomie totale ou une ablation thyroïdienne est indiquée.

Une radiothérapie hypophysaire ou un traitement médical avec des analogues de la somatostatine peut être utilisé en cas de contre-indication hypophysaire à la chirurgie. La dose recommandée pour la radiothérapie n'est pas inférieure à 45 Gy répartis en 2 Gy par jour. Il peut également s'agir d'une dose de 10 à 25 Gy en une seule dose lorsqu'il est possible d'utiliser un couteau gamma stéréotaxique.

En présence de thyrotropinomes mixtes PRL / TSH, un traitement par agoniste dopaminergique, en particulier la cabergoline, peut être bénéfique.

Particularités du suivi

- ✓ Les méthodes de suivi n'ont pas été clairement établies car il s'agit d'une maladie rare. Cependant, le suivi comprend le respect des critères suivants:
- ✓ Rémission des signes et symptômes hyperthyroïdiens, ainsi que normalisation biochimique.
- ✓ Disparition des manifestations neurologiques associées à une déficience visuelle due à une lésion de masse tumorale.
- ✓ Normalisation des niveaux d'alpha-GSU et du rapport molaire alpha-GSU / TSH.
- ✓ Test de suppression de T3 positif avec TSH indétectable et aucune réponse à TRH.

Des récidives de thyrotropinomes après la guérison ont été signalées, mais ce n'est pas habituel. Le patient doit être évalué 2 ou 3 fois au cours de la première année postopératoire puis un suivi annuel, à travers des études biochimiques et cliniques. Des études d'imagerie hypophysaire doivent être effectuées tous les 2 à 3 ans.

Références bibliographiques

1. Shlomo Melmed. La 4e édition de l'hypophyse. AcademicPress, Elsevier, 2017.
2. Lavin N, éditeur. Manuel d'endocrinologie et métabolisme. 4e éd. Philadelphie: Wolters Kluwer / Lippincott Williams & Wilkins Health; 2009. 837 p.
3. Beck-Peccoz P, Persani L, Lania A. Adénomes hypophysaires sécrétant la thyrotropine. [Mis à jour le 11 janvier 2019]. Dans: Feingold KR, Anawalt B, Boyce A, et al., Editors. Endotext [Internet]. South Dartmouth (MA): MDText.com, Inc.; 2000-.

Chapitre 282. Adénomes gonadotropes

Les adénomes gonadotropes purs sont appelés néoplasmes hypophysaires capables de sécréter des hormones gonadotrophes produisant des concentrations sériques basales supranormales de FSH, et moins fréquemment de LH. La FSH sécrétée par les adénomes gonadotropes a des caractéristiques normales ou presque normales, conférant des propriétés biologiquement actives.
Les adénomes gonadotropes sont considérés comme des adénomes indiscernables des tumeurs hypophysaires non fonctionnelles.

Statistiques et épidémiologie

Ils sont extrêmement rares. La majorité des adénomes gonadotropes confirmés par inhumohistochimic sont hormonalement silencieux (ils ne présentent qu'un effet de masse).
Ils représentent environ 64% des adénomes hypophysaires cliniquement non fonctionnels.

Étiologie

Ils proviennent d'une mutation somatique dans une cellule progénitrice proliférante. Il se compose d'adénomes monoclonaux. La croissance des adénomes pourrait répondre à l'effet d'une stimulation hormonale externe de l'hypothalamus.
Il est théorisé que des adénomes gonadotropes pourraient se développer à la suite de la stimulation des cellules

gonadotrophes due à un déficit en testostérone, comme cela se produit dans l'hypogonadisme primaire de longue date.

Éléments physiopathologiques

Morphologiquement identique aux tumeurs gonadotropes non fonctionnelles.
Macroscopiquement, il est bien vascularisé, mou, avec des zones nécrotiques ou hémorragiques. Des cellules microscopiquement chromophobes peuvent être vues qui suivent un modèle trabéculaire, sinusoïdal ou papillaire.
Ils peuvent sécréter et se colorer positivement pour la FSH et la LH. Ce sont des sécréteurs des sous-unités alpha et bêta de la gonadotrophine chorionique humaine (HCG).
Les macroadénomes gonadotropes sont capables de produire des concentrations sériques de gonadotrophines 10 fois supérieures à la normale, bien qu'elles soient fréquemment ou élevées au-dessus des niveaux normaux.

Critères diagnostiques

Clinique	Femmes: Douleur pelvienne (hyperstimulation ovarienne). Irrégularités menstruelles. Infertilité Galactorrhée. Hommes: Acné. Hypertrophie testiculaire. Effet de masse: Mal de tête. Troubles visuels
Paraclinique	Femmes: Oestrogène normal ou fluctuant. FSH sérique normale ou légèrement augmentée. LH sérique supprimée ou dans les limites de la

	normale. Sous-unité alpha sérique et inhibine normale ou élevée. *Études d'imagerie:* L'image pelvienne montre des kystes multiseptiques et de taille variable (anéchogène et de faible intensité pondérés en T1 et T2 en IRM. IRM hypophysaire: macroadénomes fréquents. Hommes: FSH sérique élevée. Sérum LH légèrement en dessous de la plage de référence, normale ou élevée. Sous-unité alpha et inhibine dans le sérum normal ou augmenté. Augmentation du nombre de spermatozoïdes. *Études d'imagerie:* Échographie scrotale avec évidence d'augmentation du volume testiculaire. IRM hypophysaire: macroadénomes. Réponse FSH au TRH commun. Réponse bêta de la LH à la TRH commune.

Options de traitement.

Le traitement principal consiste en une excision chirurgicale avec administration de radiothérapie complémentaire. La voie d'approche est généralement transsphénoïdale, utilisant rarement une approche transcrânienne.

Le traitement avec des agonistes de la dopamine et des analogues de la somatostatine n'a pas montré d'efficacité dans la réduction des tumeurs, ils ne sont donc pas recommandés en première ligne de traitement. Un traitement par témozolomide peut être nécessaire.

Particularités du suivi

Le suivi est similaire au suivi des tumeurs hypophysaires non fonctionnelles (voir chapitre 235). Prioriser les particularités du suivi en fonction des qualités individuelles du patient.

Références bibliographiques

1. Shlomo Melmed. La 4e édition de l'hypophyse. AcademicPress, Elsevier, 2017.
2. Shlomo Melmed, Richard J. Auchus, Allison B. Goldfine, Ronald J. Kowning, Clifford Rosen. Williams Textbook of Endocrinology 14ème édition. ELSEVIER, 2020.
3. Georgia Ntali, Cristina Capatina, Ashley Grossman, NikiKaravitaki, Functioning Gonadotroph Adenomas, The Journal of Clinical Endocrinology & Metabolism, Volume 99, Numéro 12, décembre 2014, Pages 4423–4433, https://doi.org/10.1210/jc.2014-2362.

Chapitre 283. Maladie de Cushing

Il s'agit d'un trouble qui se caractérise par une augmentation de l'hormone adrénocorticotrope (ACTH) par l'hypophyse antérieure, ce qui entraîne une augmentation de la libération excessive de cortisol par les glandes surrénales. Cela se produit à la suite de la présence d'un microadénome hypophysaire ou à la suite d'une production excessive d'hormone de libération de corticotropine (CRH) par l'hypothalamus.

Statistiques et épidémiologie

C'est la deuxième cause la plus fréquente du syndrome de Cushing. L'incidence moyenne des nouveaux cas varie de 2,4 cas par million de personnes par an. La maladie est fréquemment diagnostiquée entre 3 et 6 ans après son apparition.
L'incidence maximale de survenue est chez les femmes âgées de 50 à 60 ans. La prévalence des anomalies métaboliques du glucose et de l'hypertension sont des prédicteurs significatifs de la morbidité et de la mortalité dans les cas non traités.
Le taux de mortalité varie de 10 à 11% des cas.

Facteurs de risque: Antécédents familiaux de la maladie de Cushing.

Étiologie

Adénome hypophysaire: fréquemment microadénomes (tumeurs inférieures à 5 mm), bien que 5 à 10% puissent survenir en raison de macroadénomes. La mutation la plus fréquente impliquée dans le développement de ce type d'adénomes est USP8 (ubiquitin-specific peptidase 8)
Hyperplasie diffuse à la corticotropine.

Éléments physiopathologiques

La mutation USP8 conduit à une expression anormale de facteurs de croissance qui agissent avec l'ACTH pour augmenter le cortisol.

L'augmentation de l'ACTH sérique provoque une hyperplasie surrénalienne bilatérale et par conséquent, la production de cortisol augmente, entraînant une modification du rythme circadien normal du cortisol.

Le cortisol en grandes quantités peut présenter une activité minéralocorticoïde conduisant à une hypokaliémie et une hypertension par le système rénine-angiotensine-aldostérone.

Sur le plan histopathologique, les adénomes hypophysaires libérant de l'ACTH sont très positifs sur la coloration périodique à l'acide Schiff (PAS) et les basophiles sur la coloration H / E. Les cellules ont un gros noyau, avec un nucléole proéminent et une chromatine épaisse, ainsi qu'un cytoplasme granulaire.

Critères diagnostiques

Clinique	Obésité centrale (79 à 97%). Pléthore faciale (50 à 94%). Intolérance au glucose (39 à 90%).

	Vergetures abdominales rouges (51 à 71%).
	Œdème de la cheville (27 à 60%).
	Faiblesse, myopathie proximale (29-90%).
	Lombalgie, collapsus ou fracture vertèbre (40 à 50%).
	Dyslipidémie (25 à 60%).
	Hypertension artérielle (74 à 87%).
	Calculs rénaux (15 à 19%).
	Changements psychologiques (31 à 86%).
	Hyperpigmentation (4 à 16%).
	Fragilité capillaire (23 à 84).
	Céphalée (0 à 47%).
	Hirsutisme (64 à 81%).
	Exophtalmie (0 à 33%).
	Oligoménorrhée ou aménorrhée (55 à 80%).
	Tinea versicolor (0 à 30%).
	Impuissance (55 à 80%).
	Acné ou séborrhée (26 à 80%).
Paraclinique	Cortisol urinaire gratuit.
	Test de suppression de la dexaméthasone à faible dose.
	Mesure du cortisol sérique de minuit.
	Test Dexaméthasone-CRH.
	L'augmentation du cortisol urinaire libre (en deux mesures d'urine sur 24 heures), en conjonction avec l'absence de suppression du cortisol sérique du matin à moins de 1,8 µg / dL (mesuré à 8h00), après l'administration de 1 mg de dexaméthasone oralement la veille (à 23h00) a confirmé l'hypercortisolisme.
	Autres études de localisation:
	Test de suppression de la dexaméthasone à haute dose.
	Test de stimulation CRH.
	Échantillonnage bilatéral des sinus pétreux.

Options de traitement

Le traitement de choix pour ces adénomes est la résection chirurgicale transsphénoïdale. L'approche peut être réalisée sous-labiale ou endonasale.

Alternativement, la radiothérapie hypophysaire peut être utilisée après une intervention chirurgicale infructueuse.

La radiothérapie hypophysaire externe est plus recommandée chez les patients pédiatriques.

La surrénalectomie bilatérale peut être considérée comme une réduction immédiate des taux sériques de cortisol. Ces patients auront besoin d'un traitement substitutif aux glucocorticoïdes et minéralocorticoïdes à vie.

Particularités du suivi

Un suivi à vie doit être établi en raison du risque élevé de récidive d'hypercortisolémie, qui survient chez environ 1/3 des patients après avoir reçu le traitement initial. Pour cela, le cortisol est utilisé dans la salive nocturne, considérée comme le meilleur prédicteur de récidive.

Références bibliographiques

1. Shlomo Melmed, Richard J. Auchus, Allison B. Goldfine, Ronald J. Kowning, Clifford Rosen. Williams Textbook of Endocrinology 14ème édition. ELSEVIER, 2020.
2. Dorantes et Martinez. Clinical endocrinology 5e édition, Editorial El Manual Moderno 2016.

Chapitre 284. Syndrome de Nelson

Également connu sous le nom de syndrome post-surrénalectomie, qui est un spectre de symptômes et de signes qui proviennent d'un macroadénome hypophysaire sécrétant de l'adrénocorticotropine (ACTH), après une surrénalectomie bilatérale thérapeutique. Ces manifestations cliniques sont associées aux effets locaux de la tumeur sur les structures adjacentes, aux effets de concentrations sériques élevées d'ACTH dans la peau et à la perte secondaire d'autres hormones hypophysaires.

Statistiques et épidémiologie

La probabilité de développer un syndrome de Nelson après une surrénalectomie bilatérale varie de 8% à 47% chez les adultes et de 25% à 66% chez les enfants.

L'incidence a maintenant diminué car la surrénalectomie bilatérale est pratiquée moins fréquemment. La prévalence à trois ans après la surrénalectomie bilatérale est de 38%, qui augmente à 47% à sept ans et atteint plus tard un plateau.

Environ 7% des patients atteints de la maladie de Cushing sont traités par surrénalectomie bilatérale.

Groupes ou facteurs de risque:
Surrénalectomie bilatérale.
Des taux sériques élevés d'ACTH un an après une surrénalectomie bilatérale (une ACTH sérique à jeun supérieure à 154 à 220 pmol / L, est un prédicteur du syndrome de Nelson un an après une surrénalectomie bilatérale)

Étiologie et éléments physiopathologiques

Le syndrome de Nelson se présente à la suite d'une surrénalectomie bilatérale comme traitement de la maladie de Cushing.

Après une surrénalectomie bilatérale, la production de cortisol est considérablement réduite, ce qui produira une rétroaction négative sur l'hypothalamus provoquant une libération excessive d'hormone de libération de corticotropine (CTRH), qui stimulera l'hypophyse pour produire une plus grande quantité d'ACTH. Il est théorisé que cette stimulation provoque une hypertrophie des cellules corticotropes et provoque une nouvelle tumeur hypophysaire sécrétant de l'ACTH.

Histopathologie

Ce sont des néoplasmes monoclonaux, qui présentent une positivité pour la coloration périodique acide-Schiff et basophile. Son histopathologie est similaire à celle des adénomes hypophysaires trouvés dans la maladie de Cushing, mais avec la présence de pléomorphisme et de mitose dans les cellules corticotropes. Les tumeurs du syndrome de Nelson ont tendance à être plus invasives. L'indice de prolifération du Ki-67 est inférieur à 3%.

Critères diagnostiques

Clinique	Antécédents de maladie de Cushing et surrénalectomie bilatérale. Hyperpigmentation de la peau (plus intense et plus foncée que les autres syndromes). Il y a une ligne noire proéminente allant

	du pubis au nombril. Pigmentation excessive des cicatrices, des muqueuses et des aréoles. Hémianopie bitemporale et perte visuelle progressive (lorsque les tumeurs sont volumineuses). Mal de tête. Point faible. Fatigue.
Paraclinique	Niveaux sériques d'ACTH à jeun (très élevés). Le diagnostic peut être confirmé par une augmentation de 30% du taux initial d'ACTH dans 3 études consécutives. IRM cérébrale: preuve d'une nouvelle tumeur hypophysaire ou d'une hypertrophie d'un néoplasme antérieurement connu.

Options de traitement

Excision chirurgicale (microchirurgicale ou endoscopique par voie transsphénoïdale).

Radiothérapie fractionnée ou radiochirurgie stéréotaxique (sauf chez les patients ayant reçu une radiothérapie pour traiter la maladie de Cushing). La radiothérapie peut être utilisée comme traitement prophylactique du syndrome de Nelson, lors de la réalisation d'une surrénalectomie bilatérale.

Traitement médical (limité): analogues de la somatostatine (pasiréotide et octréotide), valproate de sodium, témozolamide et agonistes de la dopamine (bromocriptine et cabergoline).

Les patients présentant une surrénalectomie bilatérale nécessitent un remplacement permanent des glucocorticoïdes.

Particularités du suivi
Après une surrénalectomie bilatérale, des examens IRM du cerveau doivent être effectués à intervalles réguliers, en particulier lorsque des taux élevés d'ACTH sont détectés dans le plasma ou l'urine.

Références bibliographiques

1. Patel J, Eloy JA, Liu JK. Syndrome de Nelson: un examen des manifestations cliniques, de la physiopathologie et des stratégies de traitement. Neurosurg Focus. 2015 Février; 38 (2): E14
2. Shlomo Melmed, Richard J. Auchus, Allison B. Goldfine, Ronald J. Kowning, Clifford Rosen. Williams Textbook of Endocrinology 14ème édition. ELSEVIER, 2020.

Chapitre 285. Acromégalie

C'est un trouble causé par la production excessive d'hormone de croissance (GH) dans l'hypophyse antérieure. Cela entraîne une prolifération des tissus corporels, entre autres perturbations métaboliques. Bien que la croissance soit lente, l'acromégalie est considérée comme potentiellement mortelle.

Statistiques et épidémiologie

On estime que l'acromégalie a une prévalence allant de 28 à 137 cas par million de personnes.
Aux États-Unis, plus de 3 000 nouveaux cas sont diagnostiqués chaque année. Avec une prévalence comprise entre 25 000 patients.
En Espagne, une prévalence de 3,4 cas pour 100 000 personnes est estimée avec une incidence de 0,2.
La préférence d'occurrence selon le sexe est légèrement plus élevée chez les femmes que chez les hommes.
L'âge de la présentation maximale se situe généralement dans la troisième décennie de la vie.

Étiologie

Tumeur hypophysaire: responsable de plus de 95% des causes. Il se présente souvent comme un microadénome hypophysaire bénin.
Tumeur non hypophysaire: les néoplasmes surrénaliens, les tumeurs et le pancréas sont impliqués dans le

développement de l'acromégalie suite à la production de GH.

Éléments physiopathologiques

Causé par des tumeurs sécrétant de la GH.
Niveaux élevés de GH et d'IGF1 avec manifestations d'hypersomatotropisme.
Augmentation de la production d'IGF-1 par le foie.
Épidémies de croissance acrale causées par l'effet pathologique d'un excès d'IGF-1 après fusion des plaques de croissance.
L'augmentation de l'IGF-1 produit une hypertrophie somatique générale, une croissance somatique par liaison au récepteur IGF-1R, une compétition avec l'insuline pour le récepteur de l'insuline, ce qui déclenche une résistance à l'insuline relative similaire à celle des diabétiques.

Critères diagnostiques.

Clinique	Douleur articulaire.
	Douleur ou engourdissement au poignet (syndrome du canal carpien).
	Ronflement et troubles du sommeil.
	Mal de tête.
	Troubles visuels
	Dysfonction sexuelle due à un dysfonctionnement érectile ou à un faible désir sexuel.
	Troubles menstruels.
	Hyperhidrose
	Augmentation de la mâchoire (prognathisme).
	Front proéminent.
	Traits du visage grossiers.

	Macroglossie. Paupières épaisses. Grand nez et lèvre inférieure. Sensation de masse thyroïdienne. Cardiomyopathie acromégalique. Peau épaisse et rugueuse. Étiquettes de peau. La peau grasse. Hirsutisme et hypertrichose. Galactorrhée. Peau sèche atrophiée. Hypertension. Souffle au cœur Crépitus bibasal. Myopathie proximale. Engrenage à roulettes. Agrandissement Acral.
Paraclinique	Tests de suppression de GH: 100 g de glucose sont administrés par voie orale et une heure plus tard, les taux sériques de GH sont mesurés. Les résultats inférieurs à 5 ng / ml excluent le diagnostic, au contraire, ceux supérieurs à 10 ng / ml suggèrent une acromégalie. *Niveaux IGF-1* Les causes physiologiques de l'augmentation de l'IGF-1 telles que la grossesse doivent être exclues. Il peut être utilisé pour surveiller le traitement. Niveaux de l'hormone de libération de l'hormone de croissance (GHRH): Supérieur à 300 ng / ml s'orienter vers des causes extrahypophysaires. Niveau de prolactine. *Études d'imagerie recommandées:* IRM de la tête ou tomodensitométrie: preuve de sella turcica et des structures voisines. Radiographie du crâne: calvaire, sella turcica épaissie ou élargie, mâchoire épaisse et longue, crête

	exagérée, sinus élargis. Radiographie thoracique: cage thoracique en tonneau avec traces de longues côtes. Radiographie de la main: épaississement cortical, bases larges dans les phalanges distales, ostéophytes, épaississement cortical et hypertrophie des tissus mous.

Options de traitement

Élimination des adénomes à cellules somatotropes bien circonscrits. La chirurgie transsphénoïdale est de préférence employée par des techniques microscopiques ou laparoscopiques.

Thérapie médicale: elle peut être utilisée en complément de la chirurgie ou comme alternative lorsque cela n'est pas possible. Il consiste en l'administration d'analogues de la somatostatine tels que l'ocréotide ou le lanréotide. Des agonistes des récepteurs de la dopamine tels que la bromocriptine ou la cabergoline peuvent également être utilisés. Actuellement, des antagonistes des récepteurs GH peuvent être utilisés, qui réduisent les niveaux d'IGF-1 sans altérer la GH. Ce médicament bloque l'hormone GH au niveau de ses récepteurs.

Radiothérapie: utilisée en complément de la chirurgie pour éviter la rémission. La radiothérapie conventionnelle ou la radiochirurgie stéréotaxique peuvent être utilisées.

Particularités du suivi

Suivi étroit compte tenu du risque de rémission. Tenez compte des facteurs associés à la rémission pour établir le suivi ainsi que des caractéristiques individuelles du patient.

Les prédicteurs significatifs de la rémission biochimique chez les patients postopératoires sont:
- ✓ Âge avancé du patient.
- ✓ Taille de la tumeur plus petite.
- ✓ Niveau de GH préopératoire inférieur.
- ✓ Niveau de GH préopératoire inférieur.
- ✓ Des études d'imagerie doivent être effectuées 12 à 16 semaines après l'intervention chirurgicale pour déterminer la présence d'une tumeur résiduelle.

Références bibliographiques

1. Shlomo Melmed, Richard J. Auchus, Allison B. Goldfine, Ronald J. Kowning, Clifford Rosen. Williams Textbook of Endocrinology 14ème édition. ELSEVIER, 2020.
2. Drewes AM, Arlien-Søborg MC, Lunde Jørgensen JO, Jensen MP. [Acromégalie et symptômes de l'appareil moteur]. Ugeskr. Laeg. 12 novembre 2018; 180 (46)

Chapitre 286. Grande taille

Se compose d'une hauteur supérieure à +2 écarts-types ou d'une hauteur supérieure à> 2 écarts-types au-dessus de la hauteur cible. Une autre définition de la grande taille est une taille au-dessus du 97e percentile pour le sexe et l'âge dans une population définie.

Statistiques et épidémiologie

On estime que 3 enfants sur 100 sont grands. La grande taille est moins courante que la petite taille. La plupart des grands enfants sont en bonne santé, bien que cela puisse être associé à des troubles sous-jacents.
Groupes ou facteurs de risque: Antécédents familiaux de grande taille.

Étiologie et éléments de physiopathologie

Famille de grande taille	Aussi connu sous le nom de grande taille constitutionnelle (cause la plus fréquente). La hauteur est au-dessus du 97e centile. Taille parentale moyenne au-dessus du 90e ou 97e centile. Cela survient le plus souvent chez une fille et sa mère. L'os est légèrement à moyennement avancé (la hauteur finale n'est pas très élevée). L'examen physique et les laboratoires sont normaux.

Nutrition	La taille et le poids sont tous deux dans un percentile supérieur. L'âge osseux est marginal à modérément avancé.
Causes hormonales	Hyperthyroïdie Puberté précoce. Excès d'hormone de croissance. L'âge osseux est modérément avancé. Engagement vers l'âge adulte final.
Causes chromosomiques	Syndrome de Klinefelter (XXY). Homocystinurie (absence de l'enzyme cystathionine bêta-synthase). Syndrome de Marfan (mutation du gène FBN-1 sur le chromosome 15q). Syndrome de Sotos (ou gigantis cérébral). Syndrome de Beckwith-Weidman (duplication du gène paternel de l'IGF-2 et surexpression de l'IGF-2). Syndrome du X fragile. Syndrome de Simpson-Golabi-Behmeles. Syndrome du triple X (XXX, il peut y avoir des mosaïques).

Critères diagnostiques

Clinique	La grande taille est cliniquement diagnostiquée par une taille au-dessus du 97e percentile ou plus de 2 écarts types. Il peut y avoir d'autres manifestations associées à la cause spécifique: Poids élevé (causes nutritionnelles). Puberté retardée, petits testicules fermes, proportions corporelles eunucoïdes et gynécomastie (syndrome de Klinefelter). Hypotonie néonatale, macrocéphalie, grande dolichocéphalie, palais arqué, entre autres (syndrome de Sotos). Visage allongé, oreilles saillantes,

	déficience intellectuelle, doigts flexibles, gros testicules, autisme (syndrome du X fragile). Anomalies squelettiques, cardiaques, rénales, cranio-faciales (syndrome de Simpson-Golabi-Behmeles). Membres allongés, mains étroites et doigts longs et minces. L'extension des bras est supérieure à la hauteur, le segment inférieur est supérieur au segment supérieur (syndrome de Marfan). Membres allongés, intelligence sous-normale, ostéopénie, tendance thromboembolique fatale, luxation lenticulaire (homocystinurie). Plis épicantaux, hypertélorisme, fissures palpébrales en pente ascendante, hypotonie, clinodactylie, hyperextensibilité articulaire, dysplasie congénitale de la hanche, insuffisance ovarienne, entre autres (syndrome du triple X).
Paraclinique	Le diagnostic est clinique, cependant, des paracliniques sont effectuées pour identifier la cause sous-jacente de la grande taille: Caryotype. Prolactine sérique. Niveau de cortisol sérique. Test thyroïdien (T4, TSH). Mesure IGF-1. Niveaux sériques de LH, FSH et testostérone. Évaluation de l'âge osseux et prédiction de la hauteur finale. Imagerie par résonance magnétique de l'hypophyse. Examen du champ visuel. Test de suppression du glucose pour la GH.

Options de traitement

Généralement, une grande taille n'est pas considérée comme une condition pathologique, donc le traitement n'est pas indiqué.

Le traitement le plus accepté est l'induction d'une puberté précoce pour obtenir une fusion complète des épiphyses et obtenir la taille finale. Pour cela, la testostérone peut être utilisée chez les hommes et les œstrogènes chez les femmes. L'énanthate de testostérone est souvent utilisé chez les hommes à des doses de 250 à 500 mg deux fois par semaine pendant 6 à 9 mois.

Chez la femme, le 17 bêta-estradiol est utilisé plus fréquemment, à des doses de 0,2 à 4 mg par jour et un progestatif de 10 mg peut être ajouté pendant une semaine par mois.

Il a été rapporté qu'un analogue de la somatostatine (octréotide) administré en perfusion pendant la nuit diminue la sécrétion de GH. La dose utilisée est comprise entre 37,5 et 50 mg une à deux fois par jour par voie sous-cutanée.

L'épiphysiodèse percutanée bilatérale du fémur distal et du tibia et du péroné proximaux est l'intervention chirurgicale la plus largement utilisée pour réduire la croissance.

Particularités du suivi

En fonction de la cause déclenchante de la grande taille, des consultations de suivi seront mises en place pour suivre le traitement spécifique de l'état pathologique sous-jacent et le risque de complications associées.

Références bibliographiques

1. Kumar S. (2013). Tallstature chez les enfants: diagnostic différentiel et prise en charge. Journal international d'endocrinologie pédiatrique, 2013 (Suppl 1), P53.https://doi.org/10.1186/1687-9856-2013-S1-P53
2. Meazza, C., Gertosio, C., Giacchero, R., Pagani, S., et Bozzola, M. (2017). Tallstature: un diagnostic difficile? Revue italienne de pédiatrie, 43 (1), 66.https://doi.org/10.1186/s13052-017-0385-5

Chapitre 287. Métastases hypophysaires

C'est une pathologie rare qui résulte de la migration de cellules malignes de régions éloignées vers la région hypophysaire. Il n'y a pas de marqueur tumoral sérique précis pour établir le diagnostic et les méthodes d'imagerie ne sont pas spécifiques pour le diagnostic de la métastase et la distinguent des autres tumeurs hypophysaires. C'est un trouble de mauvais pronostic.

Statistiques et épidémiologie

- ✓ Ils pourraient survenir plus souvent chez les hommes que chez les femmes.
- ✓ L'âge moyen est d'environ 60 ans.
- ✓ Environ 40% peuvent ne pas avoir d'antécédents de malignité.
- ✓ La survie médiane après le diagnostic est d'environ 10 mois.
- ✓ On estime qu'environ 1,8% des masses hypophysaires réséquées par chirurgie sont des métastases hypophysaires.

Groupes ou facteurs de risque
- ✓ Antécédents de tumeur maligne.
- ✓ Étiologie et physiopathologie
- ✓ Les néoplasmes malins dans les structures éloignées se propagent dans la circulation sanguine.

Les tumeurs malignes les plus courantes comprennent les adénocarcinomes, le cancer du sein et le lymphome. On estime que la partie postérieure de l'hypophyse est plus sensible aux métastases que la partie antérieure.

Le mécanisme d'attraction des cellules métastatiques vers l'hypophyse n'est pas clair. Cela peut être dû à la distribution glandulaire, aux caractéristiques de la tumeur primaire ou de l'hypophyse.

Critères diagnostiques
Clinique:
Les manifestations cliniques sont généralement multiples et comprennent:
- ✓ Fatigue.
- ✓ Handicap visuel.
- ✓ Paralysie commune du nerf moteur oculaire.
- ✓ Diabète insipide
- ✓ Troubles de la marche.
- ✓ Obésité centrale.
- ✓ Mal de tête.
- ✓ Hypopituitarisme.

Paraclinique
Niveaux d'hormones thyroïdiennes (peuvent être normaux, élevés ou faibles).

Scanner amélioré: peut montrer une opacité des tissus mous avec une région sellaire hétérogène et un rehaussement inhomogène.

Imagerie par résonance magnétique: lésions des occupants sellaires. Il peut y avoir une isointensité en T1, avec un signal court, une isointensité en T2 et un signal T2 long, entre autres.

Options de traitement

Le traitement est orienté vers la résection microscopique avec une approche transsphénoïdale. Par la suite, le patient doit recevoir un traitement par radiothérapie et chimiothérapie.

La chirurgie est également utilisée comme élément de confirmation du diagnostic et aide à réduire les symptômes.

L'utilisation de stéroïdes à fortes doses avant la biopsie des masses hypophysaires suspectes, ainsi que leur réduction ultérieure, pourraient masquer le diagnostic, entraînant une biopsie négative.

Particularités du suivi

Un suivi étroit doit être établi en raison du mauvais pronostic de la maladie.

Références bibliographiques

1. Yi Zhao, Weixun Zhou. Diagnostic, thérapie et effets thérapeutiques dans les cas de métastases hypophysaires. Neurochirurgie mondiale. Volume 117, septembre 2018, pages 122-128. EST CE QUE JE:https://doi.org/10.1016/j.wneu.2018.05.205
2. Javanbakht, A., D'Apuzzo, M., Badie, B. et Salehian, B. (2018). Métastases hypophysaires: une maladie rare. Connexions endocriniennes, 7 (10), 1049–1057. Publication en ligne anticipée. https://doi.org/10.1530/EC-18-0338

Chapitre 288. Tumeur hypophysaire pédiatrique

Environ 3,5 à 8,5% des tumeurs hypophysaires sont diagnostiquées avant l'âge de 20 ans. Elle est considérée comme une pathologie rare chez les patients pédiatriques, représentant moins de 4% des tumeurs intracrâniennes. Son incidence annuelle chez les enfants est de 0,1 à 4,1 pour 100 000 enfants.

Aspects cliniques des tumeurs hypophysaires en pédiatrie

épidémiologie	Diagnostic	Traitement
Prolactinomes		
On estime qu'au moins 50% des tumeurs intracrâniennes sécrètent de la prolactine. Prédominance chez les femmes.	Hyperprolactinémie (prolactine supérieure à 100 ug / L). Imagerie par résonance magnétique focalisée sur l'hypophyse. Campimétrie (réalisée tout au long du traitement, en cas d'altération initiale).	Agonistes de la dopamine: bromocriptine, cabergoline (0,5-2 mg / semaine) et quinagolide. La dose de traitement à la cabergoline peut être augmentée de 0,25 à 0,25 mg chaque semaine à 1,5 mg / semaine. Une évaluation des taux de prolactine est effectuée après un mois. En cas de persistance de l'hyperprolactinémie, des effets secondaires intolérants au macroprolactinome, un traitement chirurgical est

		envisagé. Après 1 an de traitement 2 pour le macroprolactinome avec des taux de prolactine normaux, la dose de cabergoline est progressivement réduite avec une évaluation périodique du taux de prolactine.
Maladie de Cushing		
Environ 10 à 15% des cas de maladie de Cushing surviennent chez les enfants et les adolescents. La cause exogène est la plus fréquente. L'âge moyen de présentation à l'âge pédiatrique est de 14,1 ans.	Retard de croissance avec obésité principalement du tronc. Fascie à la pleine lune. Cou de buffle. Fragilité. Ecchymoses cutanées. Stries rouges vineuses. Myopathie Retard de la maturation osseuse. Mesure du cortisol plasmatique à minuit à partir de 4,4 ug / dL sur 3 jours. Cortisolurie supérieure à 70 ug / m2 / 24h Suppression avec	Adénectomie par chirurgie transsphénoïdale. Évaluation périodique de l'axe cortico-surrénalien.

	des doses élevées de dexaméthasone (soit à 8 mg la nuit, soit sur 2 jours sous forme de 20 ug / kg / 6 heures avec un maximum de 2 mg / 6 h).	
Tumeurs productrices de TSH		
Ils représentent entre 1 et 3% des adénomes hypophysaires. Extrêmement rare chez les enfants.	Symptômes cardiologiques (fibrillation auriculaire, insuffisance cardiaque, palpitations). Tremblement. Perte de poids. Transpiration excessive Insomnie. Fatigue. Exophtalmie ou myxœdème prétibial. Symptômes compressifs (maux de tête, troubles visuels).	Chirurgie transsphénoïdale. Bêta-bloquants, antithyroïdes, iode ou analogues de la somatostatine pour obtenir un blocage thyroïdien. Radiothérapie.
Géantisme		
Les adénomes sécréteurs de GH dans la population	Niveaux élevés d'IGF-1. Absence de suppression de la sécrétion de GH due à une	La chirurgie transsphénoïdale comme thérapie de choix. Les analogues de la somatostatine sont utilisés pour compléter la chirurgie

pédiatrique constituent entre 5% et 16% des tumeurs.	surcharge orale en glucose. Réponse paradoxale à TRH et RH. Diagnostic par résonance magnétique	(octréotide, lanréotide, octréotide-LAR). Actuellement, un antagoniste des récepteurs GH (pegvisomant) peut être utilisé, ce qui normalise les valeurs d'IGF-1 jusqu'à 90%.
Tumeurs hypophysaires non fonctionnelles		
La plupart sont exprimés sous forme de macroadénomes. Son âge moyen d'apparition à l'âge pédiatrique est de 12,5 ans. Il survient davantage chez le mâle dans un rapport de 3 pour 1.	Symptômes compressifs (maux de tête, paralysie des nerfs crâniens, invasion des sinus caverneux, hydrocéphalie obstructive, liquorrhée). Carences hormonales (GH, insuffisance surrénalienne, hypothyroïdie, hypogonadisme). Hyperprolactinémie (atteinte de la tige).	Chirurgie transsphénoïdale.

Références bibliographiques

1. Chen, J., Schmidt, RE et Dahiya, S. (2019). Adénome hypophysaire chez les populations pédiatriques et adolescentes. Journal de neuropathologie et neurologie

expérimentale, 78 (7), 626–632.https://doi.org/10.1093/jnen/nlz040
2. Alfonso Leal Cerro. Tumeurs hypophysaires fonctionnelles à l'âge pédiatrique 10.3266 / RevEspEndocrinolPediatr.pre2014.Apr.222

Chapitre 289. Tumeur hypophysaire et grossesse

Les tumeurs hypophysaires représentent entre 10 et 20% de toutes les tumeurs intracrâniennes. Les adénomes cliniquement significatifs ont une prévalence d'environ 1 sur 1000 dans la population générale. Cependant, pendant la grossesse, une série de changements physiologiques se produisent dans le système endocrinien, et en particulier dans l'hypophyse, qui peuvent augmenter sa taille 2 ou 3 fois pendant la grossesse, principalement causés par une hypertrophie et une hyperplasie des lactotrophes. Stimulée par l'augmentation marquée dans les niveaux d'oestrogène. Les tumeurs hypophysaires représentent un défi pour une prise en charge efficace pendant cette période afin de garantir le bien-être maternel et fœtal.

Néoplasie hypophysaire	Description	Traitement et prise en charge
Prolactinome (voir chapitre 348)	Prévalence d'environ 40% de tous les adénomes hypophysaires. Première cause d'hyperprolactinémie. Cela conduit à l'infertilité et à un dysfonctionnement gonadique. Les patientes atteintes de	Le traitement par agoniste dopaminergique est interrompu lors de l'identification de la grossesse chez les patientes présentant des microadénomes et des macroadénomes. Le traitement avec des

1667

	prolactinomes précédemment connus doivent recevoir une contraception en raison du risque de croissance du prolactinome pendant la grossesse jusqu'à ce que la tumeur soit réséquée.	agonistes de la dopamine est poursuivi en cas de macroadénomes à extension suprasellaire, d'une tumeur proche du chiasma optique ou d'une courte période de traitement avant la conception. La conduite est une surveillance étroite et une gestion anticipée. La chirurgie est indiquée au deuxième trimestre de la grossesse.
Acromégalie	Chez les femmes enceintes atteintes d'acromégalie, une augmentation du taux plasmatique d'IGF-1 se produit en raison de la sécrétion placentaire de GH, cependant, il n'y a pas de réduction de la sécrétion autonome de GH par l'adénome. Un test immunofluorométrique sans interférences spécifiques pour le variant placentaire de GH est nécessaire pour le différencier de l'hypophyse GH et établir le diagnostic.	Il est conseillé aux femmes atteintes d'acromégalie qui envisagent de devenir enceintes d'arrêter le traitement médical actuel de l'acromégalie au moins 2 à 3 mois avant la conception. L'utilisation d'antagonistes des récepteurs GH est limitée à des cas exceptionnels de femmes enceintes acromégaliques non compliquées. Une surveillance étroite de la tumeur doit être établie avec

	Il peut y avoir une amélioration des signes et symptômes cliniques, principalement au cours du premier trimestre de la grossesse. L'amélioration de l'IGF-1 peut être attribuée à l'effet de l'augmentation marquée des taux d'œstrogènes pendant la grossesse, qui inhibe la signalisation de la GH, une action médiée par les protéines suppresseurs de signalisation des cytokines provoque un état de résistance à la GH.	des tests du champ visuel tous les trimestres et une évaluation des symptômes de compression. Dans le cas de macroadénomes, identifiés pendant la grossesse ou après un traitement médical, des visites de suivi mensuelles doivent être indiquées. Lorsqu'il existe des macroadénomes à haut risque de croissance tumorale, un traitement par agonistes dopaminergiques ou analogues de la somatostatine doit être indiqué tout au long de la grossesse. Lorsqu'il y a des signes de croissance tumorale, une chirurgie transsphénoïdale du deuxième trimestre ou un traitement médical peut être envisagé. L'allaitement est contre-indiqué.
syndrome de Cushing	La grossesse survient rarement au cours du syndrome de Cushing, en raison de l'état	Le traitement de choix est la chirurgie transsphénoïdale au cours du deuxième

	d'hypercortisolisme et d'hyperandrogénie, qui supprime la fonction gonadotrope entraînant une aménorrhée et une oligoménorrhée accompagnées d'infertilité. Dans la plupart des cas signalés, le syndrome de Cushing est diagnostiqué pendant la grossesse et le diagnostic préconceptionnel n'est pas établi. Seuls 40% de ces cas sont associés à un adénome hypophysaire adrénocorticotrope producteur d'hormones. Le syndrome de Cushing associé à la grossesse augmente la morbidité maternelle dans 70% des cas et affecte à son tour l'issue fœtale.	trimestre de la grossesse. D'autres traitements consistent en l'administration d'un traitement médical (métyrapone ou kétoconazole) et / ou une surrénalectomie. Cependant, la métyrapone a été associée à l'hypertension pendant la grossesse, et le kétoconazole a montré des effets tératogènes chez le rat, c'est pourquoi ils sont considérés comme des traitements d'urgence et ne sont pas systématiquement indiqués. La cabergoline à fortes doses a donné des résultats favorables.
Adénomes hypophysaires à thyrotropine	Ils représentent 0,5 à 3% des adénomes hypophysaires. La grossesse est extrêmement rare et à ce jour, 4 cas ont été enregistrés dans la littérature. La clinique est associée à des symptômes d'hyperthyroïdie.	Surveillance rapprochée. Compte tenu de la nature inhabituelle de ces tumeurs pendant la grossesse, il n'y a pas de gestion ni de stratégie établie pour leur traitement.

Adénomes hypophysaires cliniquement non fonctionnels	Ils ne sont pas courants pendant la grossesse, car la fertilité est souvent altérée. L'hyperplasie lactotrope est induite par l'absence d'effet inhibiteur de la dopamine. Cela se produit dans toutes les grossesses et peut provoquer la croissance de la tumeur et son enfoncement dans le chiasme optique.	Le traitement de choix consiste en agonistes dopaminergiques. La chirurgie est réservée aux cas où aucun résultat n'est obtenu avec un traitement médical ou en cas d'apoplexie tumorale.

Références bibliographiques

1. Araujo PB, Neto LV, Gadelha MR. Gestion des tumeurs hypophysaires pendant la grossesse. Cliniques d'endocrinologie et de métabolisme d'Amérique du Nord. 2015 mars; 44 (1): 181-97.
2. Nana M, Williamson C. Troubles hypophysaires et surrénaliens de la grossesse. [Mis à jour le 16 avril 2019]. Dans: Feingold KR, Anawalt B, Boyce A, et al., Editors. Endotext [Internet]. South Dartmouth (MA): MDText.com, Inc.; 2000-.

Chapitre 290. Kystes de la bourse de Rathke

Aussi connu sous le nom de kyste de Pars intermédiaire, il se compose d'une lésion kystique, intrasellaire et épithéliale, qui dérive des restes du sac de Rathke, qui constitue l'ancêtre embryonnaire de l'hypophyse.

Statistiques et épidémiologie
- ✓ La plupart des kystes se produisent de manière asymptomatique.
- ✓ C'est une maladie rare.
- ✓ Dans les séries d'autopsie, entre 12 et 33% ont été identifiés avec des glandes pituitaires normales.
- ✓ Ils sont fréquemment situés dans la sella turcica, bien qu'ils puissent être trouvés dans le sinus sphénoïde.
- ✓ Il survient généralement chez les enfants ou les jeunes adultes.
- ✓ Il prédomine chez les femmes.
- ✓ Elles représentent entre 6% et 10% des lésions symptomatiques sellaires et suprasellaires.

Étiologie et éléments physiopathologiques
Il provient de restes embryonnaires de la bourse de Rathke, situés entre la Pars distalis (lobe antérieur de l'hypophyse) et la Pars intermedia. Il se développe donc comme une lésion kystique entre le lobe antérieur et postérieur de l'hypophyse.

Contrairement aux craniopharyngiomes, les kystes de la bourse de Rathke n'envahissent pas, mais ils peuvent se dilater et provoquer une compression de masse.

Histologiquement, il est mis en évidence comme une paroi mince avec un fluide trouble et épais. Au microscope, il présente un grand épithélium cylindrique de ballonnet et de cellules ciliées. Ils peuvent être remplis de contenu huileux ou mucineux avec des cellules squameuses.

Critères diagnostiques

Clinique	- De gros kystes peuvent être associés à un hypopituitarisme. - Mal de crâne - Troubles visuels
Paraclinique	- Radiologiquement, il se présente sous la forme d'une masse kystique ou mixte. Les bords bien définis sont évidents. Il érode ou remodèle les structures voisines avec contraste et peut améliorer la périphérie du processus professionnel après l'administration de contraste. - En IRM, il apparaît comme un néoplasme kystique très brillant en T1, bien qu'il apparaisse moins brillant ou iso-intense en T2, en raison de la forte teneur en protéines et / ou en graisses.

Options de traitement et de suivi

Les kystes de Rathke asymptomatiques peuvent maintenir un traitement en attente avec un suivi par des études d'imagerie en série.

Pendant ce temps, les patients atteints de kystes symptomatiques de la bourse de Rathke sont traités par décompression chirurgicale. Généralement, un couloir transsphénoïdal est utilisé grâce à l'utilisation d'un microscope opératoire ou d'un endoscope.

L'objectif de la procédure est d'aspirer le contenu du kyste, atténuant les symptômes du patient causés par l'effet de masse du kyste. Au cours de la procédure, un échantillon de biopsie est prélevé sur la paroi du kyste pour étude.

Références bibliographiques
1. Lavin N, éditeur. Manuel d'endocrinologie et métabolisme. 4e éd. Philadelphie: Wolters Kluwer / Lippincott Williams & Wilkins Health; 2009. 837 p.
2. Ramón A Gutiérrez Alvarado, Gerardo Romo Bonilla, Fernando Pacheco. Kyste de Rathke. EvidMedInvest Health 2013; 6 (3): 95-99.

Chapitre 291. Granulomes hypophysaires

C'est un trouble caractérisé par l'infiltration de cellules immunitaires et la destruction de l'hypophyse, qui déclenche divers degrés de dysfonctionnement de l'hypophyse.

Statistiques et épidémiologie

Son incidence est de 1 cas pour 1 000 000 personnes, une maladie très rare. Il se produit à fréquence égale entre les hommes et les femmes. Le sous-type lymphocytaire est observé principalement chez la femme. Cependant, des cas chez les garçons et les hommes ont été décrits plus fréquemment.

La sarcoïdose en tant que processus granulomateux hypophysaire survient chez environ 5 à 15% des patients atteints de sarcoïdose. Le granulome à cellules géantes est également une cause rare d'hypopituitarisme.

Groupes ou facteurs de risque: Antécédents de maladie auto-immune; antécédents de maladies infiltrantes.

Étiologie et éléments physiopathologiques

Formes de maladie granulomateuse associées à une insuffisance hypophysaire

- ✓ Sarcoïdose
- ✓ Granulome à cellules géantes (affecte principalement l'hypophyse antérieure).

- ✓ Histiocytose à cellules de Langerhans (présente des cellules dendritiques anormales, caractérisées par une infiltration d'organes, généralement une infiltration hypothalamique).
- ✓ Granulomatose de Wegener (rare).
- ✓ Hypophysite à cellules géantes idiopathiques.
- ✓ Maladie de Takayasu.
- ✓ Syndrome de Cogan.
- ✓ La maladie de Crohn.

L'infiltration des cellules immunitaires peut affecter l'hypophyse postérieure, l'infundibulum et l'hypophyse antérieure. Ceci est connu sous le nom d'infundibuloneurohypophysis, bien qu'il puisse également affecter simultanément les deux connus sous le nom de panhypophysite. Souvent, dans l'hypophyse antérieure, la fonction de sécrétion des hormones est affectée.

L'infiltration lymphocytaire est surtout due aux lymphocytes T cytotoxiques, qui provoquent la destruction de l'hypophyse et le remplacement par du matériel fibreux, provoquant une fibrose. Il existe également des cellules géantes en formation granulomateuse, caractéristiques des granulomes hypophysaires.

Hémochromatose: Il s'agit d'un trouble héréditaire autosomique récessif rare qui provoque un hypopituitarisme dû à une infiltration de fer dans l'hypophyse antérieure, à la suite d'une absorption excessive de fer alimentaire entraînant une surcharge en fer.

Critères diagnostiques

Clinique	Manifestations cliniques associées aux

	troubles systémiques sous-jacents. Mal de tête. Troubles ou troubles visuels. Il peut y avoir une méningite aseptique (fièvre, nausées, maux de tête =. Symptômes associés à de multiples déficiences hypophysaires (surviennent dans environ 75% des cas). Les cellules thyréotropes et corticotropes sont les plus fréquemment touchées. Les granulomes causés par la sarcoïdose comprennent souvent le diabète insipide et l'hypopituitarisme. Cela provoque à son tour des preuves systémiques de la maladie.
Paraclinique	Imagerie par résonance magnétique: montre un élargissement symétrique de l'hypophyse avec une expansion suprasellaire. Présence d'un rehaussement uniforme après l'administration de gadolinium. Le processus de la maladie peut également provoquer une fibrose, un rétrécissement et une selle turcique vide. Les tests biochimiques peuvent montrer des taux sériques d'ACTH, de TSH et de PRL inférieurs à la normale.

Options de traitement

Le traitement peut comprendre un traitement conservateur ou une résection agressive de la masse.

L'utilisation de corticostéroïdes peut être envisagée, bien que leurs résultats soient variables, cependant, de bons résultats sont observés dans l'administration de corticostéroïdes contre la granulomatose causée par la sarcoïdose.

Il est essentiel d'établir le traitement hormonal substitutif correspondant à la déficience hypophysaire que présente le patient.

Particularités du suivi: **Après rémission, la récidive est rare.**

Références bibliographiques

1. Shlomo Melmed. La 4e édition de l'hypophyse. AcademicPress, Elsevier, 2017.
2. Shlomo Melmed, Richard J. Auchus, Allison B. Goldfine, Ronald J. Kowning, Clifford Rosen. Williams Textbook of Endocrinology 14ème édition. ELSEVIER, 2020.
3. Elgamal, ME, Mohamed, R., Fiad, T., et Elgamal, EA (2017). Hypophysite granulomateuse: maladie rare avec diagnostic difficile. Rapports de cas cliniques, 5 (7), 1147–1151. https://doi.org/10.1002/ccr3.1007

Chapitre 292. Sellar Arachnoidocele

Également connu sous le nom de syndrome de sella vide (ESS), il s'agit d'un trouble dans lequel l'espace sous-arachnoïdien se hernie dans la selle turcique, provoquant une compression et un aplatissement de l'hypophyse, ainsi qu'un étirement de la tige de l'hypophyse.

Ce terme est utilisé pour la découverte radiologique d'un «espace sellar vide» obtenu dans des images de résonance magnétique et de tomodensitométrie. Il peut être partiel lorsque moins de 50% de l'espace sellar est occupé par le liquide céphalo-rachidien (LCR) ou complet lorsque le LCR occupe plus de 50% de cet espace et que l'hypophyse a moins de 2 mm d'épaisseur.

Statistiques et épidémiologie

Il est considéré comme une entité rare, avec une incidence estimée de 5,5 à 12% dans les études d'autopsie. Chez les patients subissant une neuroimagerie, l'incidence atteint environ 12%. Des études suggèrent que dans la pratique clinique, il a une occurrence d'environ 35%.

Elle a une prédilection pour le sexe féminin, avec une proportion d'environ 4 ou 5 cas chez la femme, contre 1 cas chez l'homme, étant également plus fréquente chez les personnes obèses. Son incidence maximale se situe entre la quatrième et la sixième décennie de la vie.

Le dysfonctionnement hormonal hypophysaire est plus fréquent chez les hommes que chez les femmes atteints d'arachnoïdocèle sellar.

Groupes ou facteurs de risque:
- ✓ Antécédents chirurgicaux hypophysaires.
- ✓ Antécédents de radiothérapie à la tête.
- ✓ Obésité.
- ✓ Sexe féminin
- ✓ Apoplexie hypophysaire.
- ✓ Grossesses multiples
- ✓ Traumatisme crânien.
- ✓ Hypopituitarisme congénital.

Étiologie ou causes plus fréquentes

Syndrome de selle vide primaire (ESP): incompétence du diaphragme sellulaire et hernie du liquide céphalo-rachidien qui en résulte dans la selle turcique. Aucune cause génétique prédisposante n'a été identifiée, bien qu'il soit théorisé qu'il s'agit d'une condition présente à la naissance.
Syndrome de selle vide secondaire (SES): résultat d'un acte médical intracrânien (chirurgie, radiothérapie) ou conséquence d'un processus pathologique (hémorragie, infarctus) dans l'hypophyse.

Éléments physiopathologiques

Parmi les mécanismes proposés dans le développement de la pathologie de l'arachnoïdocèle sellaire, il y a l'incompétence ou l'absence complète du diaphragme de la sella turcica, une expansion temporaire suivie d'une régression de l'hypophyse et une hypertension intracrânienne chronique.

Les pathologies qui augmentent la pression du LCR sont liées au PSE, par exemple, les tumeurs cérébrales, la thrombose intracrânienne, l'hydrocéphalie et l'hypertension intracrânienne idiopathique. Les causes associées au développement du SES sont liées aux traitements des adénomes hypophysaires, de la régression glandulaire spontanée, de la nécrose hypophysaire post-partum et de l'hypophysite lymphocytaire.

Critères diagnostiques

Clinique	L'examen physique et les antécédents sont souvent normaux et la fonction endocrinienne est généralement intacte. Le symptôme le plus courant est le mal de tête. Une rhinorrhée spontanée du LCR ainsi que des altérations du champ visuel peuvent survenir, mais ce sont des manifestations inhabituelles. Environ 20% des cas présentent des anomalies endocriniennes et les manifestations cliniques sont liées au type de déficit manifeste.
Paraclinique	Le diagnostic est souvent posé accidentellement par des études d'imagerie. Cependant, l'ensemble de l'axe hypophysaire doit être testé. Résultats communs: Hyperprolactinémie (survient dans 10 à 17% des cas). Déficit en GH (survient entre 4 à 60% des cas). Déficit en gonadotrophine (présent dans 2 à 32% des cas).

> Un déficit en adrénocorticotropine, en hormone thyréostimulante et en hormone antidiurétique (chacun survient dans environ 1% des cas).
> Il est recommandé de réaliser toutes les études pertinentes sur les axes hypophysaires et leur fonction hormonale.
> Études d'imagerie:
> Résonance magnétique.
> Tomodensitométrie
> La présentation typique comprend le remplissage du LCR est en continuité avec les espaces sous-arachnoïdiens sus-jacents, la glande pituitaire résiduelle aplatie contre le plancher sellar de la selle turcique osseuse élargie est évidente. Le volume hypophysaire peut être évalué, généralement inférieur à 611,21 mm3.

Options de traitement

Il ne nécessite généralement pas de traitement. En cas de carence ou d'excès d'hormones, le traitement doit être personnalisé et orienté vers les caractéristiques de la présentation individuelle.

Lorsque la pression intracrânienne idiopathique est élevée, des diurétiques osmotiques ou de l'acétazolamide peuvent être recommandés.

La perte de poids peut avoir des résultats bénéfiques chez ces patients.

Les techniques neurochirurgicales peuvent être utilisées en présence de rhinorrhée et d'autres causes secondaires à l'arachnoïdocèle sellar.

Références bibliographiques

1. Chiloiro S, Giampietro A, Bianchi A, Tartaglione T, Capobianco A, Anile C, De Marinis L. Diagnostic de la maladie endocrinienne: Sella vide primaire: un examen complet. Eur. J. Endocrinol. 2017 déc; 177 (6): R275-R285.
2. Miljic D, Pekic S, Popovic V. Vide Sella. [Mis à jour le 1er octobre 2018]. Dans: Feingold KR, Anawalt B, Boyce A, et al., Editors. Endotext [Internet]. South Dartmouth (MA): MDText.com, Inc.; 2000-.

Chapitre 293. AVC de l'hypophyse

Il s'agit d'une affection ou d'un trouble dans lequel une hémorragie ou une crise cardiaque se produit dans l'hypophyse. Il survient généralement en présence d'adénomes hypophysaires préexistants. Le terme apoplexie hypophysaire fait référence à la mort subite de la glande, causée par une hémorragie ou un infarctus ischémique aigu.

Statistiques et épidémiologie

Son incidence varie de 1,5 à 27,7% des cas d'adénome hypophysaire. Les cas symptomatiques ont une incidence de 10%. L'incidence maximale du papa se situe entre 37 et 58 ans, avec un ratio hommes et femmes de 2: 1.
Lorsqu'une hémorragie intratumorale, qui ne manifeste pas de symptômes, mais qui a été détectée par des études d'imagerie, est prise en compte, l'incidence peut atteindre 26%. L'accident vasculaire cérébral des adénomes de l'hypophyse est considéré comme un événement rare estimé à une incidence annuelle de 0,2%.

Groupes ou facteurs de risque:
- ✓ Macroadénome hypophysaire.
- ✓ Tumeur hypophysaire.
- ✓ Hypertension ou hypotension.
- ✓ Opération.
- ✓ Chirurgie cardiaque.
- ✓ Consommation de drogue.
- ✓ Traumatisme crânien.

- ✓ Radiothérapie.
- ✓ Utilisation de médicaments: anticoagulants, œstrogènes.
- ✓ Principales procédures orthopédiques.
- ✓ Grossesse et accouchement.
- ✓ Dengue.
- ✓ Les infections
- ✓ Hypophysite.

Étiologie et éléments physiopathologiques

Des accidents vasculaires cérébraux hypophysaires sont fréquemment observés, souvent des adénomes hypophysaires non diagnostiqués. L'AVC survient à la suite de l'interaction d'adénomes hypophysaires, facteurs prédisposants qui déclenchent les mécanismes pathologiques énumérés ci-dessous:

L'augmentation de la pression dans les parois osseuses de la sella turcica où réside l'hypophyse, provoque les principales manifestations cliniques. Cela se produit lorsque le contenu de la selle turcique augmente soudainement en raison du sang, de l'œdème et d'une augmentation de la pression.

Les théories sur les mécanismes qui conduisent à l'ischémie et à l'hémorragie sont:

Compression de l'artère hypophysaire supérieure et de ses branches contre le diaphragme de la selle turcique, entraînant une ischémie de l'hypophyse antérieure et de la tumeur.

Compression du mince réseau capillaire hypophysaire.

Expansion rapide de la tumeur qui dépasse son apport vasculaire, entraînant une ischémie et une nécrose.

Critères diagnostiques

Manifestations cliniques
✓ Maux de tête (95%). ✓ Hypotension (collapsus cardiovasculaire) (95%). ✓ Diplopie (78%) ✓ Vomissements (70%). ✓ Défauts du champ visuel (64%). ✓ Diminution de l'acuité visuelle. (52%). ✓ Hémiplégie (rare). ✓ Méningisme (rare).

Paracliniques utiles pour établir le diagnostic

Test	Résultat attendu de l'AVC
Électrolytes sériques	Hyponatrémie
Numération globulaire complète	Anémie et thrombocytopénie.
Temps de prothrombine	Prolongé (probable)
Cortisol aléatoire	Souvent <5 ug / dL.
T4 / FSH	Faible / faible ou normal
Prolactine	Faible (moins de 1ng / dL).
Tests de champ visuel	Défaut visuel
IRM hypophysaire	Preuve d'infarctus hémorragique dans la région pituitaire. Une masse sellaire ou suprasellaire élargie qui est améliorée de manière périphérique et entoure un centre hypo-intense.
Tomodensitométrie	Masse sellaire / suprasellaire, associée à une hémorragie intralésionnelle (doit être demandée en premier en raison de sa facilité d'imagerie). Par la suite, une étude avec

| | contraste est réalisée pour délimiter la taille de la tumeur. |

Options de traitement

La thérapeutique devrait inclure une évaluation par une équipe multidisciplinaire comprenant des neurologues en soins intensifs, des neurochirurgiens, des neurohalthmologues et des endocrinologues.

Évaluation approfondie et minutieuse de l'équilibre hydro-électrolytique (assurer la stabilité hémodynamique et remplacer les corticostéroïdes).

Bolus intraveineux de corticostéroïdes 100 à 200 mg d'hydrocortisone, il doit être suivi d'une administration supplémentaire entre 50 et 100 mg toutes les 6 heures. Une perfusion continue de 2 à 4 mg par heure après le bolus initial peut également être utilisée. Tous les patients doivent recevoir des corticostéroïdes même en l'absence de crise surrénalienne.

Un retard de la chirurgie décompressive peut être envisagé, cependant, elle doit être réalisée dans un délai d'une semaine. Si les symptômes visuels s'améliorent ou se stabilisent, une prise en charge vigilante ou conservatrice peut être envisagée.

Les mesures nécessaires doivent être appliquées pour traiter l'adénome. Le traitement principal choisi consiste en une résection chirurgicale avec une approche transsphénoïdale.

Particularités du suivi:

Environ 80% des patients présentent un hypopituitarisme résiduel après une apoplexie hypophysaire. Cependant, tous les patients ne présentent pas immédiatement des signes d'hypopituitarisme. De plus, il existe un risque de repousse tumorale et d'accident vasculaire cérébral récurrent.

Par conséquent, un suivi doit être établi tous les 3 à 6 mois, y compris l'évaluation des études d'imagerie (résonance magnétique hypophysaire), jusqu'à ce que l'anatomie se stabilise. Le suivi se poursuit annuellement pendant 5 ans.

Un mois après la sortie, il est recommandé de réévaluer les études biochimiques hormonales et d'indiquer un traitement hormonal substitutif chaque fois que nécessaire.

Référence bibliographique

1. Shlomo Melmed, Richard J. Auchus, Allison B. Goldfine, Ronald J. Kowning, Clifford Rosen. Williams Textbook of Endocrinology 14ème édition. ELSEVIER, 2020.
2. Shlomo Melmed. La 4e édition de l'hypophyse. AcademicPress, Elsevier, 2017.
3. Rajasekaran, S., Vanderpump, M., Baldeweg, S., Drake, W., Reddy, N., Lanyon, M., Markey A., Plant, G., Powell, M., Sinha, S., Wass , J. Lignes directrices britanniques pour la gestion de l'apoplexie hypophysaire. ClinEndocrinol (Oxf) 2011 janvier 74 (1); 9-20. PMID 21044119

Chapitre 294. Hypophysite

C'est une maladie inflammatoire auto-immune qui survient pendant ou peu de temps après l'accouchement. Des cas ont également été rapportés après la ménopause. C'est une cause rare d'hypopituitarisme, qui peut survenir en tant que cause primaire ou idiopathique ou en tant que cause secondaire due à des lésions de la selle turcique, des maladies systémiques ou l'administration de médicaments.

Statistiques et épidémiologie

- ✓ Environ 57% des cas ont été documentés en association avec une grossesse.
- ✓ La plupart du temps, elle survient au cours du dernier mois de grossesse ou au cours des 2 premiers mois après l'accouchement.
- ✓ Au moins 15% des cas ont été identifiés chez des hommes.
- ✓ Environ 20% des patients souffrent de diabète insipide.

Groupes ou facteurs de risque: **Antécédents de maladie auto-immune**

Étiologie ou causes plus fréquentes

Hypophysite primaire	Isolé
	Associé à des maladies auto-immunes (syndrome auto-immun polyglandulaire,

	thyroïdite auto-immune, diabète sucré 1, autres).
Hypophysite secondaire	*Drogues:* Inhibiteurs de point de contrôle immunitaire. Interféron alpha. Ribavirine. *Maladie de Sellar et parasellaire* Germinome. Kyste de la fente de Rathke. Craniopharyngiome. Adénome hypophysaire. *Maladies systémiques* Granulomatose de Wegener. Sarcoïdose La maladie de Crohn. Syndrome de Takayasu. Thymome *Infections:* Tuberculose. Cytomégalovirus, virus de l'herpès. Mycose Toxoplasma gondii. Autres.

Éléments physiopathologiques

Il présente un infiltrat hypophysaire de cellules lymphocytaires et de plasmocytes, que l'on peut trouver isolément ou en association avec d'autres endocrinopathies.

Des anticorps antipituitaires circulants peuvent parfois être trouvés, en conjonction avec la présence d'un déficit isolé en hormones hypophysaires. Cela pourrait impliquer un processus auto-immun ciblant sélectivement les cellules hypophysaires.

Formes histopathologiques d'hypophysite primaire
- ✓ Hypophysite lymphocytaire.
- ✓ Hypophysite granulomateuse.
- ✓ Hypophysite xanthomateuse.
- ✓ Hypophysite plasmocytaire, liée aux IgG4.
- ✓ Hypophysite nécrosante.
- ✓ Formes mixtes.

Critères diagnostiques

Clinique	Histoire naturelle de courte durée. Présence d'atrophie secondaire des cellules adénohypophysaires avec évidence de la sella turcica vide résultante. Mal de tête. Altération du champ visuel. Clinique associée à une hyperprolactinémie. Clinique associée à un déficit en hormone hypophysaire.
Paraclinique	Hyperprolactinémie La vitesse de sédimentation des érythrocytes est généralement élevée. Imagerie par résonance magnétique: montre une masse hypophysaire indiscernable d'un adénome hypophysaire. Il existe des signes d'hypophyse de la tige suprasellaire, intrasellaire et hypophysaire. Réponse atténuée de la GH et de l'ACTH aux tests de provocation aux hormones hypothalamiques. Critères pathologiques pour le diagnostic: Iles de cellules de l'hypophyse antérieure, entourées d'infiltrats lymphocytaires diffus (lymphocytes T et lymphocytes B).

	Présence de plasmocytes dans 53% et d'éosinophiles dans 12%, il peut également y avoir des mastocytes.

Options de traitement et de suivi

S'il n'y a aucun signe de troubles du champ visuel dus à la compression et que le diagnostic a été établi de manière convaincante, le traitement chirurgical doit être interrompu et le remplacement des déficits hormonaux hypophysaires doit être instauré.

En raison de la résolution souvent spontanée de l'hypophysite, la masse inflammatoire sera surveillée dans l'expectative.

Une résection chirurgicale transsphénoïdale ou endoscopique peut être recommandée lorsqu'il existe des manifestations cliniques de compression ou qu'une confirmation du diagnostic tissulaire est nécessaire. Cependant, le tissu pituitaire viable doit être préservé en raison de la résolution spontanée fréquente.

Références bibliographiques

1. Shlomo Melmed, Richard J. Auchus, Allison B. Goldfine, Ronald J. Kowning, Clifford Rosen. Williams Textbook of Endocrinology 14ème édition. ELSEVIER, 2020.
2. Dorantes et Martinez. Clinical endocrinology 5e édition, Editorial El Manual Moderno 2016.

Chapitre 295. Chirurgie hypophysaire

Les chirurgies hypophysaires sont fréquemment indiquées pour l'excision de lésions massives qui provoquent des effets de pression centrale, y compris la correction primaire de l'hypersécrétion hormonale, la compromission visuelle, la correction primaire ou l'ablation fonctionnelle de la tumeur chez les patients qui ne répondent pas aux médicaments conventionnels.

De plus, des lésions sellaires de caractéristiques inhabituelles peuvent nécessiter une évaluation diagnostique du tissu, et une large excision est parfois nécessaire.

Description générale

Approche transsphénoïdale
Il évite l'invasion de la cavité crânienne, excluant le risque ou la nécessité de manipuler le tissu cérébral. L'hypophyse peut être clairement distinguée du tissu tumoral, car cette approche permet un champ opératoire avec une bonne visibilité et un éclairage interne. Morbidité et mortalité: risque minimal. Temps d'hospitalisation: 3 jours. Bénéfice: permet de distinguer clairement le tissu tumoral, facilitant la microdissection et l'élimination des petites tumeurs. L'approche sphénoïdale ventrale n'implique pas non plus la fosse crânienne.

Technique chirurgicale endoscopique
Il permet d'approcher la région sellar, par une approche endonasale ou une approche par la base du crâne. Les lésions sont atteintes par transposition de l'hypophyse pour atteindre la lésion. Il permet d'obtenir des résultats similaires à l'approche transsphénoïdale traditionnelle entre des mains expérimentées.
Craniotomie
Elle est indiquée lors de la découverte de rares masses suprasellaires invasives, qui s'étendent vers la fosse moyenne ou frontale, une invasion clivale postérieure étendue ou lorsqu'elle s'étend vers les nerfs optiques. La configuration en sablier (extension suprasellaire contenue par une petite ouverture diaphragmatique) nécessite souvent une approche transcrânienne.

Parfois, l'ablation des masses hypophysaires nécessite une combinaison d'une approche chirurgicale entre la chirurgie intracrânienne et transsphénoïdale.

Cependant, la technique chirurgicale de choix pour la résection de la plupart des masses hypophysaires est l'approche chirurgicale transsphénoïdale.

Chirurgie transsphénoïdale

Indications primaires
général
Compression du tractus visuel ou du système nerveux central. Exigence d'histologie tissulaire pour le diagnostic.

Récidive tumorale après une chirurgie ou une irradiation.
Décision personnelle.
Désir de grossesse immédiate avec macroadénome.
Soulagement de l'hypoparathyroïdie compressive causée par un tissu tumoral présent, résiduel ou récurrent.
Intolérance ou résistance à la thérapie médicale.
Fuite de liquide céphalo-rachidien.
Hémorragie hypophysaire.

Spécifique

Adénome sécrétant de la TSH.
Maladie de Cushing.
Acromégalie.
Prolactinome.
Syndrome de Nelson.
Macroadénome cliniquement non fonctionnel.

Effets secondaires

Transitoire

Narcolepsie
Embolie pulmonaire
Abcès local.
Diabète insipide
Méningite.
Aranoïdite.
Épistaxis.
Dommages à la paroi artérielle.
Ecchymose locale.
Perte de liquide céphalo-rachidien et rhinorrhée.
Psychose postopératoire.
Sécrétion inappropriée d'ADH.

Permanent (survient dans 10% des cas)

Perforation du septum nasal.
Occlusion vasculaire.
Diabète insipide
Lésions du système nerveux central (encéphalopathie,

hémiparésie, paralysie oculomotrice).
Perte visuelle
Sécrétion inappropriée d'ADH.
Hypopituitarisme total ou partiel.
Causes de mortalité associées à la chirurgie (survient dans 1% des interventions).
Pneumocéphalie
Fuite de liquide céphalo-rachidien.
Dommages vasculaires
Lésion hypothalamique, cerveau.
Crise d'épilepsie.
Lié à l'anesthésie.
Méningite postopératoire.
Maladie cardio-pulmonaire aiguë.

Après la procédure, les patients doivent être maintenus au repos avec le lit à un angle de 30 à 45 degrés. L'osmolalité sérique et urinaire, ainsi que les électrolytes sériques, doivent être mesurées toutes les 6 heures après l'opération.

Références bibliographiques

1. Shlomo Melmed, Richard J. Auchus, Allison B. Goldfine, Ronald J. Kowning, Clifford Rosen. Williams Textbook of Endocrinology 14ème édition. ELSEVIER, 2020.
2. Shlomo Melmed. La 4e édition de l'hypophyse. AcademicPress, Elsevier, 2017.

Chapitre 296. Radio et chimiothérapie hypophysaire

Le traitement des masses ou lésions hypophysaires utilise fréquemment des thérapies chirurgicales ou des traitements médicaux pour améliorer les symptômes de compression provoqués par le déséquilibre hormonal hypophysaire.
Cependant, la radiothérapie et la chimiothérapie hypophysaire sont généralement utilisées en complément de la thérapie chirurgicale, lorsque l'approche n'est pas possible ou en présence de masses hypophysaires rares ou malignes, entre autres.

Radiothérapie

Le principe de la radiothérapie dans le traitement des masses hypophysaires consiste à administrer des rayonnements ionisants à haute énergie aux tissus profonds, en utilisant des techniques de mégavoltage pour fournir un rayonnement nécrosant maximal dans la lésion de l'hypophyse, en évitant l'exposition aux structures normales adjacentes.
Approches fractionnelles: jusqu'à 5000 rads (50 Gy) sont administrés par fractions quotidiennes de 180 rads pendant 5 à 6 semaines.

Ils peuvent être administrés par radiochirurgie stéréotaxique ou par chirurgie robotique avec un couteau gamma au cobalt 60 ou un cyber couteau ou également avec un accélérateur linéaire.

La radiochirurgie est la technique la plus appropriée pour le traitement des lésions intrasélaires et caverneuses éloignées des nerfs optiques.

Irradiation hypophysaire

Les indications	Effets secondaires
Adénome hypophysaire (maladie de Cushing, adénome non fonctionnel, traitement adjuvant de l'acromégalie, prolactinome). Résistance à la chirurgie et aux traitements médicaux. Syndrome de Nelson. Masse sellaire non adénomateuse invasive. Récurrence de la rumeur. Récidive de l'hypersécrétion hormonale.	Hypopituitarisme. Perte visuelle Névrite optique. Nécrose cérébrale. Déficit du lobe temporal. Dysfonctionnement cognitif.

Chimiothérapie

Il est généralement utilisé comme dernière option dans le traitement des lésions hypophysaires bénignes, malignes ou métastatiques qui, malgré l'administration préalable de traitements de première intention, ne peuvent pas permettre une amélioration clinique significative.

Les indications

Traitement de récupération pour les adénomes ou carcinomes hypophysaires de type pierre qui se développent progressivement malgré de multiples efforts d'élimination par résection chirurgicale, traitement médical (agonistes de la dopamine ou analogues de la somatostatine) et radiothérapie sans obtenir une rémission complète

Agents chimiothérapeutiques les plus couramment utilisés dans le traitement de l'hypophyse

- ✓ Témozolomide.
- ✓ Lomustine.
- ✓ 5-flurouracil.
- ✓ Cisplatine
- ✓ Carboplatine
- ✓ Etoposide.

Témozolomide

Le succès est variable, cependant, actuellement le plus utilisé est le témozolomide, en raison de son taux de réponse élevé et du profil favorable de ses effets secondaires.

Dose de témozolomide: 150 à 200 mg / m2 / jour par voie orale pendant 5 jours toutes les 4 semaines.
Effets secondaires: Maladie. Constipation.

Fatigue. Tératogène. Diminution de la fertilité (azoospermie et insuffisance ovarienne prématurée). Complications potentielles (elles sont tardives et souvent permanentes). Syndrome myélodysplasique. Leucémie myéloïde.

Références bibliographiques

1. Shlomo Melmed, Richard J. Auchus, Allison B. Goldfine, Ronald J. Kowning, Clifford Rosen. Williams Textbook of Endocrinology 14ème édition. ELSEVIER, 2020.
2. Lin, AL, Sum, MW et DeAngelis, LM (2016). La chimiothérapie précoce a-t-elle un rôle à jouer dans la prise en charge des adénomes hypophysaires?. Neuro-oncologie, 18 (10), 1350–1356. https://doi.org/10.1093/neuonc/now059

Partie VIII. Conditions gonadiques

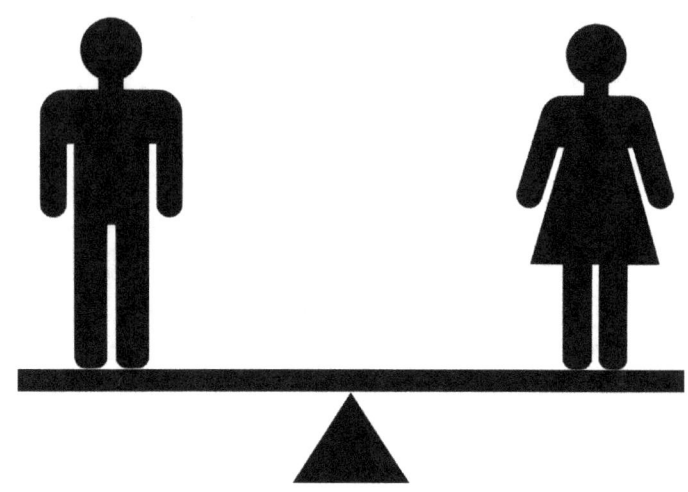

Chapitre 297. Gynécologie endocrinologique

L'hypothalamus, l'hypophyse, les ovaires et l'endomètre, grâce à des fonctions coordonnées, permettent des menstruations cycliques et prévisibles, caractéristiques de l'ovulation régulière. De plus, le bon fonctionnement des glandes endocrines, telles que les glandes surrénales et thyroïdiennes, intervient dans les fonctions gynécologiques endocrines.

La gynécologie endocrinologique englobe les connaissances approfondies associées aux fonctions et interactions entre l'hypothalamus, l'hypophyse, l'utérus et les ovaires et leur relation avec d'autres systèmes, afin qu'elle permette d'établir des diagnostics précis des troubles de la reproduction et de proposer des stratégies thérapeutiques précises.

Axe système nerveux central-hypothalamus-hypophyse-gonadique et organes cibles

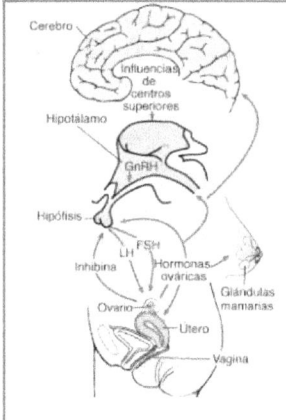

Système nerveux central:
Sécrétion pulsatile de l'hormone de libération des gonadotrophines (GnRH).
Effet de rétroaction négatif de divers facteurs (tels que les stéroïdes ovariens), régulent la sécrétion hypothalamique de GnRH dans les vaisseaux portes. La noradrénaline, la sérotonine, la dopamine et les opioïdes produits dans le cerveau peuvent intervenir dans la régulation de la libération de GnRH par les hormones ovariennes entre autres stimuli.
En réponse à la GnRH, l'hypophyse antérieure sécrète l'hormone folliculo-stimulante (FSH) et l'hormone lutéinisante (LH).
Ovaires:
La LH et la FSH favorisent l'ovulation et stimulent à leur tour la libération d'hormones sexuelles telles que l'estradiol et la progestérone par les ovaires.
L'activine et la follistatine sont produites dans l'ovaire et l'hypophyse et semblent réguler la sécrétion de FSH hypophysaire par des voies autocrines ou paracrines (non endocrines). La follistatine supprime l'action de l'activine, tandis que l'activine stimule la production de FSH.

| | Organe cible du système reproducteur (vagin, utérus, seins):
Les œstrogènes et la progestérone circulent dans la circulation sanguine presque totalement liés aux protéines plasmatiques. Cependant, les hormones sexuelles biologiquement actives sont dans leur état libre et sont celles qui stimulent l'organe cible.
L'action des hormones sexuelles est inhibitrice mais elles peuvent stimuler la sécrétion de gonadotrophines.
L'estradiol induit la croissance de l'endomètre.
La progestérone limite l'effet œstrogénique, améliorant la différenciation.
Le détachement de la couche fonctionnelle de l'endomètre fait suite au retrait des œstrogènes ou de la progestérone. |
|---|---|

Le fonctionnement normal du système reproducteur féminin dépend d'actions coordonnées qui se traduisent par des menstruations régulières tous les 24 à 35 jours. Toute condition dans l'un de ces tissus ou le dysfonctionnement d'autres systèmes qui interviennent secondaire à ces structures reproductrices, peut provoquer une anovulation et des saignements utérins irréguliers.

Fonctions reproductives

Fonctionnalités
Hypothalamus: Produit une hormone de libération de gonadotrophine.
Hypophyse antérieure: Les cellules gonadotrophes synthétisent à la fois la LH et la FSH.
Ovaire (génération d'un ovule fécondable et préparation de l'endomètre pour l'implantation): Libération périodique d'ovocytes. Production d'hormones stéroïdes, de progestérone et d'estradiol.
Endomètre: *Couche fonctionnelle:* préparé pour l'implantation d'un blastocyste. C'est le site de prolifération, de sécrétion et de dégénérescence. *Couche basale:* fournit un endomètre régénérateur après une perte de fonction menstruelle.

Références bibliographiques

1. Shlomo Melmed, Richard J. Auchus, Allison B. Goldfine, Ronald J. Kowning, Clifford Rosen. Williams Textbook of Endocrinology 14ème édition. ELSEVIER, 2020.

Chapitre 298. Les ovaires

Les ovaires sont une paire d'organes endocriniens situés par voie intrapéritonéale, généralement dans les quadrants abdominaux inférieur, gauche et droit, respectivement. Elles constituent les gonades femelles, qui jouent un rôle fondamental dans la reproduction et la production hormonale.

Embryologie

Les ovaires proviennent du mésoderme intermédiaire. Ils sont différenciés dans la moelle épinière et ont une couche d'épithélium germinal à la surface.

L'endoderme dorsal du sac vitellin est responsable de la production de cellules précurseurs d'œufs immatures, celles-ci migreront vers l'intestin postérieur puis vers la crête gonadique qui se formera à la semaine 4 de la gestation. Au cours de ce processus, l'ovaire s'appelle l'oogonie, qui continuera à mûrir à l'intérieur de la couche de tissu conjonctif jusqu'à ce qu'il devienne des cellules de la granulosa.

Une fois que le follicule atteint deux couches de cellules de la granulosa, une autre couche morphologiquement distincte des cellules somatiques, les cellules de la thèque, se différencie du stroma ovarien.

Les ovaires descendront au cours du développement embryonnaire pour se localiser dans leur emplacement abdominal. Le ligament ovarien approprié provient du reste du gouvernement.

Anatomie

Description
Ce sont des corps ovales d'une longueur de 2 à 5 cm et d'une largeur de 1,5 cm. Ils ont une épaisseur de 0,5 à 1,5 cm.
Ils sont situés près de la paroi pelvienne postérieure et latérale, attachés à la surface postérieure par le ligament large à travers le pli péritonéal (mésovarien). Sa relation postérieure est l'uretère et l'artère iliaque interne, tandis que sa relation antérieure est le ligament ombilical médial.
Structure ovarienne:
Cortex externe: contient les follicules et l'épithélium germinal superficiel.
Médulle central: se compose d'un stroma et d'un hile autour de la zone où l'ovaire rencontre le mésovarium.

Irrigation	Système de canalisation	Innervation
Artère ovarienne (provenant de l'aorte abdominale) Artère utérine.	*Drainage veineux:* Veine ovarienne gauche (se draine dans la veine rénale gauche). Veine ovarienne droite (se draine dans la veine cave inférieure). *Drainage lymphatique:* Ganglions lymphatiques para-	*Innervation sympathique*: Plexus ovarien (origine du plexus rénal). Nerf ovarien supérieur. *Innervation pour sympathique:* Plexus utérin (provient des nerfs splanchniques pelviens).

| | aortiques | |

Histologie et physiologie ovariennes

La partie la plus externe est appelée la tunique albuginée, recouverte seulement d'une couche d'épithélium cuboïde superficiel connu sous le nom d'épithélium germinal. De leur côté, les ovocytes sont enfermés dans des complexes appelés follicules, qui se trouvent dans la partie interne du cortex localisés sous forme d'incrustations dans le stroma.

Au cours de chaque cycle, un follicule dominant est recruté pour l'ovulation, ce follicule préovulatoire devient un corps jaune après l'ovulation. En l'absence de grossesse, le corps jaune régresse pour se transformer en corps albicans.

Le tissu stromal est composé de tissu conjonctif et de cellules interstitielles, qui sont dérivés de cellules mésenchymateuses, on suppose que celles-ci ont la capacité de répondre à la LH ou à l'hCG avec la production d'androstènedione. Le segment médullaire et central de l'ovaire provient principalement de cellules mésonéphriques.

Follicule

Le follicule est considéré comme l'unité fonctionnelle clé des ovaires, en relation avec le développement des cellules germinales, ainsi que la production de stéroïdes. Il faut environ 85 jours pour atteindre l'état pré-ovulatoire, mais le temps moyen pour que le follicule sélectionné se développe jusqu'au point d'ovulation est de 10 à 14 jours.

Si un follicule n'est pas recruté, un processus appelé atrésie se produit dans lequel les cellules de l'ovocyte et de la granulosa dans la lame basale meurent et sont remplacées par du tissu fibrotique.

Ovulation

- ✓ Augmentation du taux d'estradiol circulant à l'approche du milieu du cycle.
- ✓ La LH et la FSH sont alors augmentées dans une moindre mesure, déclenchant l'ovulation du follicule dominant.
- ✓ Dans chaque cycle menstruel, un follicule ovule et donne naissance à un corps jaune.
- ✓ La LH (ou son substitut hCG), est essentielle pour stimuler la rupture du follicule mature.
- ✓ Une hypertrophie folliculaire rapide se produit suivie d'un renflement du follicule à partir de la surface du cortex de l'ovaire.
- ✓ L'élargissement est suivi de la rupture du follicule, ainsi que de l'extrusion d'un complexe œuf-cumulus dans la cavité péritonéale.
- ✓ L'ovulation se produit entre 34 et 36 heures après le début de la poussée de LH.
- ✓ Après l'ovulation, le follicule dominant se réorganise pour devenir le corps jaune.

Références bibliographiques

1. Shlomo Melmed, Richard J. Auchus, Allison B. Goldfine, Ronald J. Kowning, Clifford Rosen. Williams Textbook of Endocrinology 14ème édition. ELSEVIER, 2020.

2. Li YY, Guo L, Li H, Li J, Dong F, Yi ZY, Ouyang YC, Hou Y, Wang ZB, Sun QY, Lu SS, Han Z. NEK5 régule la progression du cycle cellulaire pendant la maturation des ovocytes de souris et le développement embryonnaire préimplantatoire. Mol. Jouer Dev.2019 Septembre; 86 (9): 1189-1198.

Chapitre 299. Trouble du développement sexuel

Les troubles du développement sexuel, également appelés dysgénésie sexuelle, sont les conditions dans lesquelles le sexe chromosomique, gonadique ou anatomique présente des caractéristiques atypiques. C'est un trouble du développement sexuel et peut être le résultat d'un large éventail de pathologies, et nécessite donc une équipe multidisciplinaire avec une expérience dans ces types de pathologies, où l'endocrinologue joue un rôle clé.

Statistiques ou épidémiologie

Au cours de la période néonatale, environ 1 naissance vivante sur 4500 a des organes génitaux atypiques. L'étiologie la plus courante est l'hyperplasie congénitale des surrénales, suivie de l'insensibilité aux androgènes et de la dysgénésie gonadique mixte.

Le syndrome de Klinefelter survient chez 1 homme sur 500 ou 1 homme sur 1000 nés vivants. Le syndrome de Turner survient chez 1 femme vivante sur 2500.

Facteurs de risque:
- ✓ Exposition maternelle aux androgènes pendant la grossesse.
- ✓ Exposition aux contraceptifs pendant la grossesse.
- ✓ Exposition maternelle au soja.
- ✓ Consanguinité entre parents.
- ✓ Antécédents de décès néonatals antérieurs.

✓ Antécédents familiaux (frères et sœurs) avec aménorrhée primaire et caryotype XY.

Étiologie et éléments physiopathologiques

Le développement sexuel des mammifères se produit en deux étapes séquentielles:

Détermination du sexe (phase initiale):
Guidé par des compléments sexuels hérités au moment de la conception.

Différenciation sexuelle:

Caractérisé par la sécrétion hormonale et d'autres facteurs par la gonade différenciée, qui guident le développement génital et la maturation (externe et interne). La sécrétion de testostérone associée au facteur anti-mullérien par les cellules de Leydig et de Sertoli, stimule le développement des organes internes mâles et la régression réciproque des organes sexuels féminins. Au contraire, l'absence de ces hormones conduit au développement des organes sexuels féminins.

Il existe un large éventail de gènes impliqués dans l'orchestration de la détermination et de la différenciation sexuelles. La mutation de l'un des facteurs génétiques impliqués dans le développement sexuel pourrait conduire à des organes génitaux atypiques.

Vue d'ensemble des facteurs génétiques les plus pertinents dans le développement sexuel

Gen	Description
Gén SRY	C'est le principal régulateur de la différenciation sexuelle masculine. L'expression provoque la traduction de la protéine SRY impliquée dans le développement testiculaire.
Gen SOX9	Son expression suit le gène SRY. Il est responsable de la différenciation des cellules de Sertoli.
Gén DHH	Il est impliqué dans la différenciation testiculaire.
DAX / NROB1	Il est considéré comme un facteur anti-testiculaire régulé positivement dans l'ovaire.
Génération WT1	Il code un facteur de transcription impliqué dans le développement des reins et des gonades. La mutation de ce gène provoque des syndromes congénitaux qui impliquent un développement génito-urinaire anormal.
Wnt4 et Wnt 7a	Wnt4 provoque la suppression de la différenciation sexuelle masculine et de la production ovarienne d'androgènes.

La perte de gènes impliqués dans le développement sexuel masculin pourrait entraîner un homme avec des caractéristiques sous-virilisées ou 46 XY avec un phénotype féminin.

Les organes génitaux externes mâles ont besoin de la présence de dihydrotestostérone pour que le phénotype normal se développe correctement, par conséquent, une résistance ou une carence à cette hormone entraîne des organes génitaux sous-virilisés.

En revanche, l'exposition des organes génitaux féminins à un excès d'androgènes (dû à une production endogène ou à une administration exogène), provoque la virilisation des organes génitaux féminins.

Au cours du développement précoce du fœtus, un angle de développement commun est partagé chez les hommes et les femmes jusqu'à la semaine 7 de développement, après quoi différentes voies génétiques suivent.
L'héritage du chromosome 46 XY conduit à l'expression du gène SRY trouvé sur le chromosome Y.

Interrupteur de commande pour le développement sexuel masculin.
Son apparition provoque le déclenchement d'effets importants, qui se traduisent par la formation de gonades mâles.
Les mutations de ce gène conduisent à une dysgénésie gonadique de 46 XY. Sa translocation et son expression chez les individus avec 46 XX, se traduit par des organes génitaux masculins ou atypiques.
Le gène SOX9 est le deuxième gène le plus important dans la détermination sexuelle masculine. Sa mutation provoque une dysplasie campomélique autosomique dominante, se manifestant par des organes génitaux externes atypiques ou féminins. La duplication de ce gène conduit à des organes génitaux masculins ou atypiques chez un bébé 46 XX.

Critères diagnostiques

Histoire clinique
Description des facteurs d'exposition maternelle aux androgènes (Danazol et autres), au cours de la grossesse en cours.
Antécédents maternels de virilisation pendant la grossesse.

Preuve des facteurs de risque.

Examen clinique

Il doit être effectué avec le patient en décubitus dorsal dans une position de jambe de grenouille.

Faites une évaluation minutieuse et détaillée

La taille du pénis ou du clitoris, le nombre d'orifices périnéaux, la présence de testicules dans la région labiale ou inguinale doivent être documentés.

La longueur moyenne du pénis étiré chez un nouveau-né à terme est de 2,8 à 4,2 cm. Alors que la longueur moyenne du clitoris chez les filles à terme varie de 3,3 à 6,5 mm (> 9 mm est défini comme clitoromégalie).

Caractéristiques cliniques des troubles des chromosomes sexuels liés au développement sexuel

État	Caryotype	Gonade	Organes génitaux internes	Caractéristiques	
syndrome de Klinefelter	47, XXY et variantes	Testicules hyalinisés	Pas d'utérus	Petits testicules. Azoospermie. Hypoandrogénémie. Grande taille avec une longueur de jambe plus longue. Retard de langue. Obésité. Difficulté d'apprentissage Tumeurs du sein Tolérance au glucose altérée. Varices	
syndrome de Turner	45, X et variantes	Stries de gonades ou ovaire immature.	Utérus	*Enfance:* Bouclier poitrine. Col en tricot. Malformatio	*Âge adulte:* Insuffisance pubertaire. Hypertension. Aménorrhée primaire.

				ns cardiaques Coarctation de l'aorte. Petite taille. Anomalies rénales et urinaires. Ulna vaut la peine. Ongles hypoplasiques. Scoliose. Otite moyenne et perte auditive. Ptose et amblyopie. Nevus. Troubles d'apprentissage visuospatiaux. Maladie thyroïdienne auto-immune.	Dilatation et dissection de la racine aortique. Perte auditive neurosensorielle. Cancer du côlon. Maladie thyroïdienne Risque accru de MCV. Diabète sucré et intolérance au glucose. Ostéoporose. Maladie inflammatoire de l'intestin
Dysgénésie gonadique mixte	45, X / 46, XY et variantes	Testicule ou gonade dysgénétique	Variable	Risque accru de tumeurs gonadiques. Des caractéristiques du syndrome de Turner peuvent être présentes. Petite taille.	
Trouble ovotesticulaire du développement sexuel	46, XX / 46, chimérisme XY	Testicule, ovaire ou ovotestis	Variable	Risque accru de développer des tumeurs gonadiques (probable).	

Tableau 253 - 1. Caractéristiques du DSD. Source: Williams Textbook of Endocrinology 14ème édition. Elsevier, 2020 (modifié).

Paraclinique
- ✓ Caryotype (généralement réalisé dans les leucocytes périphériques).
- ✓ Hybridation fluorescente in situ (FISH) pour le gène SRY.
- ✓ Mesure de 17 Hydroxyprogestérone.
- ✓ Mesure de la déhydroépiandrostérone.
- ✓ Mesure de la 17-hydroxypregnénolone.
- ✓ Mesure du 11-désoxycortisol.
- ✓ Analyse de testostérone après stimulation.
- ✓ Mesure de la gonadotrophine.
- ✓ Les études d'imagerie (échographie et résonance magnétique), permettent de délimiter l'anatomie et de visualiser les gonades, l'utérus et le vagin.
- ✓ La vaginoscopie peut être envisagée lorsqu'il est nécessaire de préciser l'anatomie vaginale.

Options de traitement

Le traitement comprend diverses stratégies axées sur:

Stabilisation initiale.
Évaluer l'hyperplasie congénitale des surrénales, qui peut se présenter comme une crise de gaspillage de sel potentiellement mortelle.

Diagnostic et décisions précis sur le sexe parental.
Retarder le diagnostic lorsqu'il n'y a pas de preuve claire du trouble. Référer le cas à un centre expérimenté dans la prise en charge des troubles du développement sexuel si nécessaire.
L'attribution du genre comprend trois considérations:

Capacité fonctionnelle et anatomique des organes génitaux (taille et potentiel de fertilité).
Causes des organes génitaux ambigus.
Valeurs et souhaits de la famille.

Planification d'une intervention chirurgicale et d'un traitement hormonal.
Selon le trouble causal des organes génitaux atypiques, une thérapie chirurgicale et hormonale est effectuée, en tenant également compte de la décision sur le sexe parental. Ils seront traités dans le chapitre correspondant.
Tous les patients et parents devraient recevoir un soutien psychosocial et une éducation associée au trouble du développement sexuel.

Particularités du suivi
Le suivi est à long terme et nécessite les conseils d'un endocrinologue pédiatrique pendant l'enfance et l'adolescence et d'un endocrinologue adulte lors de la transition vers l'âge adulte.
Le trouble a un bon pronostic, bien qu'il soit associé à une morbidité psychosociale considérable.

Références bibliographiques

1. Shlomo Melmed, Richard J. Auchus, Allison B. Goldfine, Ronald J. Kowning, Clifford Rosen. Williams Textbook of Endocrinology 14ème édition. ELSEVIER, 2020.
2. Lavin N, éditeur. Manuel d'endocrinologie et métabolisme. 4e éd. Philadelphie: Wolters Kluwer / Lippincott Williams & Wilkins Health; 2009. 837 p.

3. Lee PA, Houk CP, Ahmed SF, Hughes IA., Conférence internationale de consensus sur l'intersexe organisée par la Lawson Wilkins Pediatric Endocrine Society et la European Society for Pediatric Endocrinology. Déclaration de consensus sur la prise en charge des troubles intersexes. Conférence internationale de consensus sur les intersexes. Pédiatrie. 2006 août; 118 (2): e488-500.

Chapitre 300. Puberté normale

La puberté concerne le stade de la vie qui, par des changements physiologiques et psychologiques dramatiques, conduit à l'âge adulte. Cliniquement, l'apparition de la puberté est estimée, lorsque des caractères sexuels secondaires apparaissent, notamment les seins, chez la femme et chez l'homme, une hypertrophie testiculaire, ainsi que la croissance des poils pubiens et axillaires chez les deux sexes.

Caractéristiques cliniques de la puberté normale

Étapes de Tanner

Escalader	Féminin (Développement mammaire)	Homme (Organes génitaux externes)	Poils pubiens (identiques chez les hommes et les femmes)
Étape 1	Le tissu glandulaire mammaire n'est pas palpable	Volume testiculaire inférieur à 4 ml ou longueur d'axe inférieure à 2,5 cm.	Sans cheveux
Étape 2	Bourgeon mammaire palpable sous l'aréole.	4 à 8 ml ou 2,5 à 3,3 cm de long.	*Hommes:* De longs poils duveteux peuvent apparaître

		Premier signe pubertaire féminin.	Premier signe pubertaire chez les mâles.	dans les mois suivant la croissance des testicules. *Femmes:* poils pubiens longs et duveteux. Près des lèvres
Étape 3		Tissu mammaire palpable à l'extérieur de l'aréole. aucune preuve de développement aréolaire.	Volume testiculaire entre 9 à 12 ml ou 3,4 à 4 cm de long.	Preuve de poils terminaux clairsemés. Augmente la quantité et la pigmentation des cheveux.
Étape 4		Aréole surélevée au-dessus du contour de la poitrine, formant l'aspect "double pelle".	Volume testiculaire entre 15 et 20 ml ou longueur entre 4,1 et 4,5 cm.	Poils terminaux, qui remplissent tout le triangle qui couvre la région pubienne.
Étape 5		Le monticule aréolaire recule vers le contour d'un sinus. L'hyperpigmentation de l'aréole, le développement des papilles et la saillie du mamelon sont évidents.	Volume testiculaire supérieur à 20 ml ou 4,5 cm de long.	Poil terminal, qui s'étend au-delà du pli inguinal jusqu'aux cuisses.

Âges moyens

En moyenne, la fourchette de développement de la puberté normale se situe entre 8 et 13,5 ans. Les filles afro-descendantes peuvent voir le développement des caractéristiques sexuelles féminines, vers l'âge de 8 à 9 ans.

Chez les filles caucasiennes, l'âge d'apparition peut être de 7 ans en moyenne, mais chez les filles afro-descendantes, il peut commencer vers 6 ans.

L'utérus atteint l'âge de 16 ans.

La ménarche survient chez la plupart des filles au stade 4, un à 3 ans après la larche.

Le développement des poils des aisselles et des poils du visage (hommes) se produit souvent au stade 4.

La plupart des mâles atteignent leur taux de croissance maximal au stade 5.

L'acné, les poils des aisselles et les odeurs corporelles surviennent au début de la puberté.

Aspects endocriniens de la puberté normale

Les neurones GnRH sont le principal élément constitutif de l'apparition de la puberté.

La puberté commence par une sécrétion pulsatile de GnRH.

On sait actuellement que les gènes KISS1 et neurokinine B sont associés à la régulation de la libération de GnRH.

Une fois que les niveaux de GnRH sont augmentés, la LH et la FSH augmentent dans l'hypophyse antérieure.

Le début de la puberté est précédé d'une augmentation des taux d'androgènes sécrétés par les glandes surrénales.

L'initiation de la production de DHEA et DHEA-S conduit à l'adrénochémie.

Au cours de ce processus, les androgènes surrénaliens sont augmentés, tandis que le cortisol reste stable.

La croissance linéaire observée à la puberté est due à l'augmentation pulsatile de la sécrétion d'hormone de croissance.

Une augmentation du facteur 1 analogue à l'insuline est également présente.

Références bibliographiques

1. Shlomo Melmed, Richard J. Auchus, Allison B. Goldfine, Ronald J. Kowning, Clifford Rosen. Williams Textbook of Endocrinology 14ème édition. ELSEVIER, 2020.
2. Beccuti G, Ghizzoni L. Puberté normale et anormale. [Mis à jour le 8 août 2015]. Dans: Feingold KR, Anawalt B, Boyce A, et al., Editors. Endotext [Internet]. South Dartmouth (MA): MDText.com, Inc.; 2000

Chapitre 301. La hiérarchie précoce

La hiérarchie précoce est la croissance unilatérale ou bilatérale des glandes mammaires féminines, avant l'âge de 8 ans et en l'absence d'autres signes pubiens tels que les poils pubiens, une croissance accélérée ou un âge osseux significativement avancé.

Statistiques et épidémiologie

Il est considéré comme le trouble le plus courant associé à la puberté. Son incidence varie de 1,6 à 8,9%. Environ 10% des filles atteintes de la maladie précoce progressent vers une véritable puberté précoce.

Étiologie et éléments physiopathologiques

Thelarchie néonatale «intumescence mammaire»	Thelarchie non néonatale
Il survient à la suite du transfert d'hormones maternelles pendant la grossesse. Elle peut s'accompagner d'une sécrétion de lait qui disparaît au bout de 2	La plupart surviennent avant l'âge de 2 ans, bien qu'un deuxième groupe puisse survenir entre 6 et 8 ans. Les éléments physiopathologiques et étiologiques ne sont actuellement pas clairs, bien que différentes hypothèses aient été émises: Activation partielle et transitoire de l'axe hypothalamo-hypophyso-gonadique avec sécrétion excessive d'hormone folliculo-stimulante.

semaines, chez les mâles et chez les filles, persiste plusieurs mois.	Obésité. Présence de perturbateurs endocriniens (phytoestrogènes). Augmentation de la sensibilité du tissu mammaire à l'estradiol. Augmentation de la production d'œstrogènes à partir de précurseurs d'origine surrénalienne. Sécrétion transitoire d'estradiol à partir d'un kyste ovarien.

Critères diagnostiques

Clinique	Le diagnostic est fondamentalement clinique. Prenez des antécédents médicaux détaillés ainsi qu'un examen physique complet. Évaluer le taux de croissance, il est généralement normal chez ces patients. L'âge osseux n'est pas avancé. Notez l'âge d'apparition du bouton du sein et décrivez les détails de la croissance (changements unilatéraux ou bilatéraux, évolutionnaires de la taille et de la consistance du sein, entre autres). Interrogez le représentant de l'enfant sur une exposition possible à des médicaments tels que la cimétidine, des contraceptifs ou des phytoestrogènes tels que le lait de soja et ses dérivés. Prenez une mesure anthropométrique appropriée. Vérifiez les poils des aisselles ou du pubis. *Résultats:* Courbe de croissance normale. Absence de signes pubertaires.

	Aréole rose.
	Muqueuse génitale correspondant à la muqueuse prépubère.
	Différence entre l'âge osseux et chronologique inférieur à 1 an.
Paraclinique	La valeur de la gonadotrophine et le test LH-RH correspondent à ceux prépubères.
	L'échographie pelvienne peut évaluer la présence de kystes ovariens.
	Radiographie du carpe.

Options de traitement et de suivi

Le comportement chez les filles présentant une hiérarchie précoce est la surveillance et l'observation périodique. Un suivi doit être effectué tous les 4 à 6 mois afin d'exclure toute progression vers une pubarche précoce nécessitant des études ou un traitement spécifique.

Envisager d'explorer les causes sous-jacentes de la maladie précoce persistante après 2 ans ou avec un bronzage mammaire supérieur à III.

Références bibliographiques.

1. Khokhar A, Mojica A. Prématuré Le larche. Pediatric Ann. 1 janvier 2018; 47 (1): e12-e15. doi: 10.3928 / 19382359-20171214-01. PMID: 29323691.
2. Martínez-Aedo Ollero MJ, Godoy Molina E. Puberté précoce et variantes de la normalité. Protocole de diagnostic pediatr. 2019; 1: 239-52.ISSN 2171-8172.

Chapitre 302. Adrénarche précoce

C'est le terme utilisé pour l'augmentation de la maturation de la production d'androgènes surrénaliens, qui peut être visualisée biochimiquement comme une augmentation de la sécrétion de précurseurs des androgènes surrénaliens, en particulier la déhydroépiandrostérone (DHEA) et son sulfate (DHEAS). Cliniquement, il survient chez les filles et les garçons, entraînant le développement de poils pubiens et axillaires et une odeur corporelle apocrine chez les adultes.

Statistiques et épidémiologie

Elle peut survenir chez les garçons et les filles avant 8 à 9 ans. C'est la cause la plus fréquente de puberté précoce.

Groupes ou facteurs de risque:
- ✓ Obésité.
- ✓ Syndrome des ovaires polykystiques.
- ✓ Syndrome métabolique.
- ✓ Résistance à l'insuline
- ✓ Antécédents d'insuffisance pondérale à la naissance.
- ✓ Petit pour l'âge gestationnel.

Étiologie et éléments physiopathologiques

L'adrénochémie prématurée est considérée comme une variante de l'adrénochémie normale. Cependant, il est associé à un risque modérément accru de syndrome des ovaires polykystiques, de résistance à l'insuline et de syndrome métabolique à l'âge adulte.

Actuellement, il a été associé à une histoire de petite taille pour l'âge gestationnel et de faible poids à la naissance.

Jalons de développement

Après la naissance, un remodelage du cortex surrénal se produit, qui commence à se composer de bandes continues de cellules de la zona glomerulosa et du fasciculata. Des îlots de cellules réticulaires apparaissent vers l'âge de 3 ans, et fusionnent finalement à 6 ou 8 ans, là où commence l'adrénochémie biochimique. Ce processus continue de s'étendre de l'adrénoche au début de l'adolescence, dont le pic survient vers 13 ans.

Au début de l'adrénochémie, une maturation précoce du cortex surrénalien se produit avec une adrénochémie biochimique entre environ 5 à 6 ans.

Considérations pour le diagnostic différentiel associé aux causes de la puberté précoce

Adrénochémie prématurée idiopathique (constitutionnelle)
Hyperplasie surrénale congénitale
21 déficit en hydroxylase.
Déficit en 11 bêta-hydroxylase.
Déficit en 3 bêta-hydroxystéroïde déshydrogénase.
Maladie de Cushing.
Résistance aux glucocorticoïdes (mutations inactivant les récepteurs des glucocorticoïdes).
Déficit apparent en cortisone réductase (causé par l'inactivation de l'hexose-6-phosphate déshydrogénase).
Déficit apparent en DHEA sulfotransférase dû à une inactivation génétique causée par la mutation PAPSS2.

Excès d'androgènes exogènes, endogènes ou autonomes. Traitement exogène à la testostérone.	

Critères diagnostiques

Clinique	Commencez avant 8 ou 9 ans. Apparence de poils pubiens. Apparence de poils sous les aisselles. Odeur corporelle adulte. Acné ou comédons. Cheveux gras. Augmentation modérée du taux de croissance et de l'âge du squelette (cohérence entre l'âge osseux et l'âge chronologique). Ils ont tendance à être plus grands (par rapport à leurs pairs). Surpoids (fréquent).
Paraclinique	Le diagnostic exige que d'autres causes soient exclues, par exemple, un excès d'androgènes. Mesure du niveau de DHEA. Niveau DHEAS. Taux d'insuline sérique (généralement hyperinsulinémie). Échographie pelvienne (résultats prépubères). Testostérone (parfois légèrement élevée). Panneau métabolique.

Options de traitement et de suivi

Cette condition est considérée comme bénigne, cependant, des études de suivi doivent être menées, en particulier chez les enfants présentant des facteurs de risque tels que l'obésité. Des consultations de suivi doivent être menées à long terme pour clarifier les causes des changements métaboliques détectés chez ces patients et pour indiquer précocement les mesures préventives et le contrôle du poids corporel.

Références bibliographiques

1. Oberfield, Sharon E et coll. "Approche de la fille avec une chaise tofpubi précoce." Le Journal de l'endocrinologie clinique et du métabolisme vol. 96,6 (2011): 1610-22. doi: 10.1210 / jc.2011-0225.
2. Martínez-Aedo Ollero MJ, Godoy Molina E. Puberté précoce et variantes de la normalité. Protocdiagn ter pediatr. 2019; 1: 239-52. ISSN 2171-8172.
3. Utriainen P, Laakso S, Liimatta J, Jääskeläinen J, Voutilainen R. Adrénarche prématurée - une condition courante avec une présentation variable. Horm Res Paediatr. 2015; 83 (4): 221-31. doi: 10.1159 / 000369458. Publication en ligne du 7 février 2015. PMID: 25676474.

Chapitre 303. Gynécomastie pubère

Il s'agit d'une affection bénigne qui survient chez l'homme au stade pubertaire, caractérisée par la prolifération des éléments glandulaires du sein, et qui se traduit par une hypertrophie concentrique d'un ou des deux seins.

Statistiques et épidémiologie

La gynécomastie survient chez environ 30% des hommes. C'est une condition auto-limitée chez 75 à 90% des adolescents affectés. Il a une régression spontanée en 1 à 3 ans. La gynécomastie pathologique est rare chez les adolescents.

Facteurs de risque: Antécédents familiaux de gynécomastie pubertaire.

Étiologie et éléments biologiques

Les niveaux d'E2 augmentent plus rapidement que la testostérone au début de la puberté, entraînant une augmentation du rapport œstrogène / androgène. Il en résulte un déséquilibre relatif et transitoire entre les hormones sexuelles, conduisant à une gynécomastie.

La plupart des cas d'hommes atteints de gynécomastie pubertaire présentent une hypertrophie auto-limitée qui régresse de manière concomitante avec la progression de la puberté et l'augmentation des taux de testostérone.

Pour cette raison, cette condition ne nécessite un traitement que dans un petit groupe de sujets, qui ont une gynécomastie persistante malgré avoir passé le temps habituel pour sa régression.

Types histologiques de gynécomastie

Floride	Fibreux	Intermédiaire
Caractérisé par une hyperplasie et une prolifération ducales. Avec stroma lâche et œdémateux.	Il contient plus de fibrose stromale et moins de canaux.	Il présente les caractéristiques des deux précédents.

Critères diagnostiques

Clinique	Les antécédents médicaux et l'examen physique constituent les éléments les plus pertinents de l'évaluation chez un patient atteint de gynécomastie pubertaire. Au cours de la gynécomastie (seins hypertrophiés chez l'homme), elle peut survenir simultanément: Mastalgie. Saignement ou écoulement du mamelon. L'examen physique doit évaluer: Changement de voix. Augmentation de la hauteur. Taille testiculaire. Développement des poils du corps et du visage. Taille et développement du pénis. Augmentation de la masse musculaire.

	Recherche de masses testiculaires. Le diagnostic est fondamentalement clinique, cependant, la présence de gynécomastie chez les hommes prépubères justifie des investigations complémentaires pour détecter les endocrinopathies.
Paraclinique	En cas de suspicion d'endocrinopathies, les études de laboratoire pertinentes sont: Niveau sérique de l'hormone lutéinisante. Taux sériques de testostérone et d'estradiol. Niveau d'hormone folliculo-stimulante. Prolactine sérique. Déhydroépiandrostérone. Gonadotrophine chorionique humaine.

Options de traitement

L'observation et le réconfort sont considérés comme le traitement le plus sûr et le plus raisonnable. Cependant, considérez les aspects psychologiques et émotionnels associés à la gynécomastie. Le traitement est indiqué dans les gynécomasties qui ne régressent pas dans le temps.

Traitement médical: indiqué pour corriger le déséquilibre hormonal. Les stratégies peuvent être:
- ✓ Bloquez les effets des œstrogènes sur le sein (par le raloxifène, le tamoxifène ou le clomifène).
- ✓ Administrer des androgènes (via le danazol).
- ✓ Inhiber la production d'œstrogènes (testolactone ou anastrozole).

Traitement chirurgical: indiqué chez les patientes non obèses présentant une augmentation mammaire persistante sans régression pendant une période d'observation de 12 mois, ou avec une douleur ou une sensibilité des seins non soulagée par des médicaments ou un inconfort psychosocial important. Voir le chapitre 297.

Références bibliographiques

1. Lemaine, V., Cayci, C., Simmons, PS et Petty, P. (2013). Gynécomastie chez les adolescents de sexe masculin. Séminaires de chirurgie plastique, 27 (1), 56–61.https://doi.org/10.1055/s-0033-1347166
2. Soliman AT, De Sanctis V, Yassin M. Gestion de la gynécomastie chez les adolescents: une mise à jour. Acta Biomed. 23 août 2017; 88 (2): 204-213. doi: 10.23750 / abm.v88i2.6665. PMID: 28845839; PMCID: PMC6166145.

Chapitre 304. Puberté précoce

La puberté précoce a traditionnellement été définie comme le développement de caractères sexuels secondaires avant l'âge de 8 ans chez les filles et avant l'âge de 9 ans chez les garçons.

Terminologie associée:
- ✓ Thelarche: développement du sein (réponse œstrogénique).
- ✓ Pubarche: développement des poils pubiens (réponse androgénique).
- ✓ Adrenoche: initiation de la production d'androgènes surrénaliens, qui contribue à la pubarche

Statistiques et épidémiologie

Il existe actuellement peu d'études décrivant les tendances et la prévalence associées à la puberté précoce. On estime qu'environ 0,2% des femmes ont une forme de puberté précoce, tandis que les hommes en ont environ 0,05%.

La cause principale est d'origine idiopathique. Elle survient principalement chez les filles dans environ 20 à 23 cas pour 10 000 filles, par opposition aux garçons, où 5 cas se produisent pour 10 000 garçons.

En Espagne, on estime que l'incidence annuelle se situe entre 0,02 et 1,07 cas pour 100 000 personnes. Les incidences et la prévalence peuvent varier en fonction de la population, cependant, il existe une prédominance des cas féminins.

Groupes ou facteurs de risque:
- ✓ Exposition aux androgènes ou aux œstrogènes.
- ✓ Anomalies du développement fœtal.
- ✓ Antécédents familiaux de puberté précoce.
- ✓ Antécédents de traumatisme crânien.
- ✓ Néoplasmes intracrâniens.
- ✓ Irradiation du crâne.

Étiologie et éléments physiopathologiques

Puberté précoce centrale (activation prématurée ou dépendante de la GnRH du générateur d'impulsions GnRH hypothalamique)
Représente le vrai développement pubertaire ou la précocité isosexuelle complète. Elle peut être diagnostiquée en présence de toute manifestation de maturation sexuelle chez les filles caucasiennes de moins de 7 ans et chez les filles afro-descendantes de moins de 6 ans (limites d'âge actuellement controversées).
Puberté précoce idiopathique.   Tumeurs du système nerveux central (SNC).   Astrocytome hypothalamique.   Gliome optique associé à une neurofibromatose de type 1.   Autres troubles du SNC: Abcès cérébral.   Encéphalite.   Irradiation crânienne.   Blessure vasculaire.   Hydrocéphalie   Traumatisme à la tête.   Granulome sarcoïde ou tuberculeux.   Anomalie du développement, y compris hamartome hypothalamique du tuber cinereum.

Kyste arachnoïdien.
Myéloméningocèle.
Encéphalopathie statique.
Véritable puberté précoce due au gain de mutations fonctionnelles:
Dans le gène KISS1R / GRP54.
Dans le gène KISS1.
Vraie puberté précoce après un traitement retardé de l'hyperplasie surrénalienne virilisante congénitale ou d'un autre mode d'exposition chronique avant les stéroïdes sexuels.

Puberté précoce périphérique ou précocité isosexuelle incomplète (indépendante de la GnRH hypothalamique)

Femme	Mâles
Syndrome de Peutz-Jeghers. Kyste de l'ovaire Néoplasme ovarien ou surrénalien sécrétant des œstrogènes.	Tumeurs sécrétant des gonadotrophines. Tumeurs du SNC sécrétant de l'HCG (telles que tératomes, germinomes ou chorioépithéliomes) Syndrome de résistance au cortisol. Néoplasme surrénalien virilisant. Adénome à cellules de Leydig. Hyperplasie congénitale des surrénales (déficit en CYP11B1 et CYP21). Augmentation de la sécrétion d'androgènes surrénaliens ou testiculaires. Tumeurs sécrétant de l'HCG trouvées en dehors du SNC (hépatome, choriocarcinome, tératome). Testotoxicose familiale (cellules germinales indépendantes de la gonadotrophine hypophysaire dominante autosomique limitée au sexe et maturation des cellules de Leydig)

Les deux sexes
Précocité sexuelle iatrogène ou exogène (y compris une exposition accidentelle aux œstrogènes dans les

cosmétiques, les médicaments ou les aliments). Hypothyroïdie Syndrome de McCune-Allbright.	
Variations du développement pubertaire Macroorchidie. Gynécomastie adolescente chez les enfants. Ménarche isolée prématurée. Thelarchie prématurée. Adrénarche prématurée.	
Précocité contrasexuelle	
Féminisation chez les hommes	Virilisation chez la femme
Chorioépithéliome. Néoplasie testiculaire (syndrome de Peutz-Jeghers). Hyperplasie surrénalienne tardive. Déficit en CYP11B1. Néoplasie surrénale. Augmentation de la conversion extraglandulaire des androgènes surrénaliens circulants en œstrogènes. Iatrogène (exposition aux œstrogènes).	Carence en aromatase. Néoplasme surrénalien virilisant (S. de Cushing). Néoplasie ovarienne virilisante (arérénoblastome). Hyperplasie congénitale des surrénales (déficit en CYP21, déficit en CYP11B1, déficit en βHSD). Syndrome de résistance au cortisol. Iatrogène (exposition aux androgènes).

Tableau 254 - 1. Source: Williams Textbook of Endocrinology 14ème édition. ELSEVIER, 2020 (Modifié).

La testotoxicose est une maladie autosomique dominante inhabituelle, dont le phénotype clinique est réservé aux hommes. Elle est causée par une mutation qui active la lignée germinale du gène du récepteur LH conduisant à l'activation des cellules de Leydig et à des niveaux élevés de testostérone.

Critères diagnostiques

Clinique	*Chez les femmes:* Augmentation du développement des seins. *Chez les hommes:* Augmentation du volume testiculaire (supérieur à 4 ml). *Tous les deux:* Augmentation de la croissance linéaire. Acné. Modifications musculaires Changements d'odeur corporelle. Développement des poils pubiens et aisselles. *Symptômes neurologiques:* Mal de tête. Augmentation du tour de tête. Saisies Changements visuels et cognitifs. Diabète insipide Autres: Diminution du taux de croissance. Douleurs abdominales (pathologie ovarienne). *Examen clinique:* La progression accélérée de la puberté à un âge approprié doit être étudiée.

1739

	Les données anthropométriques (taille, poids, taux de croissance en fonction de cm / an) et l'IMC exact doivent être correctement documentés. Chez les filles: stadification mammaire précise de Tanner. Chez l'enfant: utiliser l'orchidomètre pour déterminer le volume testiculaire (un volume supérieur à 4 ml confirme le diagnostic. Chez les filles et les garçons ayant des poils pubiens et une odeur corporelle en l'absence d'augmentation du volume testiculaire ou du développement des seins, il faut promouvoir la recherche des causes périphériques.
Paraclinique	Âge osseux Mesure de LH, FHS (lorsque la LH prépubère de base est> 0,3 UI / L suggère une cause centrale, tandis que des niveaux inférieurs à 0,3 suggèrent des causes périphériques). Mesure de la testostérone Mesure du sulfate de déhydroépiandrostérone. 17 Niveaux de progestérone OH. Tests de la fonction thyroïdienne. Niveaux de HCG. Test de stimulation de la GnRH (Gold Standard pour le diagnostic des causes centrales). Échographie pelvienne (pour détecter les tumeurs ovariennes ou les kystes chez la femme). Échographie testiculaire (révèle des tumeurs à cellules de Leydig non palpables chez les hommes). Imagerie par résonance magnétique (exclure une lésion hypothalamique).

Options de traitement et de suivi

Puberté précoce centrale	Puberté précoce périphérique
Cela dépend de l'âge de l'enfant, lorsque les symptômes progressent rapidement ou que l'âge osseux est significativement avancé, il doit être traité. *Objectifs:* Préserver la taille adulte et soulager le stress psychosocial associé. *Options thérapeutiques* Agonistes de la GnRH: L'acétate de leuprolide administré tous les 3 mois est fréquemment utilisé. Un suivi doit être effectué périodiquement à mesure que la puberté progresse, en évaluant le taux de croissance et la maturation du squelette.	Le traitement vise à éliminer la source des stéroïdes sexuels. Options: Chirurgie: utilisée pour traiter les tumeurs gonadiques et surrénales. Éliminez les sources exogènes de stéroïdes sexuels. Glucocorticoïdes. Le syndrome de McCune-Allbright peut être traité en bloquant la synthèse des œstrogènes à l'aide d'inhibiteurs de l'aromatase (létrozole, anastrozole), en association avec un modulateur sélectif des récepteurs des œstrogènes (tamoxifène). Puberté précoce familiale: Une combinaison d'antagoniste des androgènes comme la spironolactone est souvent utilisée en association avec un inhibiteur de l'aromatase (testolactone ou anastrozole).

Références bibliographiques

1. Shlomo Melmed, Richard J. Auchus, Allison B. Goldfine, Ronald J. Kowning, Clifford Rosen. Williams Textbook of Endocrinology 14ème édition. ELSEVIER, 2020.

2. Kiess W, Hoppmann J, Gesing J, Penke M, Körner A, Kratzsch J, Pfaeffle R. Puberté - gènes, environnement et problèmes cliniques. J. Pediatr. Endocrinol. Metab. 01 novembre 2016; 29 (11): 1229-1231.
3. Haddad NG, Eugster EA. Puberté précoces périphérique, y compris l'hyperplasie surrénalienne congénitale: causes, conséquences, prise en charge et résultats. BestPract. Res. Clin. Endocrinol. Metab. 2019 juin; 33 (3): 101273.

Chapitre 305. Puberté retardée

La puberté retardée, tardive ou infantilisme sexuelle est le retard de la puberté chez les hommes et les femmes. Chez la femme, la preuve d'un retard de puberté est le manque de développement des seins à l'âge de 13 ans et un retard de plus de 4 ans de la larche et l'achèvement ou l'absence de développement de la ménarche à l'âge de 16 ans. Pour sa part, chez l'homme, il est défini comme l'absence d'élargissement testiculaire à 14 ans ou un intervalle de plus de 5 ans entre l'élargissement testiculaire et la fin de la puberté.

La puberté est directement associée au développement ou à la maturation de l'axe hypothalamo-hypophyso-gonadique (HPG). Par conséquent, un garçon peut présenter des signes d'adrénochémie indépendamment de la puberté et peut être diagnostiqué comme une puberté retardée.

Statistiques et épidémiologie

La cause la plus fréquente de retard de la puberté est le retard constitutionnel de la puberté et de la croissance (CDPG).

Le CDPG est plus fréquent chez les hommes, touchant environ 63% des hommes, alors qu'il ne touche que 30% des femmes.

Le CDPG affecte environ 53% des adolescents de moins de 18 ans aux États-Unis avec un retard de puberté.

Environ 19% des causes de retard de la puberté sont l'hypogonadisme hypogonadotrope.

Groupes ou facteurs de risque:
- ✓ Histoire des craniopharyngiomes.
- ✓ Antécédents de radiothérapie au crâne.
- ✓ Un traumatisme crânien
- ✓ Les troubles alimentaires.
- ✓ Malnutrition.
- ✓ Maladie chronique.

Étiologie et éléments physiopathologiques

Retard idiopathique (constitutionnel) de la croissance et de la puberté (activation retardée du générateur d'impulsions hypothalamique LRF)
Hypogonadisme hypogonadotrope: infantilisme sexuel lié à un déficit en gonadotrophine
Troubles du SNC
Les tumeurs
Craniopharyngiomes. Astrocytomes. Gliomes hypothalamiques et optiques. Germinomes. Tumeurs hypophysaires (MEN1, prolactinome).
Autres causes
Hypophysite lymphocytaire. Histiocytose de Langerhans. Lésions post-infectieuses du SNC. Anomalies vasculaires du SNC. Un traumatisme crânien Radiothérapie. Malformations congénitales (en particulier celles associées à des anomalies cranio-faciales).
Carence isolée en gonadotrophine

Syndrome de Kallmann (avec ou sans anosmie ou hyposmie). Déficit en prohormone convertase 1 (PCI). Déficit isolé en LH ou FSH. Mutation du récepteur LHRH. Hypoplasie congénitale des surrénales (mutation DAX1)
Formes idiopathiques et génétiques de multiples déficits hormonaux hypophysaires (y compris la mutation PROP1).
Divers troubles
Syndrome de Laurence-Moon et de Bardet-Biedl. Syndrome de Prader-Willi. Déficit fonctionnel en gonadotrophine. Fibrose kystique. L'anémie falciforme. Maladie systémique chronique. Maladie rénale chronique Maladie gastro-intestinale chronique. Syndrome immunodéficitaire acquis. Malnutrition. Anorexie nerveuse. Aménorrhée psychogène. Modification de la puberté. Boulimie. Maladie de Gaucher. Diabète mellitus. Hypothyroïdie Aménorrhée à l'exercice: puberté altérée et ménarche tardive chez les athlètes et les danseurs de ballet. Maladie de Cushing. Hyperprolactinémie Utilisation de marijuana.

Hypogonadisme hypergonadotrope	
Mâles	Femme

Syndrome de dysgénésie tubulaire séminifère et variantes (syndrome de Klinefelter) Traumatisme ou chirurgie. Autres formes d'insuffisance testiculaire primaire: Chimiothérapie. Radiothérapie. Anorchie et cryptorchidie. Syndrome de Sertoli seulement. Défauts biosynthétiques des stéroïdes testiculaires. Mutation du récepteur LH.	Syndrome de dysgénésie gonadique et variantes (syndrome de Turner). Dysgénésie gonadique XX et XY Carence en aromatase. Autres formes d'insuffisance ovarienne primaire: Radiothérapie. Chimiothérapie. Galactosémie. Ovariose auto-immune. Ovaire résistant. Syndrome des glycoprotéines de type 1. Mutation du récepteur FSH. Maladie des ovaires polykystiques. Syndrome de Noonan-Autres.

Tableau 255 - 1. Étiologie et éléments physiopathologiques du retard de la puberté. La source. Williams Textbook of Endocrinology 14ème édition. Elsevier, 2020 (modifié).

Critères diagnostiques

Histoire clinique

Renseignez-vous sur l'histoire de la maladie actuelle et examinez attentivement la patiente afin de pouvoir évaluer le développement des seins, l'élargissement des testicules, les poils sous les aisselles ou pubertaires, l'odeur corporelle ou l'acné. Distinguer le développement de l'adrénarche et de la pubarquia.

La fatigue ou la perte de poids peuvent signaler une maladie chronique sous-jacente (anémie falciforme, dépression ou malnutrition).

Évaluer les antécédents du patient (asthme, fibrose kystique, statut vaccinal, chirurgical entre autres).

Recherchez les médicaments ou les traitements que le patient a pris précédemment (en mettant l'accent sur les traitements de radiothérapie ou de chimiothérapie).

Évaluer l'environnement social du patient et les étapes du développement.

Décrire les données anthropométriques du patient (taille, poids, IMC) et évaluer la courbe de croissance et établir un objectif de la taille adulte attendue en fonction de la taille des parents biologiques.

Paraclinique
- ✓ Numération globulaire complète.
- ✓ Panel métabolique complet.
- ✓ Tests thyroïdiens (T4 et TSH).
- ✓ Vitesse de sédimentation des érythrocytes (en cas de suspicion de troubles inflammatoires chroniques).
- ✓ Mesure de LH et FSH.
- ✓ Taux d'estradiol (femmes)
- ✓ Testostérone totale (hommes).
- ✓ Test de stimulation GnRH (généralement non inclus dans l'évaluation initiale).
- ✓ Âge osseux (radiographie du poignet et de la main).
- ✓ Échographie abdominale (évaluer les ovaires et l'utérus en cas de suspicion de syndrome de Turner).
- ✓ Échographie testiculaire (utile pour identifier la cryptorchidie ou la masse testiculaire).
- ✓ IRM cérébrale (en cas d'antécédents ou de suspicion de craniopharyngiome).

✓ Demander des paracliniques supplémentaires pertinentes, en fonction des manifestations cliniques et de la suspicion diagnostique.
✓

Options de traitement

Un traitement spécifique sera abordé en fonction de la cause sous-jacente du retard de la puberté.

Patients CDPG:
Le traitement est généralement orienté en fonction des objectifs du patient et des parents. Un traitement à court terme avec de faibles doses de testostérone chez l'homme ou d'œstrogène chez la femme peut être envisagé. Le traitement peut améliorer la maturation sexuelle, le bien-être mental et améliorer le taux de croissance.
Hommes: une forme orale ou intramusculaire de testostérone peut être utilisée (bien que la voie IM soit recommandée pour éviter une toxicité hépatique.
Femmes: l'administration orale est l'option thérapeutique la plus utilisée.

Particularités du suivi
Pendant le traitement, les patientes doivent être étroitement surveillées pour détecter tout signe de développement pubertaire (hypertrophie testiculaire et développement mammaire).

Référence bibliographique

1. Bozzola M, Bozzola E, Montalbano C, Stamati FA, Ferrara P, Villani A. Puberté retardée contre

hypogonadisme: un défi pour le pédiatre. Ann Pediatr Endocrinol Metab. 2018 juin; 23 (2): 57-61
2. Shlomo Melmed, Richard J. Auchus, Allison B. Goldfine, Ronald J. Kowning, Clifford Rosen. Williams Textbook of Endocrinology 14ème édition. ELSEVIER, 2020.

Chapitre 306. Syndrome de Turner

Aussi connu sous le nom de syndrome d'hypoplasie ovarienne congénitale, il a été initialement décrit par Henri Turner en 1938. Il s'agit d'une anomalie chromosomique sexuelle commune qui survient lorsque l'un des chromosomes X est partiellement ou complètement absent.

Statistiques et épidémiologie

Il est observé dans environ 1 sur 2 000 à 2 sur 2 500 naissances de femmes vivantes. Il se produit de manière similaire dans différents pays et populations. La statistique n'est pas exacte car il existe des formes bénignes non diagnostiquées.

La prévalence du syndrome de Turner à la naissance a diminué, en raison de l'interruption de grossesse chez les mères de fœtus atteints du syndrome de Turner diagnostiqué par échographie prénatale. Environ 99% des 45 conceptions X avortent spontanément; 1 fausse couche sur 15 a un caryotype 45, X.

Étiologie et éléments physiopathologiques

Le syndrome de Turner survient à la suite d'une suppression ou d'un non-fonctionnement d'un chromosome X chez la femme. Environ 50% des patients atteints de ce syndrome ont une monosomie X (45, X0), tandis que l'autre moitié a une composante chromosomique mosaïque (45, X avec mosaïcisme).

Anomalies chromosomiques conduisant à un chromosome X non fonctionnel:
Isochromosome Xq: présence de deux copies du bras long du chromosome connecté tête à tête.
Suppression Xp ou Xq: suppression d'une partie du bras court du chromosome X.
Chromosome en anneau: absence d'une partie des extrémités des bras longs et courts du chromosome X:
Le monosome X est un événement aléatoire non héréditaire, qui se produit lors de la formation de cellules reproductrices chez le parent de l'individu. Une erreur dans la division cellulaire connue sous le nom de non-disjonction se produit, entraînant des cellules reproductrices avec un nombre anormal de chromosomes. Lorsqu'une cellule reproductrice atypique est impliquée dans la constitution génétique d'un enfant, chaque cellule ne possède qu'un seul chromosome X.
La petite taille caractéristique est due à la perte d'un gène contenant l'homéobox et situé dans la région pseudo-autosomique (PAR1) des bras courts des chromosomes X (p22) et Y (p11.3), qui code pour un facteur ostéogène.

Critères diagnostiques

Clinique	Nouveau née: Lymphœdème congénital des mains et des pieds. Cou palmé. Dysplasie des ongles. Bouche étroite et haute cintrée.

Quatrième métacarpien ou métatarsien court.
Au fur et à mesure qu'ils grandissent :
Petite taille.
Protégez la poitrine avec des mamelons largement espacés.
Cou palmé.
Cheveux bas à la base du cou.
Ulna vaut la peine.
Déformation Madelung du poignet et de l'avant-bras.
Intelligence normale ou déficit cognitif spécifique (problèmes d'organisation visuospatiale, de mémoire et d'attention).
Pendant l'adolescence :
Puberté retardée ou aménorrhée primaire.
Gonades rayées.
Risque accru de malformations cardiovasculaires :
Anomalie aortique.
Arc aortique transversal allongé.
Anomalie pulmonaire veineuse.
Anomalies auditives :
Perte auditive due à une otite moyenne récurrente.
Anomalies rénales :
Malformations dans le système de collecte
Anomalies de position.
Reins en fer à cheval.
Anomalies oculaires :
Myope ou hypermétrope.
Strabisme.
Amblyopie.
Plis épicanthiques.
Ptose.
Hypertélorisme

	Daltonisme rouge-vert. Autres: Risque accru de maladies auto-immunes. Risque accru de gonadoblastome. Infertilité (fréquente).
Paraclinique	Prénatal: Choriocentèse. Amniocentèse. Échographie prénatale: Augmentation de la translucidité nucale. Hygroma kystique nucal. Coarctation de l'aorte et / ou anomalies du cœur gauche. Brachycéphalie Rein en fer à cheval. Polyhydramnios, oligohydramnios ou hydrops non immuns. Test génétique avec analyse de caryotype (dans le sang périphérique chez les nouveau-nés). Adolescence: Niveaux de FSH élevés. Niveaux élevés d'hormone anti-mullérienne (AMH). Second caryotype (utilisé pour la peau, les cellules de la muqueuse buccale ou les cellules épithéliales de la vessie): indiqué lorsque le premier test de caryotype initial est normal chez un patient cliniquement suspecté de syndrome de Turner. Électrocardiogramme. Échocardiogramme ou résonance magnétique cardiaque. Lors du diagnostic du syndrome de Turner, indiquez des études pertinentes pour évaluer d'autres anomalies associées, telles que des anomalies rénales et cardiaques, entre autres.

Options de traitement et de suivi

Les options de traitement sont individualisées en fonction des manifestations cliniques causées par le syndrome de Turner.

Petite taille
Bien qu'il n'y ait aucune preuve de déficit en hormone de croissance, les patients répondent bien au traitement par GH. Cette thérapie est indiquée lorsque la stature inférieure à 5% de la taille estimée pour l'âge est mise en évidence.
Pendant le traitement par GH, les patients doivent être encouragés à surveiller l'état de la colonne vertébrale, et chaque visite de suivi doit être évaluée pour la présence ou l'absence de scoliose. Certains patients peuvent nécessiter une chirurgie orthopédique
Continuez le traitement par GH jusqu'à ce que le patient atteigne l'âge adulte et n'ait plus de potentiel de croissance.

Troubles cardiaques
Au moment du diagnostic du syndrome de Turner, le patient doit être évalué par un cardiologue et demander un électrocardiogramme (évaluer l'intervalle QT prolongé).
Arrêtez les médicaments qui prolongent l'intervalle QT.
En présence de coarctation de l'aorte, une chirurgie correctrice doit être indiquée.
La dilatation aortique doit être surveillée régulièrement par échocardiographie ou IRM cardiaque.
Pour réduire le risque de dilatation et de dissection aortique, maintenez votre tension artérielle dans la plage normale. Utilisez des bêtabloquants comme traitement de première intention ou un inhibiteur de l'ECA comme deuxième option.

Perte auditive

En raison du risque élevé de perte auditive, surveillez régulièrement la fonction auditive avec des évaluations audiologiques en série. Un suivi est effectué à vie tous les 3 ans chez l'enfant et tous les 5 ans chez l'adulte.
Échec ovarien
Traitement de remplacement des œstrogènes (commence entre 11 et 12 ans lorsqu'il n'y a aucune preuve du début du développement mammaire). Presque tous les patients atteints du syndrome de Turner nécessitent une œstrogénothérapie même s'ils ont une puberté spontanée, en raison de l'incidence élevée d'insuffisance ovarienne primaire dans ce syndrome. La dose initiale varie de 1/10 à 1/8 de la dose habituellement utilisée chez l'adulte. Elle peut être augmentée progressivement tous les 6 mois pour simuler l'augmentation progressive de la puberté normale jusqu'à l'obtention de la dose adulte.
Ostéoporose et fractures
Une diminution de la densité minérale osseuse se développe souvent. Le traitement avec des suppléments d'œstrogènes, de calcium et de vitamine D peut réduire le risque d'ostéoporose.

Références bibliographiques

1. Shlomo Melmed, Richard J. Auchus, Allison B. Goldfine, Ronald J. Kowning, Clifford Rosen. Williams Textbook of Endocrinology 14ème édition. ELSEVIER, 2020.
2. CH, Sas TCJ, Mauras N.Estrogen Replacement in Turner Syndrome: LiteratureReview and

PracticalConsidations. J. Clin. Endocrinol. Metab. 01 mai 2018; 103 (5): 1790-1803.
3. ShankarKikkeri N, syndrome de Nagalli S. Turner. [Mis à jour le 10 août 2020]. Dans: StatPearls Publishing; 2020.

Chapitre 307. Aménorrhée primaire

L'aménorrhée primaire est définie comme une incapacité à déclencher les règles à l'âge de 14 ans et en l'absence de caractéristiques sexuelles secondaires. L'absence de ménarche à 16 ans est également incluse dans cette définition, quel que soit le développement de caractères sexuels secondaires ou une croissance normale.

Épidémiologie

L'incidence est estimée à moins de 1% aux États-Unis. Aucune variation n'a été mise en évidence dans la prévalence générale de l'aménorrhée primaire selon le groupe de population ou l'origine ethnique. Environ 43% des cas d'aménorrhée primaire sont dus à une dysgénésie gonadique.

Étiologie ou causes plus fréquentes

Défauts anatomiques (dysgénésie partielle et complète, agénésie de Muller, hymen imperforé ou septum vaginal transverse, absence isolée du vagin ou du col de l'utérus).
Niveaux élevés de FSH (insuffisance ovarienne).
Hyperprolactinémie (inhibition de la sécrétion de l'hormone de libération des gonadotrophines).
Aménorrhée hypothalamique (trouble fonctionnel hypothalamique)
Syndrome des ovaires polykystiques (hyperandrogénie, ovaires polykystiques, dysfonctionnement ovulatoire).

Éléments physiopathologiques

Le développement du cycle menstruel correspond à un ensemble de changements hormonaux coordonnés, qui contrôlent les ovaires et l'endomètre pour stimuler la croissance d'un follicule et libérer un ovule, tandis que l'endomètre est préparé pour l'implantation en cas de fécondation.

Pour qu'une fonction menstruelle normale se produise, l'état fonctionnel et anatomique approprié des structures impliquées dans ce processus menstruel comme l'utérus, les ovaires, les glandes surrénales et l'hypothalamus est nécessaire. Une modification de l'un de ces niveaux peut entraîner l'absence de saignement.

Critères diagnostiques

Clinique	Commencez l'évaluation en incluant un historique médical complet et un examen physique.
	Absence de menstruation à 14 ans sans développement de caractères sexuels secondaires ou absence de menstruation à 16 ans avec ou sans développement de caractères sexuels secondaires.
	Évaluer l'échelle de Tanner pour déterminer le développement pubertaire.
	Les douleurs abdominales cycliques et le développement pubertaire peuvent conduire à un hymen imperforé ou à d'autres anomalies anatomiques.
	Des antécédents d'anosmie, de maux de tête, de galactorrhée, de troubles visuels,

	sont révélateurs de troubles du système nerveux central. Un goitre ou un nodule thyroïdien pourrait suggérer des troubles thyroïdiens comme cause sous-jacente. Enregistrer les données anthropométriques et décrire les traits de l'infantilisme sexuel, en conjonction avec une petite taille conduisant à une dysgénésie sexuelle. D'autres manifestations cliniques indiquent la cause sous-jacente.
Paraclinique	Le diagnostic d'aménorrhée primaire est clinique. Des tests paracliniques doivent être effectués sur la base des manifestations cliniques suggérant la cause sous-jacente: Test de grossesse. Échographie pelvienne (présence ou absence utérine). Taux sériques de FSH (des taux faibles indiquent un hypogonadisme hypogonadotrope, des taux élevés indiquent une insuffisance ovarienne) Niveaux sériques de LH. Mesure de l'hormone thyroïdienne. Caryotype (la présence du chromosome Y en conjonction avec des taux élevés de testostérone sérique, oriente vers une insensibilité aux androgènes, au contraire, un caryotype normal avec une FSH élevée suggère un déficit en 17-hydroxylase). Test de stimulation ACTH. Échographie ou IRM.

Options de traitement

Anomalies congénitales	Hymen imperforé: incision croisée pour ouvrir l'ouverture vaginale. Septum transversal: ablation chirurgicale.

	Hypoplasie ou absence de col de l'utérus (en présence d'un utérus fonctionnel): hystérectomie probable, préservant les ovaires. Vagin court ou absent: dilatation progressive.
Insuffisance gonadique et hypogonadisme hypogonadotrope	Traitement cyclique des œstrogènes Il peut être démarré avec des œstrogènes conjugués quotidiens ou de l'estradiol. Ne pas utiliser de doses élevées en présence de petite taille pour éviter que les épiphyses ne se referment prématurément. Déficit en 17-lpha-hydroxylase: initier un traitement de substitution par des corticostéroïdes (dexaméthasone ou hydrocortisone).
Autres causes	Craniopharyngiome: résection chirurgicale par craniotomie ou voie transsphénoïdale. Germinomes: radiothérapie. Hyperprolactinémie: agonistes de la dopamine. Syndrome de Kallmann: traitement hormonal substitutif. Chromosome Y (dysgénésie gonadique): élimination des gonades pour prévenir les néoplasmes.

Particularités du suivi

Faites un suivi spécifique en fonction de la cause sous-jacente. L'aménorrhée primaire ne met pas la vie en danger, cependant, elle peut entraîner des complications.

Références bibliographiques

1. Shlomo Melmed, Richard J. Auchus, Allison B. Goldfine, Ronald J. Kowning, Clifford Rosen. Williams Textbook of Endocrinology 14ème édition. ELSEVIER, 2020.
2. Comité de pratique de l'American Society for Reproductive Medicine. Évaluation actuelle de l'aménorrhée. Fertile. Stérile. 2008 novembre; 90 (5 Suppl): S219-25.

Chapitre 308. Oligoménorrhée et aménorrhée secondaire

L'oligoménorrhée est définie comme la présence d'un flux sanguin menstruel irrégulier ou incohérent chez la femme, qui ne correspond pas aux périodes physiologiques de troubles menstruels tels que la ménarche, le post-partum ou la période de périménopause. L'oligoménorrhée est considérée comme un cycle menstruel de plus de 35 jours ou 4 à 9 cycles menstruels par an.

Pour sa part, l'aménorrhée secondaire est déterminée, lorsqu'une femme a eu ses premières règles et passe par la suite 6 mois ou plus sans saignement menstruel.

L'oligoménorrhée et l'aménorrhée secondaire sont des manifestations cliniques associées à des troubles anovulatoires chroniques, l'un des problèmes gynécologiques les plus courants en pratique clinique.

Statistiques et épidémiologie

La prévalence de l'aménorrhée secondaire est d'environ 2 à 5%. La prévalence de l'oligoménorrhée est de 13,5% dans la population générale. Environ 11 à 44% des danseurs et entre 6 à 60% des athlètes souffrent d'oligoménorrhée à un moment de leur vie.

Le syndrome des ovaires polykystiques représente entre 4% et 10% de l'oligoménorrhée chez la femme en âge de procréer.

Étiologie et éléments physiopathologiques

Les troubles qui prédisposent à l'anovulation entraînent des troubles de l'aménorrhée secondaire et de l'oligoménorrhée. Cela peut survenir à la suite d'une altération hormonale qui provoque des irrégularités dans le cycle menstruel, des dommages physiques à l'intégrité de l'endomètre empêchant sa croissance ou l'obstruction de la sortie du sang menstruel. Selon les causes déclenchantes, les mécanismes physiopathologiques sont divers et ils seront indiqués dans le chapitre correspondant.

Causes physiologiques de l'aménorrhée secondaire:
- ✓ Grossesse (aménorrhée secondaire).
- ✓ Lactation.
- ✓ Causes pathologiques:
- ✓ Maladie des ovaires polykystiques.
- ✓ Prolactinome.
- ✓ Syndrome de Cushing.
- ✓ Troubles thyroïdiens
- ✓ Aménorrhée hypothalamique (alimentation, stress, exercice vigoureux, maladie chronique).
- ✓ Le syndrome d'Asherman.
- ✓ Maladie inflammatoire pelvienne.
- ✓ Tumeur ovarienne sécrétant des androgènes.
- ✓ Diabète mellitus.
- ✓ Maladie inflammatoire pelvienne.
- ✓ Médicaments (antiépileptiques, antipsychotiques, effets secondaires des contraceptifs oraux).
- ✓ Hyperplasie surrénale.
- ✓ Échec ovarien

✓ Modifications anatomiques.

Critères diagnostiques

Clinique	Pour identifier le diagnostic, incluez un historique précis et détaillé des menstruations, y compris la durée du cycle, l'âge et la date des règles, la durée des règles, le nombre de serviettes hygiéniques utilisées par jour, l'intervalle entre deux cycles et la régularité des cycles précédents. Décrivez la présence de symptômes supplémentaires (bouffées de chaleur, sueurs nocturnes, maux de tête, signes de virilisation, galactorrhée, changements dans les habitudes intestinales, entre autres). Renseignez-vous sur le schéma menstruel avant l'oligoménorrhée. Renseignez-vous sur la consommation de drogues ou de drogues. L'examen physique doit être complet et prioriser: Examen externe: pour l'aménorrhée secondaire, rechercher le développement de caractères sexuels secondaires anormaux, tels que la clitoromégalie ou l'hirsutisme. Examen rectovaginal: évaluer les parois vaginales et palper toute anomalie anatomique ou obstruction (examen par un doigt ganté lubrifié avec un gel anesthésique), examiner les masses ou la sensibilité. Examen au spéculum vaginal: évaluez les écoulements, les signes d'inflammation ou

	les excroissances. Examen abdominal: Inspectez les ascites, les masses et la sensibilité. Recherchez une lymphadénopathie inguinale.
Paraclinique	Test de grossesse Taux de FSH (une augmentation suggère une insuffisance ovarienne primaire, si faible en conjonction avec un faible taux d'estradiol, suspecte un dysfonctionnement hypothalamo-hypophysaire). Taux de prolactine (des taux élevés sont associés au prolactinome). Niveaux de TSH. Niveaux de LH (le rapport FSH / LH aide à identifier la maladie des ovaires polykystiques). Taux de testostérone libre (élevés dans l'hyperplasie congénitale des surrénales et la maladie des ovaires polykystiques). Mesure 17-OH. Test de provocation œstrogène-progestérone. Test de suppression nocturne à la dexaméthasone (réalisé en cas de suspicion de syndrome de Cushing). IRM hypophysaire (confirme la présence d'un prolactinome). Échographie de l'abdomen et du bassin (signes d'ovaires polykystiques, inflammation pelvienne ou ascite). Tomodensitométrie (utile pour évaluer les masses surrénaliennes ou surrénales).

Options de traitement

Les options de traitement disponibles dépendent de la cause ou du trouble sous-jacent responsable de l'oligoménorrhée ou de l'aménorrhée primaire.

Changements de style de vie: surtout lorsque la cause est due à une anovulation hypothalamo-hypophysaire (stress, malnutrition, autres) La perte de poids est utile pour le traitement des ovaires polykystiques, ainsi que pour les traitements à la metformine.

Thérapie hormonale: Les contraceptifs oraux sont utilisés comme traitement hormonal substitutif pour restaurer la régularité du cycle menstruel, par exemple dans la polykystose ovarienne.

Traitements médicaux spécifiques: selon la cause, par exemple, les médicaments antithyroïdiens sont indiqués chez les patients souffrant d'hyperthyroïdie.

Prise en charge chirurgicale: dans les tumeurs surrénales ou surrénales, élimination du prolactinome, thyroïdectomie, entre autres. Dans le cas du syndrome d'Asherman, une lyse hystéroscopique des adhérences est réalisée.

Particularités du suivi

Faites un suivi rapide de la cause sous-jacente. Évaluez le risque d'infertilité et prenez des mesures pour réduire le risque. Une oligoménorrhée non traitée peut augmenter le risque d'hyperplasie de l'endomètre et de cancer de l'endomètre.

Références bibliographiques

1. Shlomo Melmed, Richard J. Auchus, Allison B. Goldfine, Ronald J. Kowning, Clifford Rosen. Williams Textbook of Endocrinology 14ème édition. ELSEVIER, 2020.

2. Hennegan J, Brooks DJ, Schwab KJ, Melendez-Torres GJ. Mesure dans l'étude de la santé et de l'hygiène menstruelles: une revue et un audit systématiques. PLoS ONE. 2020; 15 (6): e0232935.

Chapitre 309. Syndrome prémenstruel

Le syndrome prémenstruel (SPM) est un ensemble de symptômes physiques, comportementaux ou d'humeur qui surviennent selon un schéma cyclique, avant les règles, puis disparaissent après la période menstruelle chez les femmes en âge de procréer.

Cela comprend un syndrome de manifestations cliniques multiples et diverses dont l'intensité peut varier de légère à même interférer avec la routine quotidienne du patient. Lorsque les symptômes sont légers ou inconfortables, le syndrome prémenstruel est déterminé, cependant, lorsque les symptômes (notamment psychiatriques), sont associés à une angoisse suffisamment grande pour intervenir dans les activités quotidiennes et les relations interpersonnelles, on parle de trouble dysphorique prémenstruel (TDP). , bien que certaines littératures puissent attribuer le nom PMDD aux deux conditions.

Statistiques et épidémiologie

Ils peuvent toucher toutes les femmes en âge de procréer de la ménarche à la ménopause. Environ 70 à 90% des femmes en âge de procréer se plaignent d'inconfort prémenstruel. Environ 1/3 des femmes présentant des symptômes prémenstruels présentent des symptômes suffisamment graves pour qualifier le diagnostic de SPM.

Les femmes américaines atteintes de PMDD peuvent éprouver environ 6,4 symptômes graves à chaque cycle menstruel.

Facteurs de risque:
- ✓ Femmes en âge de procréer.
- ✓ Événements traumatisants passés.
- ✓ Fumeur
- ✓ Obésité.

Étiologie et éléments physiopathologiques

Actuellement, l'étiologie n'est pas bien définie et est mal comprise. Certaines théories suggèrent qu'il est le résultat d'une réponse aberrante des neurotransmetteurs centraux aux changements normaux des stéroïdes gonadiques pendant le cycle menstruel. Cependant, aucune théorie n'a été corroborée et elles manquent d'acceptation universelle.

Des preuves récentes suggèrent que les modèles de libération d'hormones de reproduction sont normaux dans le syndrome prémenstruel / PMDD, bien que les patients soient plus sensibles aux variations cycliques des niveaux d'hormones, les prédisposant à ressentir les symptômes associés à ce syndrome.

Critères diagnostiques

Manifestations cliniques
Ambiance   Se sentir triste, déprimé, désespéré ou sans valeur.   Augmentation de l'irritabilité ou de la colère (se manifestant par de fréquents conflits interpersonnels).   Manque d'humeur (sautes d'humeur, par exemple se

sentir soudainement triste).
Anxiété ou sensation de nervosité.
Comportement
Fatigue, manque d'énergie.
Diminution de l'intérêt pour les activités habituelles.
Se sentir hors de contrôle ou dépassé.
Problèmes de concentration.
Changements d'appétit
Changements dans les habitudes de sommeil.
Somatique
Mal de tête.
Gonflement ou sensibilité des seins.
Douleurs musculaires ou articulaires
Se sentir gonflé

Modèle d'expression symptomatique:
Les symptômes se manifestent de quelques jours avant le début des règles à 2 semaines avant. La plupart des femmes ressentent une intensification des symptômes 6 jours avant et peuvent s'aggraver 2 jours avant la menstruation.

Actuellement, il est inclus dans le Manuel diagnostique et statistique des troubles mentaux 5e édition (DSM-5), en tant qu'entité différente dans les troubles dépressifs. Selon les critères de diagnostic suivants:

Critère A: **Au moins 5 des 11 symptômes suivants doivent être présents (dont 1 des 4 premiers répertoriés):**
Humeur nettement déprimée, sentiment de désespoir ou pensées autocritiques.
Anxiété marquée, tension, sentiment d'être «excité» ou «nerveux».
Labilité affective marquée.
Irritabilité ou colère persistante et marquée ou

conflits interpersonnels accrus. Diminution de l'intérêt pour les activités habituelles (passe-temps, amis, travail, entre autres). Sensation subjective de difficulté à se concentrer. Léthargie, fatigue facile ou manque d'énergie marqué. Changement d'appétit marqué (envies d'aliments spécifiques ou suralimentation). Insomnie ou hypersomnie. Sentiment subjectif d'être submergé ou incontrôlable. Autres symptômes physiques tels que gonflement ou sensibilité des seins, maux de tête, douleurs musculaires ou articulaires, sensation de ballonnement ou prise de poids.
Critère B: symptômes suffisamment graves pour affecter ou interférer de manière significative avec le fonctionnement social, professionnel, scolaire ou sexuel
Critère C: symptômes discrètement associés au cycle menstruel et ne doivent pas être expliqués par une exacerbation des symptômes d'autres troubles, par exemple un trouble panique, un trouble dépressif majeur, des troubles dysthymiques ou un trouble de la personnalité. Bien que les symptômes puissent chevaucher ces troubles.
Critère D: Critères A, B et C corroborés par des scores quotidiens prospectifs pour au moins 2 cycles menstruels symptomatiques consécutifs.

Échelles d'évaluation

Outil de détection des symptômes prémenstruels: il consiste en un questionnaire avec 19 éléments, qui permettent de qualifier la sévérité des symptômes prémenstruels.

Calendrier des expériences prémenstruelles (COPE): consiste en un instrument qui regroupe 22 symptômes

regroupés en 4 catégories (réactivité de l'humeur, rétention d'eau, autosomique / cognitif, appétit).
Échelle visuelle analogique (VAS).
Système d'information de mesure des résultats rapportés par le patient (PROMIS).
Journal quotidien de gravité des problèmes (DRSP).

Paraclinique
Ils ne sont pas tenus d'établir un diagnostic de SPM, cependant, une numération formule sanguine complète et / ou une mesure sensible de la TSH peuvent être demandées, en cas de suspicion d'anémie, de leucémie, de dysfonctionnement thyroïdien ou d'un autre trouble simulant les symptômes du SPM.

Options de traitement

Méthodes non pharmacologiques	Exercice (ils stimulent la production de bêta-endorphines, ce qui améliore les symptômes). Modification du régime alimentaire (l'ingestion de glucides complexes ou de protéines augmente la disponibilité du tryptophane, augmentant ainsi le niveau de sérotonine). Gestion du stress grâce à des techniques de relaxation.
Méthode pharmacologique	Inhibiteurs de la recapture de la sérotonine (clomipramine, citalopram, escitalopram, fluoxétine et autres). Benzodiazépines.
Suppression de	Thérapies hormonales (utilisées pour les syndromes prémenstruels très sévères, le but est

l'ovulation	de bloquer le cycle hypothalamo-gonadique). Danazol. Contraceptifs oraux.

Particularités du suivi

Il est recommandé de suivre les symptômes associés au syndrome prémenstruel pendant au moins 2 cycles consécutifs, en évaluant les autres causes possibles. Effectuer les paracliniques que vous jugez pertinentes par rapport aux manifestations cliniques atypiques au syndrome prémenstruel qui apparaissent lors de l'évaluation.

Références bibliographiques

1. Bertone-Johnson ER, Hankinson SE, Willett WC, Johnson SR, Manson JE. Adiposité et développement du syndrome prémenstruel. J WomensHealth (Larchmt). 2010 novembre; 19 (11): 1955-62.
2. Mishra S, Elliott H, Marwaha R. Trouble dysphorique prémenstruel. [Mis à jour le 28 mai 2020]. Dans: StatPearls. Édition; 2020 janv.

Chapitre 310. Saignements utérins dysfonctionnels

Actuellement connu sous le nom de saignement utérin anormal (AUS), c'est un terme utilisé pour décrire des irrégularités ou des altérations du cycle menstruel et qui impliquent la fréquence, la durée, la régularité et le volume du débit en dehors de la grossesse.

Il peut être classé comme un saignement utérin anormal aigu qui se produit comme un saignement excessif et nécessite une intervention immédiate pour arrêter la perte de sang et le saignement utérin dysfonctionnel chronique, qui se réfère à des irrégularités des saignements menstruels avec une incidence élevée au cours des 6 mois précédents.

Statistiques et épidémiologie

On estime qu'elle a une prévalence chez les femmes en âge de procréer entre 3 et 30% dans le monde. L'incidence la plus élevée survient à la ménarche et à la périménopause.

Environ 1 à 2% des femmes présentant des saignements anovulatoires peuvent développer un cancer de l'endomètre.

Les saignements utérins anormaux sont un diagnostic courant, représentant 5 à 10% des cas en ambulatoire.

Groupes et facteurs de risque
- ✓ Maladie des ovaires polykystiques.
- ✓ Hypothyroïdie
- ✓ Polypharmacie.
- ✓ Maladie de Von Willebrand.

- ✓ Coagulopathies.
- ✓ Alcoolisme.
- ✓ Les habitudes de tabagisme.
- ✓ Obésité.

Étiologie ou causes plus fréquentes

Selon la Fédération internationale d'obstétrique et de gynécologie (FIGO), l'acronyme PALM-COEIN est utile pour classer les causes du SUA. La première partie (PALM) décrit les troubles structurels, tandis que la seconde partie (COEI) fait référence aux troubles non structurels. Enfin, N représente des pathologies «non classées autrement».

De construction	
P	Polype
À	Adénomyose
L	Léiomyome
M	Malignité et hyperplasie.
Non structurel	
C	Coagulopathie
O U	Dysfonction ovulatoire
E T	Troubles endométriaux
je	Iatrogène
N	Non classé ailleurs (affections rares telles que malformations artério-veineuses, hyperplasie du myomètre et endométrite).

Éléments physiopathologiques

Dans des conditions normales, les taux de progestérone sont faibles à la fin du cycle menstruel, ce qui provoque la dégradation des enzymes de la muqueuse endométriale fonctionnelle. Cette panne provoque une perte de sang et l'excrétion qui constitue un saignement menstruel.

D'autre part, le fonctionnement de la thrombine, des plaquettes et de la vasoconstriction des artères de l'endomètre, permettent le contrôle de la perte de sang.

Cependant, toute altération utérine structurelle ou fonctionnelle provoque ce mécanisme de régulation conduisant à des saignements utérins anormaux ou dysfonctionnels.

Ces patients peuvent avoir des niveaux d'œstrogènes constants qui ne sont pas recyclés, mais qui continuent de stimuler la croissance de l'endomètre. Cette prolifération sans effusion périodique fait que l'endomètre dépasse l'apport sanguin, provoquant la rupture et le détachement du tissu de l'utérus, provoquant des cicatrices irrégulières.

Critères diagnostiques

Le diagnostic se fait à travers une évaluation complète de l'examen physique et des antécédents médicaux détaillés, en priorisant l'enregistrement des antécédents menstruels.

Histoire menstruelle
Âge de la ménarche.
Date de la dernière période menstruelle.
Fréquence, régularité, volume du flux menstruel et durée des règles.
Fréquent <24 jours, normal 24 à 38 jours, rare> 38 jours.
Variation régulière +/- 2 à 20 jours, variation irrégulière supérieure à 20 jours.
Durée: prolongée> 8 jours, normale 4 à 8 jours, raccourcie <4 jours.

Volume: lourd> 80 ml, normal 5 à 80 ml, léger <5 ml (mesuré en fonction de la fréquence de changement des dispositifs médicaux par jour). Saignements intermenstruels et post-coïtaux.
Antécédents sexuels et reproductifs
Antécédents personnels obstétricaux (nombre de grossesses, mode d'accouchement). Désir de fertilité. Méthode contraceptive actuelle. Antécédents d'infections sexuellement transmissibles. Antécédents de frottis de Pap.

Autres symptômes et manifestations systémiques:
- ✓ La douleur.
- ✓ Perte de poids.
- ✓ Télécharger.
- ✓ Anémie.
- ✓ Trouble de saignement
- ✓ Troubles endocriniens.
- ✓ Symptômes intestinaux ou urinaires.

Paraclinique
- ✓ Test de grossesse urinaire.
- ✓ Numération globulaire complète.
- ✓ Ferritine.
- ✓ Panneau de coagulation.
- ✓ Test de la fonction thyroïdienne.
- ✓ Tests de la fonction hépatique (en cas de suspicion de modification du métabolisme hépatique des œstrogènes associé au SUA)
- ✓ Niveaux de gonadotrophine.
- ✓ Niveaux de prolactine.
- ✓ Test Pap.

- ✓ Échantillonnage de l'endomètre (biopsie): effectué chez des femmes cancéreuses à haut risque de plus de 35 ans et chez des femmes plus jeunes à risque extrême d'hyperplasie ou de carcinome de l'endomètre.
- ✓ Échographie transvaginale (utile pour démontrer la forme et la taille de l'utérus et les signes de léiomyomes, d'adénomyose, d'anomalies ovariennes et d'épaisseur de l'endomètre)
- ✓ IRM (pas la première ligne chez les femmes atteintes de SUA).
- ✓ Hystéroscopie et sonohystérographie: elles sont utiles pour observer les polypes de l'endomètre.

Options de traitement.

Les options thérapeutiques pour les saignements utérins anormaux dépendent des facteurs étiologiques impliqués, du désir de fertilité, de la stabilité clinique du patient et de la présence d'autres comorbidités médicales.

Saignements utérins anormaux aigus	Remplacement des fluides intraveineux et des produits sanguins (évaluer l'état hémodynamique du patient). Méthodes hormonales (première ligne de traitement médical). Oestrogène équin conjugué intraveineux. Contraceptifs oraux combinés. Progestatifs oraux. Tamponnade du tube de Foley des saignements utérins. Desmopressine intranasale, sous-cutanée ou intraveineuse (SUA

	secondaire à la maladie de von Willebrand).
Saignements utérins anormaux chroniques.	
Léiomyomes (fibromes)	Embolisation de l'artère utérine. Ablation de l'endomètre. Hystérectomie. Dispositif intra-utérin libérant du lévonorgestrel (recommandé par l'American College of Obstetricians and Gynecologists quel que soit l'âge du patient et en association avec un progestatif dans le dispositif). Agonistes de la GnRH. Progestatifs systémiques. Acide tranexamique et AINS.
Malignité ou hyperplasie	Opération. Traitement adjuvant. Progestatifs à fortes doses (en cas d'obstacle à la chirurgie). Radiothérapie.
Coagulopathies	L'acide tranexamique. Desmopressine
Dysfonction ovulatoire	Modification du mode de vie. Thérapie endocrinienne spécifique (par exemple, la cabergoline pour l'hyperprolactinémie et la lévothyroxine pour l'hypothyroïdie).

Références bibliographiques

1. Comité. Les deux systèmes FIGO pour les symptômes de saignements utérins normaux et anormaux et la classification des causes des saignements utérins anormaux au cours des années productives: révisions 2018. Int J Gynaecol Obstet. 2018 Déc; 143 (3): 393-408.
2. Collège américain des obstétriciens et gynécologues. Avis de la commission ACOG no. 557: Prise en charge des saignements utérins anormaux aigus chez les femmes

en âge de procréer non enceintes. Obstet Gynecol. 2013 Avr; 121 (4): 891-6.
3. Shlom oMelmed, Richard J. Auchus, Allison B. Goldfine, Ronald J. Kowning, Clifford Rosen. Williams Textbook of Endocrinology 14ème édition. ELSEVIER, 2020.

Chapitre 311. Syndrome des ovaires polykystiques

Le syndrome des ovaires polykystiques (SOPK), également connu sous le nom de syndrome de Stein-Leventhal, est la pathologie endocrinienne la plus courante chez les femmes en âge de procréer, caractérisée par une anovulation chronique associée à un excès d'androgènes d'origine ovarienne et surrénalienne.

Statistiques et épidémiologie

Elle survient entre 5 et 10% des femmes en âge de procréer, bien que l'incidence varie en fonction des critères diagnostiques. Selon des études échographiques, l'incidence du SOPK varie de 25 à 30%.
La prévalence en Grande-Bretagne varie entre 8 et 20%. La prévalence au Mexique est d'environ 6% tandis qu'au Brésil elle est d'environ 8%; en Espagne, il est d'environ 6,55%. L'héritabilité survient dans 70% des cas.

Groupes ou facteurs de risque:
- ✓ Antécédents familiaux avec le SOPK.
- ✓ Obésité.
- ✓ Syndrome métabolique.
- ✓ Âge reproductif.

Étiologie

Le SOPK est considéré comme une maladie multifactorielle, où il existe un ensemble de gènes sensibles qui peuvent contribuer à la physiopathologie de la maladie en conjonction avec des facteurs environnementaux prédisposant à l'expression du SOPK tels que l'obésité et la résistance à l'insuline. L'exposition fœtale aux androgènes peut être incluse comme facteur environnemental dans certaines publications.

Théories étiologiques du SOPK
- ✓ Dysfonctionnement hypothalamo-hypophysaire (altération de la sécrétion primaire de gonadotrophine).
- ✓ Hyperandrogénie ovarienne et surrénalienne.
- ✓ Trouble primaire de résistance à l'insuline périphérique.

Éléments physiopathologiques

État hyperandrogène avec anovulation.
Dysrégulation de la sécrétion d'androgènes avec réponse excessive du 17-OH-P à la stimulation des gonadotrophines. Environ 3% des patients ont une hyperandrogénie surrénalienne isolée.
Hyperandrogénie ovarienne fonctionnelle (hyperandrogénie, oligoanovulation, morphologie ovarienne polykystique).
L'excès d'insuline sensibilise l'ovaire à l'action de l'hormone lutéinisante, en interférant avec le processus de désensibilisation homologue de LH au cours du cycle normal d'ovulation, et un déséquilibre intrinsèque des systèmes de régulation dans l'ovaire.
Surexpression des enzymes et des protéines stéroïdogènes associées à la synthèse des androgènes dans les cellules

thèques. Anomalie au niveau de l'activité enzymatique stéroïdogène (notamment P450c17).

La quantité excessive d'androgènes améliore le recrutement des follicules primordiaux dans le groupe de croissance. Simultanément, une lutéinisation précoce commence, altérant la sélection du follicule dominant, entraînant des modifications histologiques macroscopiques et classiques du SOPK (follicules kystiques).

Critères diagnostiques

Clinique	Une histoire médicale complète est essentielle et doit couvrir tous les aspects associés à la fonction ovarienne. Antécédents de dysfonctionnement ovulatoire (oligoménorrhée ou aménorrhée, saignements utérins irréguliers). Début de la puberté. Des antécédents de règles prévisibles et cycliques rendent le diagnostic de SOPK peu probable. Manifestations communes associées: Hirsutisme Acné. Alopécie. Séborrhée. Clitoromégalie. Infertilité Acanthosis nigricans.
Critères de définition des SOP	
Déclaration des National Institutes	Hyperandrogénie et / ou hyperandrogénémie. Oligoovulation. Exclusion des troubles associés.

of Health (1990).	
Déclaration de la Société européenne pour la reproduction humaine et l'embryologie / American Society for Reproductive Medicine (2003).	Il comprend deux des conditions suivantes, en plus de l'exclusion des troubles associés: Oligoovulation ou anovulation (saignements utérins anormaux, aménorrhée). Signes cliniques et / ou biochimiques compatibles avec l'hyperandrogénie (hirsutisme, testostérone sérique totale ou libre élevée). Diagnostic échographique des ovaires polykystiques.
Critère suggéré par la Androgen Excess Society (2006).	Hyperandrogénie: hyperandrogénémie et / ou hirsutisme. Dysfonctionnement ovarien: ovaires polykystiques et / ou oligoanovulation. Exclusion d'autres troubles dus à un excès d'androgènes ou associés.

Paraclinique:
- ✓ Niveaux de testostérone libre (élevés).
- ✓ Panneau métabolique.
- ✓ Niveau de cortisol du matin.
- ✓ Niveaux de prolactine.
- ✓ Niveaux de TSH.

- ✓ Test de tolérance au glucose oral à jeun.
- ✓ Glucose 2 heures après une charge orale de 75 g de glucose.
- ✓ Test de grossesse urinaire.
- ✓ Test de provocation aux progestatifs (après un test de grossesse pour confirmer l'anovulation. Si les saignements utérins ne suivent pas la provocation aux progestatifs, il est recommandé d'exclure à nouveau une grossesse, ainsi que d'autres causes d'anovulation chronique).
- ✓ Niveaux de LH et FSH.
- ✓ Test de stimulation ACTH (pour écarter d'autres pathologies).
- ✓ Taux sériques de DHEAS (augmentés à 8 μg / ml chez environ 50% des patients atteints de SOPK).
- ✓ Biopsie de l'endomètre (dans l'étude initiale).
- ✓ Morphologie des ovaires polykystiques.
- ✓ L'évaluation morphologique est plus précise par échographie transvaginale.
- ✓ La taille normale des ovaires est de 10 ml.
- ✓ Présence d'au moins 12 à 25 follicules de 2 à 9 mm dans tout l'ovaire ou due à une augmentation de la taille de l'ovaire à plus de 10 ml.

Options de traitement

Modification du mode de vie.	Exercer. Diminution du poids corporel. Changement des habitudes nutritionnelles (des régimes pauvres en glucides peuvent être utilisés).
Contraceptif	Contraceptifs oraux, patch vaginal ou anneaux:

s hormonaux	Composant progestatif. Dose d'éthinylestradiol 20 mcg associée à un progestatif tel que le désogestrel ou la drospirénone.
Metformine	Selon l'Endocrine Society, il est recommandé de commencer un traitement par metformine chez tous les patients atteints de SOPK qui souffrent de diabète sucré ou d'intolérance au glucose, pour lesquels les modifications du mode de vie n'ont pas apporté d'amélioration significative.
Traitement de l'infertilité	Citrate de clomifène (première ligne). Modulateurs d'oestrogène (létrozole). Metformine (adjuvant).
Traitement de l'hyperandrogénie	Les contraceptifs oraux comme première ligne de traitement (voir chapitre 263).

Particularités du suivi

Le but du traitement est de réduire le risque de complications en améliorant votre mode de vie. Une consultation par une équipe multidisciplinaire qui comprend la physiothérapie et la diététique est recommandée car la première ligne de traitement est le changement de mode de vie.

Insistez auprès de vos patients sur la nécessité de faire régulièrement de l'exercice physique et proposez des groupes de soutien pour aider à réduire le stress et augmenter la confiance en vous. Le SOPK est considéré comme une pathologie chronique et un suivi régulier doit être effectué, supervisant le développement d'éventuelles pathologies associées à ce syndrome telles que les troubles cardiovasculaires, le diabète gestationnel, la pré-éclampsie, les naissances prématurées, entre autres.

Références bibliographiques

1. Shlomo Melmed, Richard J. Auchus, Allison B. Goldfine, Ronald J. Kowning, Clifford Rosen. Williams Textbook of Endocrinology 14ème édition. ELSEVIER, 2020.
2. Teede HJ, Misso ML, Costello MF, Dokras A, Laven J, Moran L, Piltonen T, Norman RJ., Réseau international SOPK. Recommandations issues des lignes directrices fondées sur des données probantes internes pour l'évaluation et la prise en charge du syndrome polycysticovaire. Clin. Endocrinol. (Oxf). 2018 septembre; 89 (3): 251-268.
3. Misso ML, Tassone EC, Costello MF, Dokras A, Laven J, Moran LJ, Teede HJ., Réseau international du SOPK. Développement de lignes directrices fondées sur des données probantes à grande échelle Impliquer la communauté internationale du SOPK. Semin. Jouer Med.2018 janvier; 36 (1): 28-34

Chapitre 312. Adolescents atteints d'ovaires polykystiques

Il correspond au syndrome qui présente des combinaisons variables d'irrégularité menstruelle, d'acné, d'hirsutisme et d'obésité, qui peuvent être diagnostiquées à l'adolescence et avec des antécédents dans la petite enfance. Le diagnostic du syndrome des ovaires polykystiques (SOPK) à l'adolescence est difficile et controversé en raison de la coexistence de changements physiologiques pubertaires normaux, similaires aux symptômes du SOPK.

Statistiques et épidémiologie

Elle touche entre 8 et 13% des femmes en âge de procréer, survenant entre 6 et 18% chez les adolescentes. Selon l'OMS, l'adolescence est la période entre 10 et 19 ans.

Considérations étiopathogènes

Actuellement, la pathogenèse n'est pas bien comprise, cependant, il est probable que les aspects étiopathogènes du SOPK trouvent leur origine dans l'interaction entre les facteurs environnementaux et génétiques.
Les théories sur son étiologie comprennent:
- ✓ Altération de la sécrétion des gonadotrophines neuroendocrines.
- ✓ Hyperandrogénie.
- ✓ Résistance à l'insuline
- ✓ Hyperinsulinémie

- ✓ Une combinaison de certains des éléments ci-dessus.
- ✓ Les aspects étiologiques et physiopathologiques ont été décrits au chapitre 268.

Critères diagnostiques

Cycles menstruels irréguliers et dysfonctionnement ovulatoire

Après les premières règles	Définition des cycles menstruels irréguliers
<1 an après la ménarche	La transition pubertaire normale peut présenter des cycles menstruels irréguliers.
1 à 3 ans après la ménarche	<21 jours ou> 45 jours
> 3 ans après la ménarche	<21 jours ou> 35 jours ou moins de 8 cycles par an
> 1 an après la ménarche	> 90 jours pour n'importe quel cycle
	Aménorrhée primaire à 15 ans ou plus de 3 ans après la hiérarchie.

Critères de diagnostic de l'Endocrine Society pour le SOPK chez les adolescents (2015)

Schéma de saignement utérin anormal
Anormal pour l'âge ou l'âge gynécologique.
Symptômes persistants pendant 1 ou 2 ans.
Preuve d'hyperandrogénie
Augmentation persistante des niveaux de testostérone.
Hirsutisme modéré à sévère.
Hirsutisme modéré à sévère ou acné vulgaire

inflammatoire modérée à sévère.

Échographie chez les adolescents pour le diagnostic du SOPK

En raison des divers changements physiologiques qui se produisent chez les adolescents, l'échographie n'est pas une enquête de première intention dans ce groupe d'âge, cependant, le dysfonctionnement ovarien doit être étudié sur la base d'une oligoménorrhée et / ou de preuves biochimiques d'anovulation.

Tests de laboratoire recommandés pour les adolescents présentant des manifestations cliniques du SOPK

FSH, LH et estradiol (en particulier chez les adolescents présentant une aménorrhée).
Niveau de testostérone total ou gratuit.
SHBG
17-Oh progestérone.
TSH.
Niveau de prolactine.
DHEAS
Jeûne à l'insuline.
Profil lipidique.
Glycémie à jeun

Options de traitement

Interventions de style de vie
Modifications nutritionnelles.
Perte de poids.
Exercice physique.
Combinaison de ce qui précède.
Thérapies locales (hirsutisme)

Être
Électrolyse.
Autres
Traitement médical
Metformine: chez les patients maigres, elle peut être démarrée à faibles doses (850 mg), tandis que chez les patients obèses ou en surpoids, elle est utilisée à fortes doses (1,5 à 2,5 g) Anti-androgènes (spironolactone, finastéride, flotamide). Contraceptifs oraux (produits à faible effet androgène ou antiandrogène).
Thérapie combinée

Particularités du suivi

Planifiez des contrôles de suivi à long terme. Les patients doivent être accompagnés pendant l'adolescence et dans la transition vers l'âge adulte, en particulier le traitement de fertilité.

Références bibliographiques

1. Ramezani Tehrani, F., et Amiri, M. (2019). Syndrome des ovaires polykystiques chez les adolescents: défis du diagnostic et du traitement. Revue internationale d'endocrinologie et métabolisme, 17 (3), e91554.https://doi.org/10.5812/ijem.91554
2. Peña, AS, Witchel, SF, Hoeger, KM et al. Syndrome des ovaires polykystiques de l'adolescent selon la directive internationale fondée sur des preuves. BMC Med 18, 72 (2020). https://doi.org/10.1186/s12916-020-01516-x

Chapitre 313. Hydroxyprogestérone

La 17-hydroxyprogestérone (17-OHP) est un stéroïde intermédiaire dans la voie de biosynthèse surrénalienne du cholestérol au cholestérol, qui est le substrat de la stéroïde 21-hydroxylase. Par conséquent, une carence héréditaire en 21-hydroxylase entraîne des concentrations sériques de 17-OHP très élevées, tandis que l'absence de synthèse de cortisol entraîne une augmentation de l'hormone adrénocorticotrophique.

Synthèse de stéroïdes

Dans les glandes surrénales, la synthèse du cortisol et de l'aldostérone à partir du cholestérol se produit.

> Elle commence par l'absorption du cholestérol dans les mitochondries par l'action de la protéine régulatrice aiguë stéroïdogène (StAR).
> Ceci est suivi par un clivage de la chaîne latérale d'une enzyme du cytochrome P-450 (maintenant CYP11A1), pour libérer la prégnénolone.
> La prégnénolone et le cholestérol possèdent des groupes β-hydroxyle en carbone 3 (C3) et des doubles liaisons en C5 à C6 (5-ène).
> La prégnénolone peut être hydroxylée en C17 par la 17 alpha-hydroxylase (CYP17A1) dans le réticulum endoplasmique lisse de la zone surrénalienne fasciculée. Cela produit la 17-hydroxypregnolone, qui, par l'action de la 3β-hydroxystéroïde déshydrogénase et de la 5,4-isomérase (HSD3B2), est transformée en l'hormone stéroïde 17-OHP (17-hydroxy 4-prégnène-

3.20 - dione) avec le carbonyle à Double liaison C-3 et C4 à C5 (4-ène).
Ce 17-OHP est converti en 11-désoxycortisol par l'enzyme hydroxylase C-21.
Le 11-désoxycortisol migre ensuite vers les mitochondries pour la 11-hydroxylation par la 11 bêta hydroxylase produisant du cortisol dans la zone fasciculée.
Dans la zone externe gloméruleuse, la prégnénolone est convertie en progestérone, désoxycorticostérone, aldostérone et corticostérone, grâce aux actions du CYP21A2, HSD3B2, puis CYP11B2, qui a une activité 18-hydroxylase et aldostérone synthétase.

Utilité clinique de la 17-hydroxyprogestérone

Le sérum 17-OHP est un test de laboratoire utilisé pour le diagnostic de l'hyperplasie congénitale des surrénales (CAH), associée à une carence en enzyme 21-hydroxylase, due à des troubles génétiques fréquemment masculins.
Le test de la 17-hydroxyprogestérone est indiqué pour le diagnostic et le traitement de suivi de l'hyperplasie congénitale des surrénales.

Analyse 17-OHP

L'immunoessai est la technique la plus largement utilisée pour mesurer les stéroïdes.
Les méthodes chromatographiques de mesure du 17-OHP comprennent:
LC avec détection ultraviolette.
Chromatographie en phase gazeuse couplée à la spirométrie de masse.

Spectrométrie de masse en tandem GC.
LC-MS / MS.

Résultats de base du 17-OHP avec RIA et GC-MS, au départ et après stimulation par l'ACTH (Service d'essai suprarégional)

Grouper	RIA (sérum) nmol / L (60 min de stimulation ACTH)	GC-MS (sérum) nmol / L (30 min de stimulation ACTH)	LC-MS / MS
Nourrissons (pas de stress)	<13	<5 (<8)	
Nourrissons (stressés)	<40		
Hommes adultes	2 à 9 (3 à 30)	1,2 à 5 (3 à 10)	1,2 à 7,6
Femmes adultes (en phase folliculaire)	2 à 6	1 à 4,5 (2 à 8)	0,4 à 3,6
Femmes adultes (en phase lutéale)	> 6	1,0 à 6 (2 à 10)	1,2 à 7,6
Patients présentant un déficit en 21-hydroxylas	Souvent supérieur à 100	>> 100	

e non traité			
Patients atteints de NC-CAH	(63 à 470)	<5 à 200 (60 à 600)	
Porteurs hétérozygotes	(6 à 44)	*(5 à 50)*	

Tableau 325 - 2. Valeurs de référence du 17-OHP. Source: Honor JW. 17-Hydroxyprogestérone chez les enfants, les adolescents et les adultes. Ann Clin Biochem. 2014 Juil; 51 (4): 424-40.

Références bibliographiques

1. Rodríguez A, Ezquieta B, Labarta JI, Clemente M, Espino R, Rodriguez A, et al. Recommandations pour le diagnostic et le traitement des patients présentant des formes classiques d'hyperplasie surrénalienne congénitale due à un déficit en 21-hydroxylase. Annales de pédiatrie. 2017 août; 87 (2): 116.e1-116.e10.
2. Honorer JW. 17-Hydroxyprogestérone chez les enfants, les adolescents et les adultes. Ann Clin Biochem. 2014 Juil; 51 (4): 424-40.

Chapitre 314. Hyperandrogénie

L'hyperandrogénie est l'excès de l'action biologique des androgènes endogènes ou exogènes et peut se manifester à différents stades de développement chez l'homme et la femme. L'hyperandrogénie est également le terme utilisé pour décrire les signes ou manifestations cliniques spécifiquement chez les femmes atteintes d'hyperandrogénémie: hirsutisme, alopécie, acné, entre autres.

Statistiques et épidémiologie

La cause la plus fréquente est le syndrome des ovaires polykystiques avec une prévalence de 72,1% chez les patientes anovulatoires classiques.

La prévalence de l'hyperandrogénie idiopathique est d'environ 15,8%.

Les troubles légers en excès d'androgènes peuvent représenter environ 30% des patients atteints d'hyperandrogénie clinique.

Groupes et facteurs de risque
- ✓ Utilisation de médicaments (corticostéroïdes, androgènes, stéroïdes, progestatifs).
- ✓ Syndrome de Cushing.
- ✓ Obésité.
- ✓ Néoplasmes.

Étiologie ou causes plus fréquentes

Origine	Les raisons principales
Surrénal	Tumeurs bénignes et malignes. Syndrome de Cushing. Déficit en 21-hydroxylase, 11b-hydroxylase et 3β-hydroxystéroïde déshydrogénase (apparition tardive).
Ovarien	Syndrome des ovaires polykystiques. Tumeurs virilisantes.
Testiculaire	Les tumeurs Testotoxicose.
Placentaire	Déficit en P-450 aromatase chez le fœtus.
Augmentation de la production périphérique	Obésité. Hyperandrogénie idiopathique.
Exogène	Utilisation de corticostéroïdes synthétiques, androgènes et stéroïdes anabolisants, progestatifs synthétiques à fortes doses.

Éléments physiopathologiques

- ✓ Production excessive d'androgènes par les ovaires ou les glandes surrénales.

- ✓ Augmentation de la conversion des androgènes (en particulier la testostérone des précurseurs de stéroïdes par certains tissus périphériques.
- ✓ Utilisation accrue par les tissus sensibles aux androgènes.

Critères diagnostiques

Clinique	Chez le fœtus
	Fœtus masculin:
	Augmentation de la taille du pénis.
	Augmentation de la croissance.
	Fœtus féminin (organes génitaux ambigus):
	Virilisation des organes génitaux externes à un degré variable.
	Accélération de la croissance.
	Développement des canaux wolffiens.
	Au stade prépubère
	Augmentation de la croissance
	Épaississement de la voix.
	Augmentation de la pilosité corporelle.
	Hypertrophie musculaire.
	Changements d'odeur corporelle
	Acné.
	Pubarche précoce.
	Croissance du pénis (mâles).
	Croissance clitoridienne (femmes).
	Séborrhée.
	Accélération de l'âge osseux et fermeture prématurée de l'épiphyse.
	Au stade pubertaire ou postpupéral
	Chez les femmes
	Hirsutisme

	Acné. Alopécie androgénique. Redistribution androgénique de la graisse corporelle. Atrophie mammaire ou réduction mammaire. Irrégularité menstruelle Infertilité Augmentation de la libido. *Chez les hommes:* Acné. Augmentation de la libido. Augmentation de la maturation et de la croissance.
Paraclinique	Taux de testostérone libre (les niveaux supérieurs à 1,5 ng / mL correspondent aux tumeurs surrénales et ovariennes). Mesure de LH et FSH. Niveaux de prolactine. Mesure du cortisol dans le sang du matin et du soir. Cortisol urinaire Profil thyroïdien. Glucose et insuline à jeun. Test de stimulation ACTH. Quantification de la 17-alpha-hydroxyprogestérone sérique (des niveaux très élevés suggèrent un déficit en 21-hydroxylase). Indice androgène libre: *(Testostérone totale (ng / mL) × 3,47 / SHBG nmol / L) × 100* Demander les études d'imagerie pertinentes en fonction de la suspicion clinique.

Options de traitement

Le traitement doit être orienté vers la cause spécifique de l'hyperandrogénie et des désirs reproductifs.

Oestrogène oral plus progestatif.

Éthinylestradiol avec progestatifs antiandrogéniques (diénogest, drospirénone, acétate de cyprotérone) ou progestatifs androgéniques métaboliques neutres (désogestrel, norgestimate, gestiondeno).

Anti-androgènes tels que la spironolactone et le flutamide.

Traitement cosmétique par épilation temporaire ou définitive et prise en charge de l'acné par traitement topique ou systémique. Envisagez de vous référer à la dermatologie.

En cas d'hyperplasie congénitale des surrénales, une supplémentation en minéralocorticoïde est utilisée. L'utilisation d'hydrocortisone perfusée en continu toutes les 6 à 8 heures est recommandée.

Références bibliographiques

1. Shlomo Melmed, Richard J. Auchus, Allison B. Goldfine, Ronald J. Kowning, Clifford Rosen. Williams Textbook of Endocrinology 14ème édition. ELSEVIER, 2020.
2. Lavin N, éditeur. Manuel d'endocrinologie et métabolisme. 4e éd. Philadelphie: Wolters Kluwer / Lippincott Williams & Wilkins Health; 2009. 837 p.
3. Dorantes et Martinez. Clinical endocrinology 5e édition, Editorial El Manual Moderno 2016.

Chapitre 315. Hyperhidrose

C'est un trouble qui provoque une transpiration excessive à la suite d'une surstimulation des récepteurs cholinergiques dans les glandes eccrines. Cette pathologie se caractérise par une transpiration supérieure à ce qui est nécessaire pour la régulation de la température homéostatique.

Statistiques et épidémiologie

Elle peut toucher environ 3% de la population des États-Unis. Elle est fréquente dans les tranches d'âge de 20 à 60 ans, sans préférence dans la prédominance pour le sexe féminin ou masculin. Il affecte toutes les races, bien que les preuves suggèrent que les Japonais sont le groupe ethnique le plus touché. La région palmaire est la zone principalement touchée.

Facteurs de risque
- ✓ Antécédents familiaux d'hyperhidrose primaire.
- ✓ Maladies chroniques sous-jacentes
- ✓ Utilisation d'antipsychotiques, d'agonistes dopaminergiques ou d'insuline.

Étiologie ou causes plus fréquentes

L'hyperhidrose peut être classée comme primaire et secondaire selon son étiologie et sa manifestation:
Hyperhidrose primaire: Cause inconnue. Les facteurs génétiques sont théorisés pour jouer un rôle dans une

stimulation neuronale excessive, mais ce n'est pas tout à fait clair.

Hyperhidrose secondaire: il est associé à des médicaments tels que les agonistes dopaminergiques, les antipsychotiques, l'insuline, l'alcool et autres. Elle peut également être le résultat de troubles systémiques tels que le diabète sucré, l'hyperthyroïdie, la maladie de Parkinson, entre autres troubles neurologiques. Elle peut survenir dans les lymphomes et les phéochromocytomes.

Les autres causes sont une maladie fébrile, l'alcoolisme, la tuberculose.

Éléments physiopathologiques

Hyperactivité du système nerveux parasympathique.

Libération excessive d'acétylcholine par la terminaison nerveuse.

L'acétylcholine agit sur les glandes sudoripares eccrines épidermiques dans une réponse physiologique pour contrôler la température corporelle centrale (spécifique lors de stress physique ou psychologique).

Dans l'hyperhidrose, le mécanisme de rétroaction négative hypothalamique semble être affecté en faisant transpirer le corps plus que nécessaire pour contrôler la température corporelle.

Les médicaments ou les troubles systémiques capables d'augmenter la libération d'acétylcholine, influencent le développement de l'hyperhidrose.

Histopathologie: Les glandes eccrines sont de taille et de nombre normaux, cependant, les ganglions sympathiques chez ces patients sont plus gros, ce qui soutient la théorie selon laquelle l'hyperhidrose est un trouble de stimulation cholinergique excessive.

Critères diagnostiques

Clinique	Transpiration excessive fréquente dans diverses glandes eccrines (paumes, plante des pieds, visage, tête, aisselles), bien qu'elle puisse survenir de manière segmentée ou localisée. *Critères diagnostiques de l'hyperhidrose primaire:* Transpiration excessive pendant 6 mois ou plus. La transpiration affecte les activités quotidiennes. Age moins de 25 ans. Antécédents familiaux d'hyperhidrose. Épisodes de transpiration qui durent 7 jours ou plus. Diminution ou absence de transpiration pendant la nuit. La transpiration affecte la plante des pieds, la paume des mains et le visage. *Considérations diagnostiques pour l'hyperhidrose secondaire:* Utilisation de médicaments associés à une hyperhidrose secondaire. Clinique associée à un trouble sous-jacent (pathologie fébrile, phéochromocytome, hyperthyroïdie, Parkinson ou autre). Patient de plus de 25 ans.
Paraclinique	Principalement, le type d'hyperhidrose que le patient présente doit être établi par le biais de la clinique du patient. Les paracliniques doivent se concentrer sur l'identification de la cause, si une hyperhidrose secondaire est suspectée. Vous pouvez démarrer

> l'enquête en demandant les paracliniques suivants:
> Numération globulaire complète.
> Panneau métabolique de base.
> Niveau TSH.
> Taux de sédimentation.
> Hémoglobine a1c.
> Radiographie pulmonaire.

Options de traitement

Le traitement de l'hyperhidrose dépend du type d'hyperhidrose du patient. Le traitement de l'hyperhidrose secondaire doit être dirigé vers la cause sous-jacente, soit l'arrêt du médicament suspecté, soit le traitement spécifique du trouble.

Chlorure d'aluminium hexahydraté 20% (Drysol): utilisé pendant 3 ou 4 nuits consécutives. Il se retire le matin. Peut provoquer une irritation cutanée.

Agents topiques tels que l'acide tannique et le permanganate de potassium.

Anticholinergiques oraux (deuxième ligne de traitement lorsque le traitement topique conventionnel n'est pas bien toléré): ils bloquent les récepteurs cholinergiques, l'oxybutynine 5 à 10 mg par jour ou le glycopyrrolate topique entre 0,5 et 2,0% peuvent être utilisés.

Iontophorèse: 2 ou 3 fois par semaine.

Toxine botulique avec ou sans lidocaïne toutes les 3 à 4 semaines. Il peut provoquer une paralysie au site d'injection, est coûteux et nécessite des traitements répétés.

Sympathectomie (excision des ganglions T2 et T4 responsables de la transpiration). Les nœuds T1 pour la transpiration faciale, T2 et T3 pour la transpiration palmaire et les nœuds T4 pour la transpiration axillaire peuvent être retirés. La procédure est réalisée par thoracoscopie.

Ablation par radiofréquence.

Liposuccion sous-cutanée.

Excision chirurgicale de la zone touchée.

Particularités du suivi

L'hyperhidrose n'est pas un trouble potentiellement mortel en soi, cependant, elle peut avoir des effets psychosociaux sur les patients, en particulier ceux de moins de 25 ans.
Les traitements actuels ne sont généralement pas définitifs et l'hyperhidrose est fréquemment récurrente. Envisager une approche de suivi et de sympathectomie pour obtenir des résultats permanents chez les patients atteints d'hyperhidrose primaire avec un impact significatif sur la qualité de vie du patient.

Références bibliographiques

1. Menzinger S, Quenan S. [Évaluation et gestion de l'hyperhidrose]. RevMedSuisse. 29 mars 2017; 13 (556): 710-714.

2. Nawrocki S, Cha J. Théétiologie, diagnostic et gestion de l'hyperhidrose: une vue d'ensemble: étiologie et travail clinique. J. Am. Acad. Dermatol. 2019 sept; 81 (3): 657-666.

Chapitre 316. Hirsutisme

Cela signifie la croissance excessive des poils masculins chez les femmes après la puberté. L'hirsutisme affecte les zones du visage et du corps dépendant des androgènes (moustache, barbe, poils pubiens, fesses et cuisses). Elle est associée à un stress émotionnel important en raison du problème esthétique.

Statistiques et épidémiologie

C'est le trouble endocrinien le plus fréquent, touchant environ 10% des femmes américaines, avec une prévalence qui peut varier entre 10 à 50% selon la population, et l'incidence est plus élevée chez les femmes à la peau foncée. Chez les garçons, cela indique une puberté précoce.
L'hirsutisme hyperandrogène représenté par le syndrome des ovaires polykystiques est la cause la plus fréquente, représentant 75% des cas.

Groupes ou facteurs de risque:
- ✓ Syndrome des ovaires polykystiques.
- ✓ Troubles thyroïdiens
- ✓ Grossesse.
- ✓ Post-ménopause.

Étiologie

Hirsutisme hyperandrogène	Syndrome des ovaires polykystiques. Tumeurs sécrétant des androgènes. Hyperplasie surrénalienne congénitale non classique.

Hirsutisme non hyperandrogène	Utilisation de médicaments (androgènes, glucocorticoïdes, antagonistes des œstrogènes, progestatifs, minoxidil, cyclosporine, danazol, diazoxide, interféron, D-pénicillamine, phénytoïne). Endocrinopathies (syndrome de Cushing, troubles thyroïdiens, hyperprolactinémie, acromégalie). Autres causes (grossesse, postménopause). Idiopathique

Éléments physiopathologiques

C'est un trouble androgéno-dépendant qui résulte de l'interaction entre la sensibilité du follicule pileux aux androgènes et la quantité d'androgènes circulant dans le sang. La peau peut retenir la testostérone sous forme de dihydrotestostérone (DHT), grâce à l'enzyme 5 alpha-réductase, qui a des isoenzymes présentes dans la peau et le follicule pileux. De plus, la peau et le follicule pilo-sébacé ont un récepteur aux androgènes.

L'hirsutisme peut être le résultat de:
- ✓ Apport d'androgènes exogènes.
- ✓ Hypersécrétion androgénique par les ovaires ou les glandes surrénales.
- ✓ Augmentation de la sensibilité cutanée aux taux normaux d'androgènes circulants (hirsutisme idiopathique).

Critères diagnostiques

Clinique	Développement ou changement de cheveux en termes de densité et de propriétés, affectant notamment les zones androgéno-dépendantes telles que les poils du visage, la poitrine, les aréoles, la

| | ligne blanche, le sacrum, la partie interne des cuisses et les organes génitaux externes et la fesse
Système Ferriman et Gallwey
Ils attribuent des points de 1 à 4 en fonction de la densité du cheveu qui va de l'absence de cheveux à l'hirsutisme.
Un score compris entre 7 et 36 est considéré comme normal.
Autres symptômes associés à l'hirsutisme:
Acné.
Irrégularités menstruelles.
Récession temporaire de la racine des cheveux.
Alopécie frontale. |
|---|---|
| **Paraclinique** | L'évaluation de base doit être réalisée au début de la phase folliculaire (entre le 3ème et le 6ème jour du cycle, tôt le matin, à jeun) et après la suspension du contraceptif, prier pendant 2 ou 3 cycles (sauf en cas de suspicion de néoplasmes).
Niveaux totaux de testostérone.
Sulfate de déhydroépiandrostérone.
Delta 4-androstènedione.
Niveaux de LH et FSH.
Mesure de la 17-hydroxyprogestérone.
Globuline transportant les hormones stéroïdes.
Profil thyroïdien.
Niveau de prolactine.
Test de suppression de la dexaméthasone (sur suspicion de Cushing).
Test de stimulation ACTH.
Indice HOMA ou test de tolérance aux glucides. |

Options de traitement

Pharmacothérapie	Contraceptifs oraux (première ligne de traitement). Spironolactone Finastéride. Corticostéroïdes à faible dose (pour ralentir l'hyperandrogénie surrénalienne). Eflornithine topique. Électrolyse.
Traitement non pharmacologique	Rase. Blanchiment au peroxyde d'hydrogène. Épilation. Épilation chimique (thioglycolates).
Traitement chirurgical	Excision chirurgicale des néoplasmes. Ovariectomie: indiquée chez les femmes atteintes d'hyperandrogénie sévère chez les femmes en périménopause ou ménopause.

Références bibliographiques

1. Kshetrimayum C, Sharma A, Mishra VV, Kumar S. Polycysticovarianyndrome: facteurs environnementaux / professionnels, mode de vie; un aperçu. J Turk Ger GynecolAssoc. 28 novembre 2019; 20 (4): 255-263.
2. Jacobsen S, Lauszus FF. [Tumeurs sécrétant des androgènes des ovaires]. Ugeskr. Laeg. 04 février 2019; 181 (6).
3. Azarchi S, Bienenfeld A, Lo Sicco K, Marchbein S, Shapiro J, Nagler AR. Androgènes chez la femme: Thérapies hormonodulantes pour les maladies de la peau. J. Am. Acad. Dermatol. 2019 juin; 80 (6): 1509-1521.

Chapitre 317. Acné

C'est un trouble inflammatoire de l'unité pilo-sébacée qui peut avoir une évolution chronique et autolimitante. L'acné est une affection cutanée très courante qui peut se présenter sous forme de lésions inflammatoires et non inflammatoires, généralement sur le visage, bien qu'elle puisse apparaître sur le haut des bras, le dos et le tronc. Une forme rare mais grave est l'acné conglobata, qui peut provenir des mêmes causes que l'acné commune ou commune et peut conduire à des abcès profonds interconnectés.

Statistiques et épidémiologie

Elle peut apparaître à l'adolescence et persister jusqu'au début de la 3e décennie de la vie. Il est plus fréquent chez les hommes que chez les femmes. Les populations urbaines ont une incidence d'acné plus élevée que les populations rurales. Environ 20% des personnes atteintes d'acné peuvent développer une acné sévère.

Les races asiatiques et afro-descendantes sont plus vulnérables au développement de la manifestation sévère de l'acné, tandis que la population caucasienne développe plus fréquemment la forme bénigne. L'acné infantile est relativement rare, touchant moins de 2% des enfants.

Facteurs de risque et facteurs aggravants
- ✓ Consommation d'aliments à indice glycémique élevé.

- ✓ Utilisation de cosmétiques à base d'huile et massage du visage.
- ✓ Anxiété et colère.
- ✓ Syndrome prémenstruel.
- ✓ Exposition excessive au soleil.
- ✓ Antécédents familiaux d'acné chronique.
- ✓ Utilisation de vêtements serrés dans les zones sensibles au développement de l'acné.

Étiologie

L'acné est due à l'hypersensibilité des glandes sébacées au niveau des androgènes circulants et aggravée par le micro-organisme Propionibacterium acnes, qui provoque une réaction immunitaire entraînant un processus infectieux et inflammatoire chronique. Autres facteurs associés:
- ✓ Utilisation de médicaments (anticonvulsivants, stéroïdes, lithium).
- ✓ Troubles ou changements endocriniens (syndrome des ovaires polykystiques, grossesse).
- ✓ Exposition excessive au soleil.
- ✓ Facteurs génétiques affectant les acides gras ramifiés dans le sébum.

Éléments physiopathologiques

Sous l'influence des androgènes, la sécrétion sébacée augmente, car la 5-alpha réductase transforme la testostérone en DHT, pour se lier plus tard à des récepteurs spécifiques dans les glandes sébacées, augmentant ainsi la production de sébum.

Augmentation de la prolifération de l'épiderme folliculaire, entraînant une rétention de sébum.

Rupture de follicules dilatés, libérant des produits chimiques pro-inflammatoires dans le derme, stimulant l'inflammation.

Épiderme de staphylocoque, et Malassezia furfur, induisent une inflammation et une prolifération folliculaire épidermique.

Histologie- Présenté comme un follicule dilaté avec un bouchon de kératine. L'acné conglobata ressemble à l'hidradénite suppurée avec de gros nodules sensibles et des voies nasales drainées. Il peut y avoir des granulomes à corps étrangers. L'acné montre généralement des zones traumatisées avec des signes de fibrose et de cicatrices.

Critères diagnostiques

Clinique	L'acné survient fréquemment dans les zones centrales du visage du dos, la partie supérieure du tronc, ainsi que dans la région deltoïde. Il se manifeste par des lésions polymorphes: Niveau 1: comédons. Ils peuvent être ouverts ou fermés. Les comédons ouverts sont le résultat d'un colmatage de l'orifice pilo-sébacé dû au sébum à la surface de la peau. Les comédons fermés se produisent parce que le sébum et la kératine obstruent l'orifice pilo-sébacé sous la surface de la peau. Grade 2: lésions inflammatoires similaires à une petite papule avec érythème Grade 3: pustules. Grade 4 - Plusieurs pustules fusionnent pour devenir des nodules et des kystes. Cicatrices déprimées aux contours

	souples (cicatrices de wagon couvert) ou cicatrices de pic à glace qui se présentent sous forme de fosses profondes Il peut également y avoir des cicatrices hypertrophiques ou chéloïdes. La séborrhée peut être associée et en présence d'hyperandrogénie, d'hirsutisme, d'acanthosis nigricans, d'irrégularité menstruelle et de prise de poids sont mis en évidence.
Paraclinique	Le diagnostic est fondamentalement clinique. Cependant, les paracliniques suivants peuvent être prescrits en particulier chez les femmes ayant des antécédents de dysménorrhée ou d'hirsutisme: Niveaux de LH et FSH. Niveaux de testostérone. Mesure de la DHEA. Elle peut être considérée comme une culture de la décharge dans les cas graves.

Options de traitement

Thérapie topique	Des rétinoïdes topiques tels que l'acide rétinoïque, l'adapalène et la trétinoïne sont utilisés. Ils peuvent être utilisés seuls ou en association avec des traitements antibiotiques topiques ou du peroxyde de benzoyle. Le meilleur agent comédolytique est considéré comme l'acide rétinoïque, qui peut être utilisé sous forme de crème ou de gel à 0,025%, 0,05% et 0,1%. Clindamycine topique 1 à 2%. Nadifloxacine 1%. Azithromycine 1% en lotion ou gel. Des œstrogènes de grade 2 à 4 peuvent être utilisés. Peroxyde de benzoyle topique combiné à

	l'adapalène à des concentrations de 2,5%, 4% et 5% sur une base de gel. Acides bêta-hydroxy tels que 2% d'acide salicylique ou 10-20% de peeling chimique. Dapsone topique.
Thérapie systémique	Doxycycline 100 mg deux fois par jour. Minocycline en gélules de 50 à 100 mg en une seule prise quotidienne. Les antibiotiques tels que l'amoxicilline, l'érythromycine, le triméthoprime / sulfaméthoxazole peuvent être utilisés contre la croissance excessive de bactéries. Vous pouvez utiliser la ciprofloxacine lorsqu'il existe des signes d'infection à pseudomonas. Isotrétinoïne à des doses de 0,5 à 1 mg / kg de poids corporel, après un régime de pouls quotidien ou hebdomadaire. Contraceptifs oraux contenant 20 mcg d'œstrogènes à faibles doses, en association avec l'acétate de cyprotérone comme antiandrogène. Spironolactone 25 mg par jour (si nécessaire pour réduire la production d'androgènes).
Autres mesures	Lavage régulier du visage avec une solution à pH équilibré comme le peroxyde de benzoyle et l'acide salicylique. Changement de mesures diététiques réduisant les aliments à indice glycémique élevé. La gestion du stress. Traitez les causes endocriniennes sous-jacentes.

Références bibliographiques

1. Yan HM, Zhao HJ, Guo DY, Zhu PQ, Zhang CL, Jiang W. Altérations du microbiote intestinal chez les patients atteints d'acné vulgaire modérée à sévère. J. Dermatol. 2018 octobre; 45 (10): 1166-1171.

2. ShlomoMelmed, Richard J. Auchus, Allison B. Goldfine, Ronald J. Kowning, Clifford Rosen. Williams Textbook of Endocrinology 14ème édition. ELSEVIER, 2020.
3. Sutaria AH, Masood S, Schlessinger J. Acne Vulgaris. [Mis à jour le 8 août 2020]. Édition StatPearls; 2020.

Chapitre 318. Alopécie androgénique

Il s'agit d'un trouble ou d'un schéma génétiquement déterminé en raison d'une réponse excessive aux androgènes. L'alopécie androgénique se caractérise par une perte progressive des cheveux terminaux du cuir chevelu à tout moment après la puberté. La distribution est caractéristique chez les hommes et les femmes, et consiste en une perte de cheveux importante dans les régions apex et frontotemporale chez les hommes, tandis que chez les femmes, la racine des cheveux frontaux est généralement préservée avec une perte de cheveux apicale diffuse.

Statistiques et épidémiologie

Il affecte le plus souvent les populations caucasiennes, suivies des populations asiatiques, africaines et amérindiennes. Chez les hommes, il commence généralement entre 20 et 25 ans. Environ 13% des femmes préménopausées souffrent d'alopécie androgénique.

Groupes ou facteurs de risque: Antécédents familiaux d'alopécie androgénique.

Étiologie ou causes plus fréquentes

Prédisposition génétique et probable réponse excessive aux androgènes. Le modèle alopécique constitue un trouble polygénique à pénétrance variable dans lequel les gènes maternels et paternels peuvent être impliqués.

Éléments physiopathologiques

Augmentation des récepteurs aux androgènes et augmentation de l'enzyme 5-alpha réductase, ce qui conduit à une plus grande conversion de la testostérone en dihydrotestostérone au niveau du follicule pileux.

La dihydrotestostérone s'accumule dans les follicules pileux.

Les follicules pileux sont sensibles aux androgènes et une activation excessive des récepteurs aux androgènes raccourcit la phase anagène provoquant une miniaturisation folliculaire entraînant des follicules pileux plus courts et plus minces incapables de pénétrer à travers l'épiderme.

L'échantillon pathologique montre un rapport réduit de 5: 0 des cheveux anagènes au télogène où la norme est de 12: 1.

Critères diagnostiques

Clinique	Apparition progressive après la puberté. *Chez les hommes:* Il commence par un amincissement bitemporel du cuir chevelu frontal, puis implique le sommet. La racine des cheveux peut également régresser sous la forme d'un "M". *Classement Norwood-Hamilton* Type I: récession bitemporelle minimale des cheveux. Type II: extension de type I. Type III: chute des cheveux dans la zone de tonsure et récession lente des cheveux.

	Type IV à VI: extension de type III. Type VII: modèle d'alopécie plus sévère avec confluence des zones chauves, les cheveux ne sont conservés que sur le dos et les côtés de la tête. *Chez les femmes:* Il est observé comme l'amincissement des cheveux entre le frontal et le sommet du cuir chevelu, mais sans affecter la racine des cheveux frontaux. Démasqué par l'effluvium télogène 1 à 6 mois après un facteur de stress. Il se manifeste par une partie plus large ou un cuir chevelu visible. *Classification de Ludwig* Type I: forme légère de chute de cheveux sur le devant et la partie supérieure du cuir chevelu, ligne frontale relativement préservée. *Type II:* modérer. *Type III:* grave.
Paraclinique	Biopsie du cuir chevelu (lorsque le diagnostic n'est pas clair avec la clinique). Dermoscopie: preuve de cheveux miniaturisés avec des plâtres périhilaires bruns utiles pour les différencier de l'alopécie diffuse. Il est jugé utile de demander des paracliniques pour démasquer les causes sous-jacentes de l'alopécie androgénique. Profil thyroïdien. Numération globulaire complète. Capacité totale de liaison du fer et de la ferritine.

Options de traitement

- ✓ Minoxidil topique.
- ✓ Finestaride 1 mg par jour.

- ✓ Dutastéride.
- ✓ Antiandrogènes oraux tels que la spironolactone et l'acétate de cyprotérone (chez la femme).
- ✓ Greffe de cheveux.
- ✓ Lumière rouge ou laser à 660 nm.
- ✓ Analogues de la prostaglandine (latanoprost et bimatoprost).

Références bibliographiques

1. Sasaki GH. Examen de la biologie des follicules pileux humains: dynamique des niches et régulation des cellules souches pour une éventuelle stimulation thérapeutique des cheveux pour les chirurgiens plasticiens. Esthétique Plast Surg. 2019 Fév; 43 (1): 253-266.
2. Manabe M, Tsuboi R, Itami S, Osada SI, Amoh Y, Ito T, Inui S, Ueki R, Ohyama M, Kurata S, Kono T, Saito N, Sato A, Shimomura Y, Nakamura M, Narusawa H, Yamazaki M ., Comité de rédaction des Directives pour le diagnostic et le traitement de la perte de cheveux chez l'homme et la femme. Lignes directrices pour le diagnostic et le traitement de la calvitie masculine et féminine, version 2017. J. Dermatol. 2018 sept; 45 (9): 1031-1043.

Chapitre 319. Clitoromégalie

Il s'agit d'un élargissement anormal du clitoris avec une mesure de l'indice clitoridien (largeur x longueur en mm) qui dépasse 35 mm2. Les causes de la clitoromégalie peuvent être acquises ou congénitales. Il peut s'agir d'un diagnostic évident chez les patients ayant des organes génitaux ambigus, mais des conditions limites peuvent passer inaperçues.

Statistiques et épidémiologie

La cause hormonale la plus fréquente de virilisation des organes génitaux externes est l'hyperplasie congénitale des surrénales, dont la prévalence est d'environ 1 sur 10 000 et son incidence annuelle varie entre 1 cas sur 5 000 et 15 000. Le syndrome des ovaires polykystiques est un trouble courant qui provoque une hyperandrogénie clinique ou biochimique, affecte environ 9% à 18% des femmes en âge de procréer et peut être responsable de l'apparition de signes de clitoromégalie.

Les syndromes non virilisants d'origine génétique tels que le syndrome de Fraser surviennent chez 1 naissance vivante sur 100 000 et la manifestation la plus courante est la clitoromégalie avec environ 36,8% d'occurrence.

La neurofibromatose a une incidence de 1 naissance vivante sur 3000 et la clitoromégalie peut être la première manifestation chez les jeunes filles.

Groupes ou facteurs de risque:

- ✓ Antécédents familiaux.
- ✓ Troubles endocriniens.
- ✓ Administration exogène de médicaments à action androgénique (danazol, noréthistérone) pendant la grossesse.
- ✓ Masturbation (pseudoclitoromégalie).

Étiologie ou causes plus fréquentes

- ✓ Conditions hormonales
- ✓ Endocrinopathies (syndrome des ovaires polykystiques)
- ✓ Néoplasmes virilisants.
- ✓ Exposition aux androgènes.
- ✓ Syndromes avec virilisation (syndrome de Turner, syndrome d'Antley-Bixler).
- ✓ Conditions non hormonales
- ✓ Neurofibromatose.
- ✓ Kystes épidermoïdes.
- ✓ Autres tumeurs.
- ✓ Syndromes sans virilisation (syndrome de Fraser, syndrome de Donohue, syndrome de Seckel, syndrome de Beckwith-Wiedemann)
- ✓ Nevus.
- ✓ Pseudoclitoromégalie.
- ✓ Idiopathique

Éléments physiopathologiques

46, troubles du développement sexuel associés à XY
Trouble de la synthèse ou de l'action hormonale (gène AR, SRD5A2).

Trouble du chromosome sexuel du développement sexuel (gène SRY).

Troubles ovotesticulaires du développement sexuel (gènes SOX, RSPO, NR5A1, MAP3K1, SRY, DMRT1).

Troubles du développement sexuel associés à 46, XX
Génétique (gènes CYP21A2, HSD3 BETA 2, CYP11B1).

Excès d'androgènes.

Facteurs maternels ou fœtoplacentaires (facteurs exogènes tels que la virilisation des tumeurs maternelles ou l'administration de médicaments hormonaux).

Néoplasmes masculinisants sécrétant des androgènes.

Critères diagnostiques

Clinique	Dimensions clitoridiennes pour le diagnostic clinique de la clitoromégalie		
	Âge	Long	Large
	0 à 3 ans	> 12,6 mm	> 5 mm
	4 à 8 ans	> 18,8 mm	> 6 mm
	9 à 12 ans	> 24,2 mm	> 7 mm
	13 à 16 ans	> 27,4 mm	> 8 mm
	Il peut y avoir d'autres manifestations cliniques associées à la cause sous-jacente. Une histoire médicale complète doit être prise. Évaluer les caractéristiques sexuelles secondaires, l'hirsutisme, l'alopécie, les mesures anthropométriques.		
Paraclinique	Mesure FSH et LH. Niveau de testostérone. Profil thyroïdien. Électrolytes sériques. Mesure de la 17 Hydroxyprogestérone (17-OH-P). Niveaux de prolactine Niveau de cortisol.		

	Test de stimulation HCG. Test ACTH. Caryotype. Échographie abdominale et gynécologique (selon la suspicion clinique de néoplasmes ou autres).

Options de traitement

Traitez la cause sous-jacente de la clitoromégalie.
Traitement hormonal substitutif au besoin (hyperplasie congénitale des surrénales).
Une attente vigilante peut être suivie pendant le traitement hormonal.
Intervention chirurgicale ou clitoroplastie (controversée): clitorectomie, clitoroplastie de réduction, excision complète des corps caverneux, clitoroplastie épargnant l'albuginée, clitoroplastie de réduction de la circonférence, entre autres.

Références bibliographiques

1. Kaefer, M., et Rink, RC (2017). Traitement duClitoris élargi. Frontiers in pédiatrics, 5, 125.https://doi.org/10.3389/fped.2017.00125.
2. Gupta, M., Saini, V., Poddar, A., Kumari, S., et Maitra, A. (2016). Clitoromégalie acquise: un problème gynécologique complication obstétricale?. Journalofclinical and diagnosticresearch: JCDR, 10 (12), QD10 - QD11.https://doi.org/10.7860/JCDR/2016/23212.9072.
3. Iezzi ML, Lasorella S, Varriale G, Zagaroli L, Ambrosi M, Verrotti A. Clitoromegaly in Childhood and Adolescence: Behind One ClinicalSign, a Clinical Sea. Sex Dev.2018; 12 (4): 163-74.https://doi.org/10.1159/000489385

1825

Chapitre 320. SHBG

La thyroglobuline, transporteur d'hormones sexuelles (SHBG), est définie comme une glycoprotéine de transport homodimérique avec une forte affinité pour les œstrogènes et les androgènes. Le foie est le principal organe périphérique responsable de la production de SHBG, bien que son origine se situe dans l'hypothalamus et l'hypophyse, où il est étroitement associé aux neurones producteurs d'ocytocine.

Hypothèse "hormone libre"
C'est un dogme centré sur l'endocrinologie, qui établit que l'activité biologique des hormones est déterminée par leurs concentrations libres, c'est-à-dire lorsqu'elles ne sont pas liées aux protéines.
Au contraire, dans le cas des œstrogènes et des androgènes, il est théorisé que les concentrations d'hormones libres et leur activité biologique sont déterminées par la présence de SHBG.

Fonctionnalité SHBG
Les androgènes et les œstrogènes fonctionnent comme des régulateurs clés des organes reproducteurs, ainsi que d'autres tissus sexuellement dysmorphiques, par exemple les muscles, le tissu adipeux et les os. Chez les adultes en bonne santé, on estime que 55% de la testostérone (T) chez l'homme et du 17β-estradiol (E2) chez la femme sont liés à la SHBG circulante, tandis que les autres sont faiblement liés aux protéines de transport comme l'albumine, et

seulement 1 à 3% des hormones sexuelles circulent librement. Donc:

> Dans la pratique clinique, les mesures des concentrations de stéroïdes sexuels libres doivent être calculées à partir de:
> Concentrations totales de stéroïdes sexuels, d'albumine et de SHBG.
> Équilibrez la dialyse.
> Autres méthodes.

Utilité clinique SHBG

> Il est utile pour évaluer les troubles bénins du métabolisme des androgènes.
> Il permet d'identifier les femmes atteintes d'hirsutisme qui sont plus susceptibles de répondre à la thérapie androgénique.
> Ils aident à distinguer les sujets ayant une activité androgénique excessive des individus normaux.
> De faibles concentrations de SHBG ont été associées à l'obésité centrale et au syndrome métabolique.
> Chez les hommes asymptomatiques, de faibles taux de SHBG sont associés à un risque cardiovasculaire accru.
> Des concentrations élevées de SHBG apparaissent dans certains types de cancer, l'anorexie mentale et la malnutrition protéino-calorique.

Valeurs de référence SHBG

Groupe d'âge (années)	Valeur de référence nmol / L	
	Hommes	Femme
0 à 2	24 à 56	16 à 44
3 à 9	18 à 136	18 à 136
10 à 13	17 à 123	17 à 123

14 à 17	11 à 71	11 à 71
18 à 59	7 à 49	11 à 112
> 60	20 à 63	17 à 95

Pathologie liée à des résultats SHBG anormaux	
Haut niveau	Niveau bas
Maladie du foie. **Hyperthyroïdie** **Troubles de l'alimentation.** **Trouble testiculaire ou hypophysaire chez l'homme.** **Problème associé à l'hypophyse ou à la maladie d'Addison chez la femme.**	Hypothyroïdie Diabète sucré de type 2. Syndrome de Cushing. Abus de médicaments stéroïdiens. Cancer du testicule ou cancer des surrénales chez l'homme. Syndrome des ovaires polykystiques chez la femme.

Références bibliographiques

1. Hammond GL (2011). Rôles divers de la globuline se liant aux hormones sexuelles dans la reproduction. Biologie de la reproduction, 85 (3), 431–441.https://doi.org/10.1095/biolreprod.111.092593
2. Laurent MR, Hammond GL, Blokland M, et al. Régulation de la bioactivité des androgènes par la globuline liant les hormones sexuelles in vivo: validation de l'hypothèse de l'hormone libre. Sci Rep.2016; 6: 35539. Publié le 17 octobre 2016. doi: 10.1038 / srep35539
3. Goldštajn MŠ, Toljan K, Grgić F, Jurković I, Baldani DP. Sex Hormone Binding Globulin (SHBG) comme marqueur de troubles cliniques. Coll Antropol. 2016; 40 (3): 211-218.

1829

Chapitre 321. Antiandrogènes

Le groupe pharmacologique dit «anti-androgènes» est une série de médicaments dont l'effet est mis à l'effet des androgènes par différentes voies ou mécanismes, parmi lesquels:

Inhibition de la synthèse avec analyse de l'hormone de libération de la LH (LHRH).
Antagonisme compétitif.
Inhibition de la 5 alpha-réductase.

Analogues de LHRH
Ils produisent une stimulation énergétique et sélective des récepteurs de la LHRH dans l'hypophyse, provoquant la facilitation initiale de la libération de FSH et de LH. Cependant, lorsqu'il est utilisé de manière soutenue, il provoque une désensibilisation des récepteurs. Pour cette raison, les analogues de la LHRH provoquent une augmentation de la testostérone circulante pendant les 2 à 4 premières semaines de traitement, pour ensuite diminuer entre 90 et 95%, atteignant les niveaux de testostérone obtenus lors de la castration chimique.

Analogues de LHRH:
- ✓ Buserelin.
- ✓ Goserelin.
- ✓ Leuproréline.
- ✓ Triptorelin.

Antagonistes des androgènes
Ils ont une forte affinité pour le récepteur des androgènes et peuvent s'y lier de manière réversible.

Stéroïdes	
Acétate de cyprotérone (ACP)	*Action pharmacologique:* Ils ont également une affinité pour les récepteurs de la progestérone et des glucocorticoïdes. Ils inhibent la sécrétion de gonadotrophines hypophysaires et d'androgènes testiculaires. Empêche les symptômes associés à la LHRH Supprime les niveaux de testostérone, 5 alpha-DHT et LH. Réduit la production surrénalienne d'androgènes.
Non stéroïdien	
Flutamide. Nilutamide. Bicalutamide	*Action pharmacologique* Antagonistes compétitifs purs sans affinité pour d'autres récepteurs. Les niveaux de LH augmentent.

5 inhibiteurs de l'alpha-réductase
Ils s'opposent aux effets des androgènes en empêchant la transformation de la testostérone en 5 alpha-DHT, réduisant sa concentration intracellulaire. Il inhibe principalement l'isoenzyme de type 2 de la 5 alpha-réductase, qui est distribuée principalement dans la peau génitale et le tractus urogénital. En raison de son action pharmacologique, il réduit les taux circulants et la concentration prostatique de 5

alpha-DHT, sans modifier les taux circulants de testostérone.

Types de drogues

Finastéride (dose inférieure à 1 mg / jour par voie orale).
Dutastéride (dose de 0,5 mg / jour).
Turostéride.
4-OH-androstènedione.

Caractéristiques pharmacocinétiques des principaux antiandrogènes.

Drogue		Tmax heures	Métabolisme	Excrétion	Demi-vie d'élimination
Antagonistes compétitifs	Acétate de cyprotérone	3 à 4	Hépatique (15 et 16 bêta-OH-ACP	Tabouret 65% Urine 35%	38 heures
	Flutamide	deux	Hépatique (2-hydroxyflutamide	Urine 96% Tabouret 4%	4 heures.
	Bicalutamide	16	Hépatique	Urine 50% Tabouret 50%	7 jours
	Nilutamide	1,6	Hépatique	Urine 70% Tabouret 30%	56 heures
Inhibiteurs de la 5alpha-réductase	Finastéride	6 à 8	Hépatique (CYP3A, 2 métabolites peu actifs	Tabouret 57% Urine 39%	5 à 6 heures.
	Dutastéride	1 à 3	Hépatique, CYP3A4 et CYP3A5	Les matières fécales	3 à 5 semaines

Tableau 269-2.

Effets indésirables
- ✓ Gynécomastie (plus fréquente avec le flutamide).
- ✓ Mastodynie (chez les hommes).
- ✓ Tension mammaire (chez la femme).
- ✓ Diminution de la libido
- ✓ Réduction de l'érection et de l'éjaculation.
- ✓ Oligospermie
- ✓ Infertilité
- ✓ Bouffées de chaleur
- ✓ Maux de tête
- ✓ Troubles de l'humeur
- ✓ Dépression.
- ✓ Troubles cardiovasculaires et coagulopathies (avec ACP).
- ✓ Augmentation douloureuse du volume testiculaire (antiandrogènes non stéroïdiens en monothérapie).
- ✓ Méthémoglobinémie (flutamide).
- ✓ Altérations de l'accommodation visuelle à l'obscurité (nilutamide).
- ✓ Toxicité hépatique (peut être sévère avec le flutamide et moins fréquemment avec le nilutamide et le bicalutamide).
- ✓ Hépatomes (ACP).

Références bibliographiques

1. P. Lorenzo, A. Moreno, I. Lizasoain, JCLeza, MA Moro, A. Portolés. Velazquez. Pharmacologie de base et clinique 18e édition. Maison d'édition médicale panaméricaine. 2013.

1834

Chapitre 322. Contraception hormonale

La contraception hormonale consiste à utiliser des méthodes ou des traitements hormonaux pour prévenir les grossesses non désirées. Les traitements contraceptifs sont également utilisés dans le cadre d'autres types de thérapies médicales, ce qui permet, entre autres, de réduire le risque de cancer de l'endomètre et de l'ovaire.

Fondamentaux du mécanisme d'action

- ✓ Inhibition de l'ovulation totale (progestatifs) ou partielle (œstrogènes).
- ✓ Épaississement de la glaire cervicale (progestatifs: rendent la glaire cervicale visqueuse et épaisse).
- ✓ Implantation empêchée par la production d'endomètre décidualisé avec des glandes atrophiques et épuisées (elles génèrent un environnement endométrial hostile à l'implantation en raison d'une exposition prolongée).
- ✓ Effet sur les trompes utérines et inhibition possible de la captation des spermatozoïdes (paralysie de la migration de la morula à travers le tube, empêchant le transport des spermatozoïdes).
- ✓ Altération des structures et des sécrétions cellulaires de l'endomètre (œstrogènes).

Pharmacologie

Progest	Suppression de la LH et ovulation.

atifs	En grandes quantités, il est possible qu'ils inhibent la folliculogenèse. Formulations: *Première génération (faible puissance mais bien tolérée, saignements plus abondants à faibles doses d'œstrogènes):* Noretinodrel. Norethindrone. Acétate de noréthindrone. Diacétate d'éthinodiol. *Deuxième génération (puissance plus élevée, moins de saignements intermenstruels, mais effets secondaires plus androgéniques):* Lévonorgestrel Norgestrel. Norgestimate. *Troisième génération (réduction des effets secondaires androgéniques):* Désogestrel. Norgestimate. Gestodeno. *Quatrième génération (effet antiandrogène et antiminéralocorticoïde):* Drospirinone
Œstrogène	Ils régulent les saignements. Ils inhibent la FSH. Ils empêchent la formation du follicule dominant. Formulations: Ethinylestradiol. Mestranol Valérate d'estradiol.

Méthodes de contraception hormonale

Pilule conventionnelle ou combinée (doses

monophasiques ou constantes avec des doses variables qui peuvent être biphasiques et triphasiques).
Pilule séquentielle (14 à 16 comprimés avec œstrogène suivis de 5 à 7 comprimés où un œstrogène et un progestatif changent, suivis de 7 jours sans administration ou remplacés par des comprimés non hormonaux contenant du fer ou des vitamines).
Mini-pilule.
Contraception parentérale (contraceptifs continus à action prolongée).
Contraception sous-cutanée.
Dispositifs médicamenteux (anneau vaginal, serpentin contraceptif hormonal, autres).
Pilule coïtale (doses uniques de progestatifs ingérés 5 heures avant le rapport sexuel pour empêcher la fécondation jusqu'à 18 heures après).
Pilule du lendemain.
Patch cutané contraceptif (combinaison œstrogène et progestatif).

Contraceptifs progestatifs

Méthode	Description	Effets secondaires
Implants progestatifs (uniquement)	Il s'agit d'un bâtonnet unique contenant 68 mg d'étonogestrel administré par voie sous-cutanée (généralement dans le membre supérieur). Cela peut durer de 3 à 5 ans. *Efficacité*: il échoue dans environ 1 sur	Modèle de saignement irrégulier ou imprévisible. Saignements prolongés ou fréquents Incidence plus élevée de kystes ovariens (cliniquement insignifiante).

	1000. *Avantages non liés à la contraception:* Améliore la dysménorrhée	
Dispositifs intra-utérins imprégnés de progestatifs	Ils peuvent modifier la muqueuse de l'utérus de telle manière qu'elle est défavorable à l'implantation. Libère quotidiennement du lévonorgestrel en petites quantités. *Avantages non liés à la contraception:* Traitement de la ménorragie (dans les fibromes utérins et adénomyose), traitement de la douleur chez les femmes atteintes d'endométriose, alternative à l'hystérectomie chez les femmes atteintes de ménorragie.	Mal de tête. Seins tendres Changements d'humeur. Douleur pelvienne. Acné.
Injectable progestatif seul	L'acétate de médroxyprogestérone à effet retard est administré via le muscle à une dose de 150 mg toutes les 12 semaines. Le niveau pharmacologiqueme	Changement du schéma menstruel. Humeur altérée. Gain de poids. Perte osseuse (due à une utilisation à long terme)

	nt actif est atteint dans les 24 heures. *Avantages non liés à la contraception:* Améliore la ménorragie / dysménorrhée, améliore la douleur chez les femmes atteintes d'endométriose, soulage les symptômes du syndrome prémenstruel, améliore la douleur pelvienne / dyspareunie d'origine ovarienne après une hystérectomie.	
Mini-pilules (contraceptifs oraux à progestatif seul).	Pas utilisé fréquemment aujourd'hui. L'indication principale est chez les femmes qui allaitent ou qui ont des contre-indications aux œstrogènes. Cela nécessite une administration constante.	Irrégularité du cycle menstruel. Poignardement ou saignement intermenstruel. Aménorrhée Réduction de la durée du cycle. Grossesse extra-utérine.

Pilules contraceptives

Il s'agit de la forme de contraception la plus courante dans les pays industrialisés. Les comprimés contraceptifs oraux actuellement disponibles peuvent être des types suivants:
Association œstrogène-progestérone (le plus souvent prescrite).
Progestérone seule.
Pilule pour une utilisation continue ou prolongée.
Effets indésirables:
- ✓ Hémorragie.
- ✓ Maladie.
- ✓ Mal de tête.
- ✓ Crampes abdominales
- ✓ Seins tendres
- ✓ Augmentation des pertes vaginales.
- ✓ Diminution de la libido

Référence bibliographique

1. Horvath S, Schreiber CA, Sonalkar S. Contraception. [Mis à jour le 17 janvier 2018]. Dans: Feingold KR, Anawalt B, Boyce A, et al., Editors. Endotext. South Dartmouth (MA): MDText.com, Inc.; 2000-.
2. Plus fin LB, Zolna MR. Baisse des grossesses non désirées aux États-Unis, 2008-2011. Journal de médecine de la Nouvelle-Angleterre. 3 mars 2016; 374 (9): 843-52.

Chapitre 323. Infertilité féminine

Il s'agit d'une condition médicale dans laquelle la femme ne peut pas tomber enceinte malgré l'absence de méthodes contraceptives. L'infertilité féminine représente des dommages psychologiques et physiques dans lesquels le patient et le couple sont affectés.

Statistiques et épidémiologie

À mesure qu'une femme vieillit, les chances de fertilité augmentent. Chez les femmes âgées de 15 à 34 ans, le taux d'infertilité varie de 7,3 à 9,1%. Chez les femmes de 35 à 39 ans, les taux d'infertilité augmentent jusqu'à 25%. Les taux d'infertilité chez les femmes âgées de 40 à 44 ans sont de 30%.

Dans le monde, parmi les femmes âgées de 20 à 44 ans, au moins 2% n'ont jamais pu avoir de naissance vivante, tandis que 11% supplémentaires ayant déjà eu une naissance vivante n'ont pas pu avoir de naissance supplémentaire.

Groupes ou facteurs de risque:
- ✓ Les infections sexuellement transmissibles.
- ✓ Néoplasmes utérins.
- ✓ Modifications anatomiques.
- ✓ Prolactinomes.
- ✓ Troubles endocriniens.
- ✓ Étiologie ou causes plus fréquentes
- ✓ Troubles ovulatoires
- ✓ L'endométriose

- ✓ Adhérences pelviennes.
- ✓ Blocage des trompes.
- ✓ Autres anomalies tubaires / utérines.
- ✓ Hyperprolactinémie

Éléments physiopathologiques

Anovulation	Anovulation hypogonadotrope hypogonadique (aménorrhée hypothalamique): diminution de la sécrétion hypothalamique de GnRH Anovulation normoestrogénique normogonadotrope: syndrome des ovaires polykystiques (voir chapitre 268). Anovulation hypoestrogénique hypergonadotrope: insuffisance ovarienne prématurée (voir Chapitre 273). Anovulation par hyperprolactinémie (adénome hypophysaire).
L'endométriose	Tissu endométrial à l'extérieur de la cavité utérine. L'infertilité est associée à une inflammation et à une production accrue de cytokines, de prostaglandines, de macrophages et de cellules NK. La fonction des tubes et des ovaires est altérée par une inflammation entraînant une formation folliculaire, une fécondation et une implantation défectueuses. Aux stades III et IV, l'infertilité est associée à des adhérences pelviennes ou à des masses qui altèrent l'anatomie pelvienne.
Adhérences pelviennes	Les processus infectieux intra-abdominaux sont associés à l'infertilité due à une maladie inflammatoire pelvienne. Le microorganisme le

/ tubaires	plus associé à l'infertilité est Chlamydia trachomatis.
Causes utérines	Lésions occupant de l'espace ou réceptivité endométriale réduite.

Critères diagnostiques

Clinique	L'évaluation de l'infertilité féminine doit être indiquée chez les femmes en échec de grossesse après 12 mois de rapports sexuels réguliers en l'absence de contraception, ou après 6 mois chez les femmes de plus de 35 ans. *Histoire clinique* Il est essentiel de développer une histoire médicale complète du patient qui répond de manière catégorique aux caractéristiques suivantes: Durée de l'infertilité. Antécédents obstétricaux et gynécologiques complets (les antécédents d'infections sexuellement transmissibles doivent être inclus). Histoire menstruelle. Antécédents médicaux et chirurgicaux importants. Antécédents sexuels (y compris la fréquence et le moment des rapports sexuels en posant des questions sur les circonstances masculines probables telles que les problèmes d'érection et d'éjaculation). Habitudes psychobiologiques: y compris mode de vie, habitudes tabagiques, alcooliques, consommation de drogues illicites, profession, régime alimentaire et

	exercice. *Examen physique:* Effectuer un examen physique complet en priorisant l'évaluation qui s'oriente vers la cause spécifique de l'infertilité. Signes vitaux. Mesure anthropométrique (IMC, poids, autres). Évaluation de la thyroïde. Examen des seins (recherche de galactorrhée). Signes d'excès d'androgènes (inspectez les organes génitaux externes et effectuez une étude dermatologique pour détecter les signes de virilisation). Apparition d'une anatomie vaginale ou cervicale anormale. Sensibilité ou masses pelviennes. Hypertrophie ou irrégularité utérine.
Paraclinique	Échographie transvaginale. *Évaluation de l'onction ovarienne* Kits de prédiction urinaire LH. Taux de progestérone sérique au jour 21 du cycle. Taux de progestérone au milieu de la phase lutéale (doit être mesuré 1 semaine avant la menstruation, un niveau supérieur à 3 ng / ml est une preuve d'ovulation). Détermination de l'ovulation par échographie quotidienne (plus précise mais invasive, non recommandée). *Évaluation de la réserve ovarienne* Hormone antimullerienne: <0,5 ng / ml: prédit une difficulté de croissance folliculaire (plus de 3 follicules). <1,0 Ng / ml: approvisionnement limité en œufs (peut nécessiter des protocoles d'induction de l'ovulation agressifs).

> 1,0 à 3,5 ng / ml: valeurs normales.
> > 3,5 ng / ml: apport suffisant, peut nécessiter une légère induction pour prévenir le syndrome d'hyperstimulation ovarienne.
> *Niveaux de FSH:*
> Des taux de FSH inférieurs à 10 UI / ml indiquent une réserve ovarienne normale.
> Des niveaux de FSH de 10 à 20 UI / ml indiquent une réserve intermédiaire.
> Plus de 20 UI / ml indique un mauvais pronostic pour l'ovulation spontanée.
> *Estradiol au troisième jour du cycle:*
> Moins de 80 pg / ml: normal avec une réserve ovarienne adéquate.
> Supérieur à 80 pg / ml: faibles taux de grossesse.
> Taux de grossesse supérieur à 100 pg / ml de 0%.
> *Évaluation tubaire*
> Laparoscopie avec chromopertubation.
> *Évaluation de la cavité utérine*
> Hystéroscopie
> Échographie de perfusion saline.

Options de traitement

Selon la cause de l'infertilité, les options thérapeutiques peuvent être différentes. Certains des plus courants sont décrits ci-dessous.

Changements de mode de vie: les mesures sont individualisées en fonction des caractéristiques particulières du patient. Une femme avec un IMC> 27 peut bénéficier d'une perte de poids, cependant un patient avec un IMC inférieur à 17 et des antécédents de régimes d'exercices intenses ou de troubles de l'alimentation peut nécessiter différentes thérapies correctives.

Citrate de clomifène (modulateur sélectif des récepteurs des œstrogènes avec effets agonistes et antagonistes des œstrogènes): dose de départ de 50 mg à partir des jours 2, 3, 4 ou 5 du cycle pendant 5 jours consécutifs. Les rapports sexuels commencent tous les deux jours pendant une semaine, en commençant 5 jours après la dernière pilule.

Letrozol (inhibidor de la aromatasa): dosis de inicio 2,5, 5 o 7,5 mg al día en los días 3, 4, 5, 6, 7 del ciclo con relaciones sexuales en los días alternos iniciando 5 días posteriores de terminar le traitement. C'est la première ligne chez les patients atteints du syndrome des ovaires polykystiques.

Traitement de la gonadotrophine: régime plus intensif.

Transfert intrafallopien de gamètes.
Don d'ovocytes et d'embryons.

Hyperstimulation ovarienne contrôlée et insémination intra-utérine.

Fécondation in vitro (traitement de première intention de l'infertilité causée par un facteur tubaire bilatéral).

Hystérectomie chirurgicale pour éliminer les fibromes.

Références bibliographiques

1. Shlomo Melmed, Richard J. Auchus, Allison B. Goldfine, Ronald J. Kowning, Clifford Rosen. Williams

Textbook of Endocrinology 14ème édition. ELSEVIER, 2020.
2. Walker MH, Tobler KJ. Infertilité féminine. [Mis à jour le 4 mars 2020]. Édition StatPearls; 2020 janv.

Chapitre 324. Réserve ovarienne et anti-mullérienne

L'hormone antimullerienne (AMH) est utilisée en pratique clinique comme marqueur endocrinien, utile pour l'évaluation de la réserve ovarienne, car le taux sérique de cette hormone antimullerienne est capable de refléter le nombre de follicules ayant fait la transition de l'ensemble primordial à l'ensemble des follicules de croissance et qui n'est pas contrôlée par les gonadotrophines.

Aspects biologiques de l'hormone anti-mullérienne et de la réserve ovarienne

Il est produit exclusivement par les cellules de la granulosa des follicules ovariens, aux premiers stades du développement folliculaire.
Augmente jusqu'au début de l'âge adulte.
Les concentrations d'hormones antimullériennes diminuent lentement et progressivement avec l'âge jusqu'à devenir indétectables 5 ans avant la ménopause lorsque la réserve de follicules primordiaux est épuisée.
Compte tenu des larges tranches d'âge dans lesquelles la ménopause survient individuellement, il existe une grande variabilité dans le taux d'épuisement de l'ensemble de follicules et la taille initiale de l'ensemble de follicules.

Facteurs influençant les niveaux d'AMH

Évaluer individuellement les cas où les conditions sont présentes qui modifient le résultat de l'AMH, les mesures de la concentration d'AMH, ce n'est pas un indicateur fiable de la réserve ovarienne dans certains cas.

- ✓ Variation biologique.
- ✓ Conditions d'extraction d'échantillons cliniques.
- ✓ Utilisation de contraceptifs oraux (taux réduits).
- ✓ Administration d'agonistes de la GnRH dans la moitié lutéale.
- ✓ En surpoids.
- ✓ Ethnicité.
- ✓ Statut en vitamine D
- ✓ Polymorphismes de l'AMH et de son récepteur.
- ✓ Variantes génétiques dans le génome.
- ✓ Tabagisme (associé à des niveaux inférieurs).

Test de réserve ovarienne
Son objectif est d'évaluer le potentiel reproducteur de la femme, déterminé en fonction de la quantité et de la qualité des ovocytes restants.

Autres utilités cliniques:
- ✓ Prédiction de la ménopause.
- ✓ Évaluation de la ménopause précoce.
- ✓ Rechercher les causes de l'aménorrhée.
- ✓ Guide le diagnostic du syndrome des ovaires polykystiques.
- ✓ Évaluation des nouveau-nés avec des organes génitaux ambigus.
- ✓ Surveillance de certains types de cancer de l'ovaire.

Taux sérique d'AMH et relation avec la fertilité

La fertilité	Niveau AMH

Haut niveau	> 6,8 ng / ml
Une fertilité optimale	4 à 6,8 ng / ml
Une fertilité satisfaisante	2,2 à 6,8 ng / ml
Faible fertilité	0,3 à 2,2 ng / ml
Très faible / indétectable	0,0 à 0,3 ng / ml

Le niveau d'hormone antimullérienne est fortement corrélé à la fertilité, car il s'agit d'un marqueur de réserve ovarienne estimé supérieur aux autres méthodes (FSH, LH, inhibine B et E2 au troisième jour du cycle). L'hormone antimullerienne est fortement associée au nombre de follicules antraux et présente une faible variabilité et un cycle réduit tout au long de la vie reproductive des femmes.

Références bibliographiques

1. Raeissi, A., Torki, A., Moradi, A., Mousavipoor, SM et Pirani, MD (2015). Concentrations d'hormone sérumantimullérienne et d'hormone folliculo-stimulante spécifiques à l'âge chez les femmes iraniennes infertiles. Journal international de fertilité et stérilité, 9 (1), 27–32.https://doi.org/10.22074/ijfs.2015.4205
2. Iwase, A., Nakamura, T., Nakahara, T., Goto, M., et Kikkawa, F. (2014). Évaluation de la réserve ovarienne à l'aide des niveaux d'hormones anti-Müllériennes dans les conditions gynécologiques bénignes et les interventions chirurgicales: une revue narrative systématique Biologie de la reproduction et endocrinologie: RB&E, 12, 125.https://doi.org/10.1186/1477-7827-12-125
3. Simone L. Broer, Frank JM Broekmans, Joop SE Laven, Bart CJM Fauser, Anti-Müllerian hormone: ovarian

reserve testing and its potential Clinical implications, Human Reproduction Update, Volume 20, Issue 5, September / October 2014, Pages 688–701, https://doi.org/10.1093/humupd/dmu020

Chapitre 325. Anovulation

Il s'agit de l'un des troubles gynécologiques les plus courants, qui correspond à des cycles menstruels irréguliers, des saignements utérins anormaux, une aménorrhée et une infertilité. L'anovulation est considérée comme le signe d'une condition sous-jacente particulière.

Statistiques et épidémiologie

Les troubles ovulatoires constituent environ 30% des cas d'infertilité.
Les taux d'anovulation chronique varient de 6% à 15% chez les femmes en âge de procréer.
Certaines études suggèrent que la fréquence plus élevée de l'anovulation se produit chez les femmes de race blanche que chez les femmes d'origine africaine ou hispanique.

Facteurs de risque:
- ✓ Syndrome des ovaires polykystiques.
- ✓ Troubles endocriniens (hypothyroïdie et autres).
- ✓ Stress.
- ✓ Exercice intense

Étiologie ou causes plus fréquentes

Causes hypothalamiques	Faible concentration d'hormone de libération des gonadotrophines (hypogonadisme hypogonadotrope). Stress.

	Syndrome de Kallmann. Aménorrhée liée au poids ou à un exercice vigoureux. Maladie chronique (SIDA, insuffisance hépatique ou rénale chronique).
Causes hypophysaires	Hyperprolactinémie Insuffisance hypophysaire (hypogonadisme hypogonadotrope). Radiothérapie cérébrale. Craniopharyngiome ou hypophysectomie. Syndrome de Sheehan.
Causes ovariennes	Syndrome des ovaires polykystiques.
Autres causes	Hypothyroïdie Hyperplasie surrénale congénitale.

Éléments physiopathologiques

En physiologie normale, l'ovulation a lieu, grâce à la présence de l'axe hypothalamo-hypophyso-ovaire. Lorsque le noyau hypothalamique arqué est stimulé, il libère de la GnRH dans les vaisseaux portes de la tige pituitaire de manière pulsatile. La GnRH stimule ensuite les récepteurs de l'hypophyse antérieure pour produire et libérer à la fois de la LH et de la FSH. Chez les femmes, la FSH entraîne la maturation des follicules ovariens et la production d'œstrogènes, tandis que la LH module la libération d'androgènes par les cellules thécales des ovaires.

Ce système est si sensible que seule une légère modification de l'un de ses facteurs peut altérer sa fluidité et déclencher une anovulation.

Critères diagnostiques

Clinique	*Histoire clinique:*

	Antécédents médicaux et chirurgicaux. Antécédents familiaux associés aux symptômes actuels. Histoire du développement pubertaire. Aspects détaillés de la menstruation (y compris les règles, la fréquence, la régularité et autres). Antécédents de reproduction. Aspects liés à l'activité sexuelle passée et actuelle. Méthodes contraceptives. Régime alimentaire actuel et antécédents de perte de poids. Utilisation de médicaments. Antécédents psychologiques. Symptômes actuels (troubles visuels, maux de tête, changements dans la distribution et l'apparence des cheveux, approfondissement de la voix, sécrétions mammaires, saignements menstruels irréguliers, entre autres). ***Examen physique*** Effectuer un examen physique complet des organes et des systèmes pour identifier la cause. Évaluer les symptômes de l'hyperandrogénie (hirsutisme, acné et autres).
Paraclinique	Des antécédents médicaux complets et un examen physique approfondi sont essentiels pour identifier la cause sous-jacente de l'anovulation. Les patients paracliniques doivent être orientés en fonction des résultats cliniques et de l'impression diagnostique suspectée. Test de grossesse (bêta-HCG quantitative). Cela devrait être fait chez toutes les femmes. Niveau FSH et LH.

> Niveau d'hormones stéroïdes ovariennes (estradiol et progestérone.
> Niveau TSH.
> Niveau de prolactine.
> Glucose sanguin
> Niveau de cortisol avec ou sans test de stimulation ACTH.
> Testostérone totale / testostérone libre.
> 17-hydroxyprogestérone-CAH.
> Prégnénolone (déficit en 17-alpha-hydroxylase.
> Sulfate de déhydroépiandrostérone.
> Profil métabolique complet.
> Anticorps thyroïdiens.
> Protéine C-réactive.
> Facteur rhumatoïde.
> Caryotype (généralement pratiqué chez les moins de 30 ans).
> *Études d'imagerie*
> Échographie (transvaginale pour les ovaires et l'endomètre ou abdominale pour les surrénales).
> Imagerie par résonance magnétique: glandes hypophysaires et surrénales.
> Absorbiométrie à rayons X bi-énergie. Analyse de la densité osseuse.
> Scintigraphie thyroïdienne nucléaire.
> *Biopsie* (lorsque vous souhaitez exclure l'hyperplasie de l'endomètre).

Options de traitement

L'identification de la cause spécifique de l'anovulation est essentielle pour établir le diagnostic spécifique.

Les saignements utérins dysfonctionnels secondaires à une anovulation répondent généralement bien aux œstrogènes oraux ou intraveineux. Le traitement parentéral peut être instauré avec des œstrogènes à raison de 25 mg toutes les 4 heures. Lorsque le saignement n'est pas très intense, un traitement oral avec des pilules contraceptives à forte dose (3 comprimés par jour pendant 7 jours) peut être instauré, suivi d'une poursuite orale pendant 3 mois.

Cas d'anovulation dus à une hyperprolactinémie: la bromocriptine peut être indiquée à partir d'une dose de 1,25 mg avec de la nourriture pendant la nuit.

Induction médicale. Le traitement par l'hormone de libération de la gonadotrophine commence en milieu hospitalier, ce peut être le traitement approprié pour les femmes ayant des causes hypothalamiques.

Le traitement avec des anti-œstrogènes (clomifène), est effectué dans des circonstances permettant une surveillance échographique.

La metformine à une dose de 1500 mg / jour, aide à améliorer la régularité menstruelle et diminue les concentrations d'insuline et de testostérone.

Injections d'hormones folliculo-stimulantes.

L'induction chirurgicale par diathermie ovarienne laparoscopique ou perforation est réalisée par 5 à 6 piqûres de diathermie ou laser dans l'ovaire. La procédure doit être effectuée avec soin pour éviter de détruire trop de tissu ovarien.

Références bibliographiques

1. Shlomo Melmed, Richard J. Auchus, Allison B. Goldfine, Ronald J. Kowning, Clifford Rosen. Williams Textbook of Endocrinology 14ème édition. ELSEVIER, 2020.
2. Rebar R. Évaluation de l'aménorrhée, de l'anovulation et des saignements anormaux. [Mis à jour le 15 janvier

2018]. Dans: Feingold KR, Anawalt B, Boyce A, et al., Editors. Endotext [Internet]. South Dartmouth (MA): MDText.com.

Chapitre 326. Inducteurs de l'ovulation

Les inducteurs d'ovulation sont un groupe de médicaments appartenant à la famille des anti-œstrogènes (citrate de clomifène et létrozole) et des gonadotrophines, qui ont la capacité de s'opposer à l'action des œstrogènes et / ou de stimuler directement l'ovaire à produire des ovules, grâce à un ensemble de mécanismes.

Médicaments induisant l'ovulation

Anti-œstrogènes		
Antagonistes des œstrogènes	Mécanisme d'action	Effets indésirables
Modulateur sélectif des récepteurs aux œstrogènes: Clomifène Tamoxifène	Inhibition de la synthèse des œstrogènes par l'action des analogues de la LHRH. Blocage de la liaison de l'estradiol à ses récepteurs antagonistes compétitifs. Inhibition de la transformation périphérique des androgènes en œstrogènes par les inhibiteurs de l'aromatase.	*Clomifène, tamoxifène et létrozole:* Symptômes anti-œstrogéniques (bouffées de chaleur, atrophie de la muqueuse génitale). *Clomifène:* Trouble de la coagulation. Hypercalcémie Cascades.
Inhibiteurs d'aromatase		

Létrozole		
		Létrozole: Lymphopénie
Gonadotrophines		Hypercholestérolémi
Description	*Mécanisme d'action*	*Effets indésirables*
Nommé pour son action sur les gonades. Il s'agit de l'hormone lutéinisante (LH), de la gonadotrophine chorionique humaine (hCG) et de l'hormone folliculo-stimulante (FSH).	Les gonadotrophines stimulent la gamétogenèse et la production de stéroïdes sexuels. Chez les femmes, la FSH stimule la production d'œstrogènes et le développement folliculaire, tout en augmentant les récepteurs ovariens de la FSH et en améliorant la sensibilité à celle-ci. La LH agit sur la maturation folliculaire finale et l'ovulation, tout en provoquant simultanément la lutéinisation du follicule après l'ovulation. De plus, il stimule la synthèse de progestérone et d'estradiol par le corps jaune.	Syndrome d'hyperstimulation ovarienne (hypertrophie ovarienne, douleur, distension abdominale). Ascite Hydrothorax Hypovolémie Augmentation de la vitesse du sang. Dysfonctionnement rénal Dysfonctionnement hépatique Phénomènes thromboemboliques. Réactions allergiques. Mal de crâne Réaction au site d'injection.
Biguanide		
Drogue	Mécanisme d'action	Effets indésirables
Metformine	Réduit les niveaux d'insuline en réduisant la	Anorexie.

	gluconéogenèse hépatique. Améliore l'absorption par l'organisme pour excréter l'insuline par le tractus gastro-intestinal et l'absorption périphérique. Il est utilisé chez les patients atteints de SOPK pour améliorer l'ovulation.	Vomissement Trouble du goût Douleur abdominale. La diarrhée. Acidose lactique (rare).

Gestion

Commencez par une échographie et des tests sanguins avant de commencer le traitement.

Médicaments pour l'induction de l'ovulation

Drogue	Dose	Jour de début du cycle
Citrate de clomifène	50 mg x 5 jours Dose maximale: 250 mg.	2 à 5
Tamoxifène	20 mg x 5 jours Dose maximale 80 mg	5
Citrate de clomifène (CC) + tamoxifène	150 mg CC x 5 jours + 40 mg de tamoxifène x 5 jours	3
Létrozole	2,5 mg x 5 jours Dose maximale 7,5 mg	3
Metformine	500 mg par jour. Titulaire jusqu'à 500 mg par jour chaque semaine. Dose maximale: 2500 mg / jour	Quotidien
Metformine + Létrozole	1500 mg de metformine par jour + 2,5 mg x 5 jours	Tous les jours

		pendant 6 à 8 semaines. Le létrozole doit être démarré selon le protocole normal.
Metformine + CC	CC à des doses de 50 à 250 mg par jour + 850 mg par jour de metformine.	Le même tous les jours pendant 6 à 8 semaines, en commençant le CC selon le protocole normal.
Gonadotrophines	Dose initiale 75 UI (intramusculaire ou sous-cutanée). *Protocole d'augmentation:* augmentation de plus de 75 UI tous les 7 jours en l'absence de follicule recruté. *Protocole d'escalade de dose faible:* la dose initiale est de 37,5 à 75 UI plus une augmentation de 37,5 UI tous les 7 à 14 jours en l'absence du follicule recruté. *Protocole de réduction*: 150 UI jusqu'au follicule dominant supérieur à 10 mm, puis 112,5 UI pendant 5 jours. 75 UI pendant 5 jours jusqu'à l'ovulation	5

Tableau 276 - 2. Médicaments induisant l'ovulation.

Références bibliographiques

1. P. Lorenzo, A. Moreno, I. Lizasoain, JC Leza, MA Moro, A. Portolés. Velazquez. Pharmacologie de base et clinique 18e édition. Maison d'édition médicale panaméricaine. 2013.
2. Lindheim SR, Glenn TL, Smith MC, Gagneux P. Induction de l'ovulation pour le gynécologue général. J ObstetGynaecol Inde. 2018; 68 (4): 242-252. doi: 10.1007 / s13224-018-1130-8

Chapitre 327. Endométriose

L'endométriose est définie comme la présence de tissu d'apparence et de caractéristiques similaires à l'endomètre dans les sites ectopiques à l'extérieur de la cavité utérine. Ces sites sont fréquemment situés dans le péritoine pelvien et les ovaires et sont caractérisés par leur association avec des douleurs pelviennes chroniques, des douleurs pendant les rapports sexuels et une infertilité.

Statistiques et épidémiologie

Elle touche entre 5 et 10% des femmes américaines en âge de procréer, dans une proportion de 4 femmes sur 1000. Le taux de prévalence est de 20% à 50% des femmes infertiles, et il peut être trouvé chez 71% à 87% des femmes souffrant de douleurs pelviennes chroniques.

On estime qu'environ 20 à 50% des femmes atteintes d'endométriose sont asymptomatiques selon les études laparoscopiques. Il n'y a aucune preuve de domination ethnique.

Facteurs de risque

- ✓ Antécédents familiaux d'endométriose.
- ✓ Premier âge de la ménarche.
- ✓ Cycles menstruels courts (moins de 27 jours).
- ✓ Durée menstruelle prolongée (plus de 7 jours).
- ✓ Défauts de l'utérus ou des trompes de Fallope.
- ✓ Hypoxie et carence en fer.

- ✓ Maternité retardée.
- ✓ Relation inverse à la parité.

Étiologie et éléments physiopathologiques

La cause exacte de l'endométriose n'est pas connue. L'endométriose peut être héritée de manière polygénique. Les principales théories pointent vers la conversion métaplasique de l'épithélium coelomique et la dispersion hématogène ou lymphatique des cellules de l'endomètre, bien qu'elle puisse être le résultat de plusieurs facteurs.

Ces théories suggèrent le transport de cellules endométriales viables par la menstruation rétrograde. Les cellules s'écoulent rétrogrades à travers les trompes de Fallope pour se déposer dans les organes pelviens où elles prolifèrent.

Facteurs associés à la pathogenèse:
- ✓ Dysfonctionnement immunitaire.
- ✓ Menstruations rétrogrades.
- ✓ Métaplasie.
- ✓ Cellules mullériennes restantes.
- ✓ La génétique.
- ✓ Dissémination et dépôt anatomique.

Formes cliniques:

Endométriose péritonéale: implants endométriosiques à la surface du péritoine pelvien et des ovaires.

Endométriomes: kystes ovariens bordés de muqueuse endométrioïde.

Nodule rectovaginal: une masse solide et complexe composée de tissu endométriosique combiné avec du tissu adipeux et fibromusculaire, qui réside entre le vagin et le rectum.

Histologie: présence de cellules épithéliales ou stromales de l'endomètre en conjonction avec des saignements chroniques et des changements inflammatoires. Les lésions peuvent apparaître seules ou en combinaison.

Le processus inflammatoire qui a lieu dans l'endométriose peut stimuler les terminaisons nerveuses présentes dans le bassin et causer de la douleur, ainsi que modifier la fonction des trompes utérines, réduire la réceptivité de l'endomètre et altérer négativement le développement de l'ovocyte et de l'embryon.

Critères diagnostiques

Clinique	Les symptômes apparaissent généralement après la ménarche et disparaissent généralement après la ménopause. Suspectez l'endométriose lorsqu'il y a des symptômes de règles extrêmement douloureuses pendant l'adolescence, qui ont évolué vers des douleurs pelviennes chroniques. *Symptômes probables:* Dysménorrhée Infertilité Saignements abondants ou irréguliers. Dyspareunie Douleur pelvienne. Douleurs abdominales ou dorsales basses. Gonflement. Nausée et vomissements Défécation douloureuse, avec des cycles de diarrhée et de constipation. Douleur pendant l'exercice Dysurie

	Douleur à l'aine
Paraclinique	Visualisation directe des lésions par laparoscopie ou par laparotomie (endométriose péritonéale). Échographie vaginale (endométriomes).

Options de traitement.

L'infertilité causée par l'endométriose est traitée par ablation chirurgicale (avec ou sans technologie de procréation assistée).

La douleur est traitée par une combinaison de suppression médicale de l'ovulation et de chirurgie.

Agonistes et antagonistes de la GnRH.

Contraceptifs oraux.

Danazol.

Progestatifs

Inhibiteur de l'aromatase (pour l'endométriose postménopausique persistante).

Actuellement, l'utilisation du danazol est controversée en raison de ses effets anabolisants et androgènes (prise de poids, crampes musculaires et virilisation), le traitement avec des agents hormonaux avec des contraceptifs oraux, des progestatifs et des agonistes GNRG est principalement recommandé pour un cycle de 6 mois avec l'un de ces agents. pour soulager la douleur.

Chez les femmes préménopausées atteintes d'endométriose

L'utilisation de contraceptifs combinés est considérée comme la première ligne de traitement (lorsqu'elle n'est pas contre-indiquée). Ce schéma de traitement peut être suivi pendant une longue période.

Lorsque le soulagement n'est pas obtenu après 6 mois de traitement contraceptif oral, un inhibiteur de l'aromatase oral quotidien est ajouté au schéma contraceptif oral:
- ✓ Anastrozole: 1 mg par jour; ou
- ✓ Létrozole: 2,5 mg par jour.

Après un an avec ce traitement, si la douleur persiste ou si le soulagement n'est pas satisfaisant, une chirurgie laparoscopique conservatrice est envisagée.

Références bibliographiques

1. Shlomo Melmed, Richard J. Auchus, Allison B. Goldfine, Ronald J. Kowning, Clifford Rosen. Williams Textbook of Endocrinology 14ème édition. ELSEVIER, 2020.
2. Wolf RA. Endométriose: étiologie, pathologie, diagnostic, prise en charge. Gynécologie complète. Philadelphie, PA: Mosby; 5e éd. 2007: chap 19.

Chapitre 328. Avortements récurrents

Aux États-Unis, les avortements récurrents ou les fausses couches récurrentes (RPL) sont définis comme la perte de deux ou plusieurs grossesses échouées consécutives, qui ont été documentées par échographie ou histopathologie. Pour sa part, au Royaume-Uni, les avortements récurrents sont définis à partir de 3 ou plusieurs fausses couches consécutives.

Il peut être classé comme RLP primaire, lorsque les femmes n'ont jamais eu d'enfant vivant et comme RLP secondaire, lors de la perte de grossesse chez les femmes chez qui elles ont déjà eu une naissance vivante.

Statistiques et épidémiologie

Il ne survient que chez 2% des femmes enceintes. Environ 50% des femmes ayant des avortements récurrents n'ont pas de cause clairement définie. Des anomalies utérines congénitales sont présentes chez environ 12,6% des patientes ayant subi des avortements récurrents.

Étiologie et / ou facteurs de risque

La génétique	Aneuploïdie Translocations foetales équilibrées, réciproques et robertsoniennes.
Anatomique	Anomalies congénitales du tractus müllérien. Anomalies utérines:

	Septum utérus.
	Utérus licorne.
	Utérus bicorne.
	Didelphos.
	Arqué.
	Utérus cloisonné.
	Fibromes
	Polypes
	Le syndrome d'Asherman.
Endocrine	Diabète mellitus.
	Dysfonctionnement thyroïdien
	Hyperprolactinémie
Syndrome des anticorps antiphospholipides	Il entraîne un risque accru de thrombose et d'insuffisance placentaire.
Facteurs environnementaux	Fumer (affecte la fonction trophoblastique). Obésité. Consommation d'alcool (3 à 5 verres par semaine). Consommation de cocaïne. Consommation de caféine (plus de 3 tasses par jour).
Immunitaire	Thrombophilies héréditaires

Éléments physiopathologiques

Les avortements récurrents correspondent à une condition multifactorielle, dans laquelle divers facteurs (génétiques, anatomiques, endocriniens, environnementaux, immunologiques, syndrome des anticorps antiphospholipides) peuvent être responsables.

Les mutations FOXD1 ont été étroitement impliquées dans les avortements récurrents, du fait qu'il s'agit d'une molécule impliquée dans l'implantation embryonnaire, à travers la régulation des ennes endométriales et placentaires.

Critères diagnostiques

Clinique	Le diagnostic est fondamentalement clinique et est établi sur la base de la perte de 2 grossesses consécutives ou plus. Les antécédents médicaux sont essentiels pour établir le diagnostic et doivent rassembler les détails pertinents au syndrome: Détails associés aux grossesses précédentes. Âge gestationnel de la grossesse précédente. Méthode de traitement de la perte antérieure (dilatation, curetage). Antécédents médicaux (problèmes de thyroïde, diabète ou autre). Histoire chirurgicale. Modèle menstruel Description des habitudes psychobiologiques (tabagisme, alcoolisme, consommation de drogues, exposition aux polluants environnementaux). Antécédents familiaux. L'examen physique doit être complet et détaillé, y compris un examen pelvien.
Paraclinique	Une fois le diagnostic basé sur la perte de d Profil thyroïdien. Glucose sanguin Niveau de prolactine. Évaluation du caryotype.

	Évaluation des anomalies utérines:
	Échographie pelvienne.
	Sonohystérographie avec perfusion saline.
	Hystéroscopie
	Hystérosalpingogramme.
	Résonance magnétique.
	Mesure des anticorps anticardiolipine, anticoagulant lupique et anti-bêta 2 glycoprotéine.
	Analyse par microréseau de 24 chromosomes (évaluation génétique du produit de la conception).

Options de traitement.

Le traitement vise à traiter la cause sous-jacente spécifique.

Pensez à indiquer un soutien émotionnel aux partenaires anxieux, quelle qu'en soit la cause.

Référez vos patients présentant des anomalies chromosomiques pour un conseil génétique. Informez vos patientes de la possibilité de développer des anomalies chromosomiques fœtales lors de grossesses ultérieures.

Pour l'hypothyroïdie, commencez un traitement hormonal substitutif.

Administrer la metformine chez les patients atteints du syndrome des ovaires diabétiques et polykystiques de type 2 et un traitement adapté à l'état métabolique du patient.

Certaines anomalies utérines congénitales et acquises responsables de fausses couches récurrentes peuvent parfois être traitées chirurgicalement par résection hystéroscopique du septum, myomectomie, lyse d'adhérence et réparation bicorne unique.

Les patients atteints du syndrome des anticorps antiphospholipides peuvent être traités avec de l'aspirine et de l'héparine de bas poids moléculaire.

Les inhibiteurs du TNF et le facteur de stimulation des colonies de granulocytes peuvent être bénéfiques dans certains cas de fausses couches récurrentes.

Références bibliographiques

1. Comité de pratique de l'American Society for Reproductive Medicine. Définitions de l'infertilité et des fausses couches récurrentes: un avis du comité. Fertile. Stérile. 2013 janvier; 99 (1): 63.
2. Shlomo Melmed, Richard J. Auchus, Allison B. Goldfine, Ronald J. Kowning, Clifford Rosen. Williams Textbook of Endocrinology 14ème édition. ELSEVIER, 2020.

Chapitre 329. Insémination artificielle

L'insémination artificielle est une technique de conception assistée, qui implique le dépôt d'un échantillon de sperme, préalablement traité dans la cavité utérine supérieure de manière à surmonter les barrières naturelles à l'ascension du sperme à travers l'appareil reproducteur féminin. Il peut être utilisé soit du sperme de donneur, soit du sperme homologue.

Méthodes

- ✓ La fécondation in vitro.
- ✓ Injection intracytoplasmique de spermatozoïdes.
- ✓ Insémination sous-zonale.
- ✓ Insémination intra-utérine.

Utilité clinique et indications

Il est considéré comme un traitement de première intention non invasif et rentable indiqué pour des patients sélectionnés avec des tubes utérins fonctionnellement normaux, mais avec une infertilité du couple associée à d'autres causes telles que:

Causes féminines	Causes masculines
Anticorps anti-spermatozoïdes. Troubles ovulatoires.	Facteur masculin léger à modérément altéré: Oligospermie

Infertilité de cause inexpliquée. Dysfonction coïtale. Facteur cervical modifié: Sténose cervicale	Asthénospermie Tératospermie. Difficulté à pénétrer les spermatozoïdes dans la cavité utérine. Éjaculation rétrograde Dysfonction coïtale.

Utilisation limitée:
- ✓ Endométriose (peut être indiquée dans certains cas).
- ✓ Infertilité masculine sévère.
- ✓ Infertilité associée au facteur tubaire.
- ✓ Dysfonctionnement ovarien (actuellement il peut être indiqué dans ces cas).
- ✓ Âge maternel supérieur à 35 ans.

Contre-indications
- ✓ Facteur masculin gravement affecté.
- ✓ Trouble tubaire sévère.
- ✓ FSH de base (jours 2 à 5 du cycle)> 15 UI / L.
- ✓ Présence de toute contre-indication absolue à la grossesse pour des raisons médicales ou psychiatriques.
- ✓ Infection génitale active.
- ✓ Endométriose pelvienne sévère.
- ✓ Femmes de plus de 40 ans.

Exigences pour la procédure
- ✓ Femmes de plus de 18 ans.
- ✓ Bonne santé générale.
- ✓ Consentement des deux parties.

- ✓ Au moins une trompe de Fallope normale et perméable.
- ✓ Cycle ovulatoire (induit par des inducteurs d'ovulation ou spontané).

Procédure

La stimulation de l'ovulation est recommandée, car des taux de réussite plus élevés ont été enregistrés dans les ovulations induites que dans l'ovulation naturelle. Les gonadotrophines et l'hormone folliculo-stimulante humaine recombinante sont utilisées avec plus de succès (voir chapitre 276).

Des suivis échographiques ou sérologiques doivent être effectués pour assurer l'ovulation et identifier le moment le plus approprié pour la fécondation.

L'échantillon de sperme doit être livré le jour de l'insémination et moins d'une heure après avoir été prélevé.

Après une procédure de capacitation des spermatozoïdes (sélection et récupération des spermatozoïdes avec une meilleure morphologie et mobilité), l'échantillon est placé dans un cathéter flexible, qui sera introduit dans l'utérus.

Une technique d'application modifiée consiste en la libération lente de spermatozoïdes pendant 3 heures.

Après avoir pratiqué l'insémination, une supplémentation de la phase lutéale en progestérone est indiquée pendant 15 jours.

Après 16 jours, le sang et l'urine HCG doivent être mesurés.

Effets indésirables

Symptômes associés à l'introduction du cathéter par

le col de l'utérus:
Douleur crampe.
Saignements rares
Grossesse multiple.
Syndrome d'hyperstimulation ovarienne.
Grossesse extra-utérine
Désordres psychologiques:
Anxiété et dépression.
Risques périnatals (chez les femmes âgées).

Critères d'annulation
- ✓ Ovulation prématurée
- ✓ Échantillon de sperme inférieur à 3 millions / ml
- ✓ Échec de l'administration GCh.
- ✓ Développement folliculaire inadéquat (moins de 1 mm par jour).
- ✓ Échec de la croissance folliculaire.

Références bibliographiques

1. Zhang, A., Ma, X., Zhang, L., Zhang, X. et Wang, W. (2019). Grossesse et résultats hors printemps après insémination artificielle avec sperme de donneur: Une analyse rétrospective de 1805 cycles de traitement effectués dans le nord-ouest de la Chine. Médecine, 98 (16), e14975.https://doi.org/10.1097/MD.0000000000014975
2. Farquhar, C. et Marjoribanks, J. (2018). Technologie de procréation assistée: un aperçu des revues Cochrane. La base de données Cochrane des revues systématiques, 8 (8), CD010537. https://doi.org/10.1002/14651858.CD010537.pub5

Chapitre 330. Fécondation in vitro

Environ 10 à 20% des couples ont du mal à concevoir. La fécondation in vitro (FIV) est une technique de procréation assistée utilisée pour traiter l'infertilité.

Cette technique implique une stimulation ovarienne à l'aide d'hormones gonadotropes suivie de la récupération des ovocytes sous anesthésie pour une fécondation ultérieure par spermatozoïdes en laboratoire pour, de cette manière, développer des embryons en culture avant d'être transférés dans l'utérus.

Depuis 1978, environ 5 millions de naissances conçues par FIV ont eu lieu. Cette technique peut également être associée à l'injection intracytoplasmique de spermatozoïdes (ICSI), qui consiste en une technique de fécondation de l'ovocyte en laboratoire, par injection directe d'un seul spermatozoïde dans le cytoplasme de l'ovocyte.

Les indications

Dommages ou blocage des trompes de Fallope.
Fibromes utérins.
L'endométriose
Troubles de l'ovulation
Ablation préalable des trompes de Fallope.
Les troubles génétiques
Préservation de la fertilité avant un traitement médical (cancer ou autre cause).
Infertilité masculine associée à une déficience de la

production ou de la fonction du sperme.
Syndrome des ovaires polykystiques.
Infertilité sans cause apparente.
Précédentes tentatives infructueuses d'insémination artificielle.
Femmes célibataires.

Résumé de la procédure

Stimulation ovarienne contrôlée (analogue de la GnRH et gonadotrophine chorionique humaine)
Aspiration folliculaire ou capture folliculaire (guidée par échographie transvaginale olaparoscopique, réalisée environ 34 à 36 heures après l'administration d'hCG) et prélèvement de l'échantillon séminal (ICSI est recommandée pour les couples souffrant d'infertilité masculine).
Classification des ovocytes et fécondation (la fécondation des ovocytes doit être confirmée en observant deux pronucléus trouvés dans le zygote environ 17 heures, après la fécondation, des embryons à fort potentiel d'implantation sont sélectionnés).
Transfert (attendant souvent jusqu'à 72 heures après la fécondation pour transférer les embryons vers l'utérus, à travers un cathéter du col de l'utérus au fond de l'utérus ou aux trompes de Fallope afin qu'ils soient ensuite transportés vers l'utérus par l'action péristaltique des trompes).

Résultats négatifs

L'association directe entre la FIV et certains effets indésirables gestationnels est difficile à déterminer, car la

FIV est fréquemment utilisée par les femmes âgées et / ou avec des comorbidités sous-jacentes qui augmentent le risque de complications obstétricales.

Résultat	Description
Trouble hypertensif de la grossesse	Comprend l'hypertension gestationnelle, la pré-éclampsie et l'éclampsie.
Diabète gestationnel	L'incidence de GDM parmi les grossesses assistées par FIV / ICSI était d'environ 43% plus élevée que les grossesses non assistées.
Livraison prématurée (avant la semaine 37).	Un risque accru de naissance prématurée a été évalué chez les enfants conçus après une FIV, cependant, le transfert d'embryons congelés / décongelés pourrait réduire ce risque en simulant plus étroitement les taux hormonaux trouvés dans une grossesse non assistée, évitant ainsi les impacts potentiels d'une élévation de l'estradiol et les niveaux de VEGF lors de la placentation.
Faible poids de naissance	Moins de 2500 g Risque plus élevé trouvé dans les grossesses assistées par FIV / ICSI.
Malformations congénitales et troubles de l'empreinte.	Malformations cardiovasculaires congénitales. Musculo-squelettique. Urogénital. Le taux de malformations congénitales varie de 8%. Les troubles de l'empreinte sont associés à des conditions telles que le syndrome de Beckwith-Wiedemann, le syndrome d'Angelman, le syndrome de Prader-Willi. Cependant, son incidence est rare.

Troubles neurodéveloppementaux	Les études épidémiologiques font défaut. La manipulation de l'environnement hormonal et physique de l'embryon peut provoquer des troubles du développement du cerveau, par exemple: Paralysie cérébrale. Trouble du spectre de l'autisme et de l'autisme.

Autres effets indésirables
- ✓ Avortement spontané.
- ✓ Grossesse extra-utérine.
- ✓ Cancer.
- ✓ Faible poids pour l'âge gestationnel.
- ✓ Grossesses multiples
- ✓ Syndrome d'hyperstimulation ovarienne.

Références bibliographiques

1. Sullivan-Pyke, CS, Senapati, S., Mainigi, MA et Barnhart, KT (2017). Fécondation in vitro et issues obstétriques et périnatales défavorables. Séminaires de périnatalogie, 41 (6), 345–353.https://doi.org/10.1053/j.semperi.2017.07.001
2. Casper, R., Haas, J., Hsieh, TB, Bassil, R. et Mehta, C. (2017). Progrès récents dans la fécondation in vitro. F1000Research, 6, 1616. https://doi.org/10.12688/f1000research.11701.1

Chapitre 331. Ajustements hormonaux de la grossesse

La grossesse constitue un état dynamique qui comprend des adaptations multiples et variées de la physiologie de la femme, nécessaires pour assurer l'environnement idéal et l'approvisionnement continu en métabolites essentiels nécessaires à la croissance et au développement du fœtus de manière satisfaisante.

Dans le système endocrinien, la grossesse a un impact profond sur les femmes, commençant tôt avec la production d'hCG à partir du trophoblaste, qui se produit au moment de l'implantation.

Glande pituitaire

- ✓ L'hypophyse antérieure grossit d'environ 36%, en raison de l'augmentation du nombre et de la taille des lactotrophes, tandis que l'hypophyse postérieure diminue de taille pendant la grossesse.
- ✓ Améliore la synthèse et la libération de prolactine en raison de l'augmentation marquée des œstrogènes pendant la grossesse.
- ✓ Augmentation de la prolactine sérique (environ 207 ng / ml avec une plage comprise entre 35 et 600 ng / ml).
- ✓ Les niveaux d'hormone de croissance (GH) dans le sérum maternel ne changent pas pendant la grossesse. Cependant, la source immunoréactive pendant la grossesse est modifiée en raison de la production d'hormones placentaires.
- ✓ Le corps jaune de la grossesse sécrète de la relaxine, tandis que les œstrogènes stimulent la libération de GH aux premiers stades de la gestation.
- ✓ L'hypophyse GH (Gh1 ou hGH-N) est réduite après la 25e

semaine de gestation et, à partir du 4e mois de grossesse. Pendant ce temps, les syncytiotrophoblastes placentaires libèrent une variante de GH connue sous le nom de GH2 ou hGH-V dans un schéma non pulsatile.
- ✓ Dans la première moitié de la grossesse, il y a une amélioration de la réponse GH, bien qu'elle soit réduite dans la seconde moitié.
- ✓ Le facteur de croissance analogue à l'insuline 1 (IGF1) augmente dans la seconde moitié de la grossesse (5 fois plus élevé que chez les femmes non enceintes).
- ✓ La synthèse et la sécrétion de l'hormone de libération des gonadotrophines hypophysaires (GnRH) sont réduites pendant la grossesse, bien que sa production placentaire soit augmentée. Cela indique une réduction marquée de l'immunoréactivité des gonadotrophines à partir de la 10e semaine de grossesse.
- ✓ Diminution des taux sériques d'hormone lutéinisante (LH) et d'hormone folliculo-stimulante (FSH).
- ✓ Diminution de la thyrotropine ou de la hTSH, au cours du premier trimestre de la grossesse.
- ✓ Les taux d'hormones adrénocorticotropes maternelles (ACTH ou corticotropine) augmentent pendant la grossesse, atteignant quatre fois ses concentrations par rapport à l'état non enceinte. Cela se produit entre la 7e et la 10e semaine de gestation. Il y a une augmentation progressive entre les semaines 33 à 37. Les valeurs diminuent jusqu'à 50% peu avant l'accouchement pour remonter jusqu'à 15 fois pendant le stress de l'accouchement.
- ✓ La CRH biologiquement active est produite et libérée par le placenta, dans une moindre mesure par les membranes fœtales et déciduales. Les glucocorticoïdes stimulent l'expression de la CRH placentaire.
- ✓ Le rapport CRH / ACTH est modifié pendant la grossesse.
- ✓ Les concentrations d'arginine vasopressine (AVP) sont similaires entre les femmes enceintes et non enceintes.
- ✓ Les taux d'ocytocine augmentent progressivement dans le sang maternel. Son augmentation est parallèle à

> l'augmentation du taux sérique d'estradiol et de progestérone. Pendant la dilatation cervicale et la distension vaginale pendant le travail, les niveaux d'ocytocine sont encore augmentés, stimulant la contraction des muscles lisses de l'utérus.

Glande thyroïde

La taille de la thyroïde augmente d'environ 18%.
La croissance thyroïdienne est associée à une augmentation de la taille des follicules avec de plus grandes quantités de colloïdes et un plus grand volume de sang.
Augmentation de l'absorption d'iode par la glande thyroïde maternelle.
L'augmentation des concentrations d'œstrogènes pendant la grossesse favorise une plus grande sialylation du TBG et une augmentation de la synthèse hépatique du transporteur de la thyroxine globuline (TBG). Il en résulte une double augmentation du TBG et une augmentation des niveaux de thyroxine et de triiodothyronine dans la circulation maternelle tout au long de la grossesse.
Aucun changement significatif ne se produit dans la préalbumine de liaison à la thyroxine, bien que les taux d'albumine soient réduits en raison de l'augmentation du volume vasculaire.

Critères de l'approche de dépistage de l'hypothyroïdie chez les femmes enceintes

Antécédents familiaux de maladie thyroïdienne.
Antécédents personnels de maladie thyroïdienne.
Rayonnement antérieur à la tête ou au cou.
Obésité morbide.
Plus de 30 ans.

Glandes parathyroïdes

Les taux de calcium sérique total maternel sont réduits pendant la grossesse.

Parallèlement à l'augmentation du DFG, le taux d'excrétion de calcium urian augmente.

Il est théorisé que les niveaux d'hormone parathyroïdienne (PTH) augmentent pendant la grossesse. Bien que les mesures de la PTH intacte par des dosages immunométriques indiquent le paramètre normal associé aux femmes non enceintes.

Les concentrations de protéines associées à la PTH augmentent pendant la grossesse.

Le niveau de 25-hydroxyvitamine D n'est pas modifié par la grossesse, cependant, l'augmentation de la globuline de liaison à la vitamine D provoquée par les œstrogènes entraîne une augmentation de la concentration de 1,25 dihydroxyvitamine D (1,25 (OH) 2D).

Augmente la fraction libre et biologiquement active de 1,25 (OH) 2D.

Pancréas

L'augmentation des œstrogènes et de la progestérone provoque une hyperplasie et une hypertrophie des cellules bêta des îlots de Langerhans.

Les besoins en glucose fœtal augmentent la distribution du glucose à travers le placenta en facilitant la diffusion. Cela peut entraîner une hypoglycémie maternelle.

Bien que les taux d'insuline soient normaux, une hypersécrétion d'insuline postprandiale peut survenir.

En raison de l'augmentation de la synthèse et de la sécrétion d'insuline, une augmentation du stockage du glycogène se produit, ainsi qu'une réduction de la production hépatique de glucose.

À mesure que la grossesse progresse, les taux de hPL augmentent ainsi que les taux de glucocorticoïdes, entraînant une résistance à l'insuline pendant la dernière moitié de la grossesse.

En fin de grossesse, l'apport en glucose entraîne des niveaux plus élevés et soutenus d'insuline et de glucose, ainsi qu'un plus grand degré de suppression du glucagon.

Les glandes rénales

Augmentation de la production hépatique de globuline transporteur de cortisol.

Diminution de la clairance métabolique du cortisol.

Le cortisol plasmatique a augmenté jusqu'à 3 fois au cours de la 26e semaine de grossesse.

Des concentrations élevées de progestérone provoquent un effet antiglucocorticoïde et empêchent le développement de la stigmatisation causée par un excès de glucocorticoïdes.

Augmentation des niveaux d'androstènedione et de testostérone.

Augmentation des taux surrénaliens de déhydroépiandrostérone (DHEA) et de sulfate de déhydroépiandrostérone (DHEAS), deux fois, bien que votre concentration sérique maternelle de DHEAS diminue 1/3 ou même jusqu'à la moitié du taux en dehors de la grossesse, en raison de l'augmentation des 16 - Hydroxylation et utilisation placentaire du sulfate de 16-hydroxyhydroépiandrostérone pour former des œstrogènes.

Les taux de catécholamines urinaires sur 24 heures, d'épinéphrine et de noradrénaline sérique sont similaires à ceux trouvés chez les femmes non enceintes.

Références bibliographiques

1. Shlomo Melmed, Richard J. Auchus, Allison B. Goldfine, Ronald J. Kowning, Clifford Rosen. Williams Textbook of Endocrinology 14ème édition. ELSEVIER, 2020.
2. Tal R, Taylor HS, Burney RO et al. Endocrinologie de la grossesse. [Mis à jour le 7 décembre 2015]. Dans: Feingold KR, Anawalt B, Boyce A, et al., Editors. Endotext [Internet]. South Dartmouth (MA): MDText.com, Inc.; 2000-.

Chapitre 332. Dysfonction sexuelle féminine

Il s'agit de troubles de l'intérêt ou de l'excitation sexuelle féminine, ainsi que de troubles orgasmiques féminins et de troubles douloureux avec pénétration génito-pelvienne. Tous les troubles pour être considérés comme des dysfonctionnements sexuels féminins doivent inclure des symptômes de détresse et sont survenus depuis au moins 6 mois.

Statistiques et épidémiologie

On estime que la dysfonction sexuelle féminine a une incidence de 10% lorsque la détresse est considérée comme un critère diagnostique.
L'incidence est d'au moins 75% chez les femmes ménopausées lorsque seuls les symptômes sont considérés comme des critères diagnostiques.
Le pic d'âge avec l'incidence la plus élevée se situe entre 51 et 59 ans.
La dysfonction sexuelle féminine peut survenir chez les femmes de tous âges.

Facteurs de risque
- ✓ Stress social
- ✓ Antécédents de troubles psychiatriques.
- ✓ Antécédents d'abus physique ou sexuel.
- ✓ Maladies endocriniennes.

✓ Thérapie aux œstrogènes.

Étiologie et éléments physiopathologiques

Les neurotransmetteurs jouent un rôle essentiel dans la fonction sexuelle féminine appropriée, nécessitant un équilibre délicat de dopamine pour le désir et un niveau élevé d'épinéphrine, de noradrénaline et de sérotonine pour stimuler l'excitation et l'orgasme.

Tout trouble qui interfère avec la fonction de ces neurotransmetteurs peut être responsable d'un dysfonctionnement sexuel féminin. Des carences hormonales peuvent également être responsables de la physiopathologie de ce dysfonctionnement.

Les étiologies peuvent inclure des troubles organiques tels que des problèmes hormonaux, neurologiques et vasculaires, mais des facteurs psychosociaux sont également impliqués, tels que, par exemple, des problèmes interpersonnels dans la relation, le stress social, l'humeur, des antécédents d'abus physique ou sexuel et des antécédents psychiatriques.

Critères diagnostiques

Clinique	*Histoire clinique* Pour établir le diagnostic, une histoire sexuelle complète est essentielle, y compris une description de l'événement, indiquant spécifiquement si le patient a des difficultés dans le désir sexuel, l'excitation, l'orgasme, ou présente une douleur sexuelle ou une combinaison de

celles-ci, ainsi que l'apparition de symptômes (progressif ou brusque).

Trouble de l'intérêt sexuel ou excitation sexuelle

Différence entre le niveau de désir au départ avant que le patient n'identifie le problème.

Douleur sexuelle féminine ou trouble pénétrant

Décrivez la nature, la gravité de la douleur, l'emplacement et le cours du temps.

Renseignez-vous sur les positions ou pratiques sexuelles qui causent ou atténuent la douleur.

Trouble orgasmique féminin

Renseignez-vous sur l'expérience orgasmique précédente. (même partenaire, environnement particulier ou autre condition).

Examen physique

Examiner la thyroïde (la maladie thyroïdienne peut contribuer au dysfonctionnement sexuel féminin).

Examen pelvien: recherchez les signes suggérant la cause. Il est plus utile chez les femmes qui signalent des douleurs sexuelles. Les résultats peuvent inclure une atrophie ou des zones sensibles associées à la plainte.

Examen génital: effectuez un examen bimanuel avant l'inspection du spéculum.

Résultats probables:

Douleur dans les muscles releveurs et périnéaux du corps (vaginisme).

Nodule rectovaginal (endométriose).

La douleur dans la paroi antérieure par

		rapport à la vessie peut être synonyme de syndrome douloureux de la vessie ou de cystite interstitielle. Sécheresse vaginale Conditions gynécologiques courantes: léiomyomes, masses annexielles, cancer du col de l'utérus, dermatose vulvaire, prolapsus des organes pelviens, endométriose, vaginisme, adénomyose, vulvodynie.
	Paraclinique	Les paracliniques ne sont souvent pas nécessaires pour établir le diagnostic. Prioriser les antécédents médicaux et les manifestations cliniques pour le diagnostic. Vous pouvez indiquer les paracliniques que vous jugez utiles en fonction de la suspicion étiologique clinique, elles peuvent être utiles: Niveaux d'oestrogène. Glucose sanguin Nieles de FSH. Tests thyroïdiens. Niveaux d'androgènes. *Tests d'imagerie* Envisager son utilisation chez les patients présentant des douleurs sexuelles et des douleurs associées à des masses cervicales, vésicales, annexielles ou utérines identifiées lors de l'examen clinique. L'échographie transvaginale est la plus indiquée pour ces patients. Une laparoscopie peut être indiquée en cas de suspicion d'adénomyose, d'endométriose ou de maladie adhésive.

Options de traitement

Les options de traitement sont guidées par la cause sous-jacente et le contexte du patient. Pensez à orienter votre patient vers la psychiatrie, le sexologue, la physiothérapie, entre autres.

Désir sexuel ou trouble de l'excitation:
Ajustez les prescriptions de médicaments associés à la dysfonction sexuelle féminine que prend votre patiente.
Flibansérin: indiqué pour les femmes préménopausées ayant un faible désir sexuel. Il doit être administré quotidiennement pendant la nuit (interdire la consommation d'alcool pendant le traitement en raison du risque de syncope et d'hypotension).
Bremelanotide: indiqué pour le trouble du désir sexuel hypoactif généralisé acquis chez les femmes préménopausées. Il est administré par voie sous-cutanée 45 minutes avant les rapports sexuels.
Androgènes supplémentaires (controversé).

Douleur génito-pelvienne ou trouble de la pénétration
Oestrogène topique: indiqué chez les femmes souffrant d'atrophie périménopausique ou postménopausique. Il est disponible sous forme de crème, de comprimé ou d'anneau à libération continue.
Prastérone topique: appliqué tous les soirs sous forme de suppositoire vaginal.
Ospémifène - Approuvé pour traiter la dyspareunie en inversant l'atrophie génitale.
Lubrifiants et hydratants non œstrogéniques.
Physiothérapie du plancher pelvien - Indiquée pour aider à soulager les contractions musculaires douloureuses des muscles vaginaux.

Vestibulectomie indiquée pour les femmes atteintes de vulvodynie.

Trouble orgasmique féminin
Ajustement du traitement antidépresseur.
Sildénafil (controversé chez les femmes).

Particularités du suivi:
Actuellement, il n'y a pas de lignes directrices formelles pour l'intervalle de suivi chez les patientes présentant un dysfonctionnement sexuel féminin, cependant, il est recommandé d'évaluer l'évolution du traitement tous les 3 à 6 mois et en cas d'amélioration, le suivi commence annuellement. En fonction de la cause sous-jacente, les intervalles de visite de suivi doivent être ajustés en fonction du patient.

Références bibliographiques

1. Association psychiatrique américaine. Manuel diagnostique et statistique des troubles mentaux. Cinquième édition. Washington, DC: American Psychiatric Publishing; 2013.
2. American College of Obstetricians and Gynecologists Committee on Practice Bulletins-Gynecology. ACOG PracticeBulletin No. 119: Dysfonction sexuelle féminine. ObstetGynecol. 2011 avril 117 (4): 996-1007.
3. Al-Abbadey M, Liossi C, Curran N, Schoth DE, Graham CA. Traitement des troubles de la douleur sexuelle féminine: un examen systématique. J Sex Marital Ther. 2016. 42 (2): 99-142.

Chapitre 333. État fibrokystique du sein

Elle est considérée comme la pathologie bénigne la plus courante du sein. Elle est également connue sous le nom de maladie fibrokystique du sein, une maladie diagnostiquée chez les femmes du monde entier. Il s'agit de lésions épithéliales mammaires bénignes. En raison de leur incidence élevée et de leur comportement bénin, le terme «maladie» n'est souvent pas désigné pour désigner cette affection.

Les modifications fibrokystiques du sein correspondent à un terme général qui comprend la mastalgie, les kystes mammaires et les tumeurs bénignes.

Statistiques et épidémiologie

Selon la littérature, l'incidence varie de 30 à 60% et jusqu'à 50 à 60% de toutes les femmes. Elle est plus fréquente chez les femmes âgées de 30 à 50 ans.

La forme la plus courante est les fibroadénomes et ils représentent 70 à 95% de toutes les maladies bénignes du sein.

Étiologie et éléments physiopathologiques

L'étiologie de cette affection a été fortement associée à des antécédents de traitements œstrogéniques et progestatifs depuis plus de 8 ans. Les éléments physiopathologiques de l'état fibrokystique du sein sont déterminés par la prédominance des œstrogènes et une carence en progestérone provoquant une hyperprolifération du tissu conjonctif ou fibrose, suivie d'une prolifération épithéliale facultative.

Parce que le tissu mammaire est affecté par les taux d'œstrogène et de progestérone, les états d'hyperestrogénie et d'anovulation sont associés au développement d'affections mammaires bénignes.

Types de maladies bénignes du sein:
- ✓ Hyperplasie
- ✓ Kystes (hyperplasiques fibreux, adénose, papillomatose).
- ✓ Fibroadénomes.
- ✓ Adénose sclérosante.
- ✓ Mastite.

Histopathologie

Matrice extracellulaire de collagène.
Modèles de cellules stromales péri-canaliculaires.
Hyperplasie épithéliale floride.
Involution des fibroadénomes à la ménopause (le stroma de collagène dense et les glandes atrophiques sont affectés).
Modifications kystiques dérivées de l'unité lobulaire du conduit terminal, provoquées par l'expansion des conduits efférents de l'unité lobulaire du conduit terminal. La formation de kystes se produit à la suite de l'accumulation de liquide. Doublure plate avec couche myoépithéliale.

Critères diagnostiques

Clinique	*Kystes* Les kystes bénins sont mobiles dans le tissu mammaire glandulaire. La paroi thoracique et la peau ont une texture caoutchouteuse. Gêne et sensibilité mammaires absentes ou légères (sauf dans les kystes inflammatoires). La plupart des patients ont plusieurs kystes. Localisation fréquente dans le quadrant externe supérieur du sein. La texture est généralement de kystes fermes à multiples souscentimétriques. *Fibroadénomes* Les fibroadénomes sont de forme ovale et présentent des tailles variables et des marges bien définies. Ils sont mobiles et souvent multiples.
Paraclinique	Toute femme présentant une constatation clinique d'une masse palpable discrète nécessite un triple test consistant en un examen physique complet, des études d'imagerie et une biopsie excisionnelle. *Femmes de plus de 35 ans* Mammographie avec examen échographique Les kystes complexes (à la fois liquides et solides) nécessitent une biopsie. Lésions solides: nécessitent une biopsie au trocart guidée par rayons X ou échographie. *Femmes dans la trentaine* Surveillance clinique. Examen de suivi dans 2 à 3 mois. Mammographie et échographie lorsque la nodularité, un épaississement asymétrique ou des modifications de la masse sont mis en évidence lors des visites de suivi.

Options de traitement

La maladie fibrokystique du sein est une situation bénigne, cependant, elle peut présenter des symptômes douloureux. Le traitement est orienté individuellement en fonction de la patiente, envisager une attente vigilante chez les patientes asymptomatiques à faible risque de cancer du sein.

Changements de mode de vie (éviter les aliments ou les boissons riches en caféine, porter un soutien-gorge de soutien).

Modification de la dose du schéma thérapeutique hormonal substitutif.

Metformine.

Aspirine ou ibuprofène chez les patients atteints de mastalgie. L'huile d'onagre est justifiée comme mesure de soutien au cas où la douleur persiste malgré le traitement. Il peut être utilisé pendant 3 à 6 mois sous observation des effets.

Le tamoxifène, la bromocriptine ou le danazol sont des options considérables lorsque, malgré des mesures régulières pendant 6 mois, la douleur est intense et persistante.

Aspiration de liquide provenant de kystes pour soulager les symptômes (FNAB). Le liquide kystique semble macroscopiquement taché de sang, toute apparence inhabituelle nécessite une évaluation cytologique.

Chirurgie: elle est indiquée pour les kystes d'aspect intracystique persistant solide à l'échographie malgré des PAAF fréquents ou lorsque ceux-ci présentent une cellularité atypique à l'évaluation cytologique.

Particularités du suivi
Les lésions de type prolifératif présentent un risque plus élevé de malignité dans les deux seins. Lorsque l'augmentation des calcifications pléomorphes est mise en évidence par des études mammographiques, commencer un régime de suivi à intervalles de 6 mois.

Références bibliographiques

1. Schünemann HJ, Lerda D, Quinn C, Follmann M, Alonso-Coello P, Rossi PG, Lebeau A, Nyström L, Broeders M, Ioannidou-Mouzaka L, Duffy SW, Borisch B, Fitzpatrick P, Hofvind S, Castells X, et au. EuropeanCommissionInitiativeonBreastCancer (ECIBC) ContributorGroup. Dépistage et diagnostic du cancer du sein: un résumé des lignes directrices européennes sur le sein. Ann. Interne. Med.07 janvier 2020; 172 (1): 46-56.
2. Mitchell, Kumar, Abbas, Aster. Compendium of Robins and Cotran Structural and Functional Pathology. 9e édition. Éditorial Elsevier. 2017.
3. ShlomoMelmed, Richard J. Auchus, Allison B. Goldfine, Ronald J. Kowning, Clifford Rosen. Williams Textbook of Endocrinology 14ème édition. ELSEVIER, 2020.

Chapitre 334. Tumeurs fonctionnelles des ovaires

Ce sont ces néoplasmes développés dans les ovaires, qui sécrètent une ou plusieurs hormones et qui peuvent se manifester cliniquement chez le patient. Les tumeurs ovariennes fonctionnelles peuvent inclure diverses catégories histologiques responsables et qui produisent une variété d'effets hormonaux. Ils sont généralement symptomatiques une fois qu'ils atteignent une grande taille.

Statistiques et épidémiologie

L'âge d'incidence dépend du type de tumeur. Les tumeurs stromales et du cordon sexuel représentent 7% des néoplasmes malins des ovaires. Les tumeurs à cellules de Leydig représentent moins de 0,5% de toutes les tumeurs ovariennes. Les tumeurs stromales et du cordon sexuel de l'ovaire (TECS) représentent environ 70% des tumeurs ovariennes. Les TECS sont les tumeurs qui ont le plus souvent un comportement fonctionnel. Les tumeurs des cellules germinales représentent 15 à 20% des tumeurs ovariennes.

Éléments étiologiques ou physiopathologiques

Les tumeurs ovariennes peuvent être classées selon leur origine histologique en 3 groupes:

Classification histologique des tumeurs ovariennes	Type	Description	Présentation clinique
Tumeurs dérivées de l'épithélium superficiel (müllérien) ou des tumeurs épithéliales ovariennes (non fonctionnelles).		Associé à la malignité	Non fonctionnel
Tumeurs dérivées des cellules germinales.	Tératome kystique mature de l'ovaire (bénin)	Associé à des syndromes paranéoplasiques. Kystes uniloculaires contenant des cheveux et du matériel sébacé. Caryotype 46, XX	Il peut se comporter comme une tumeur carcinoïde ou comme un néoplasme sécrétant des hormones thyroïdiennes. Peut provoquer une thyrotoxicose.
	Dysgerminome (généralement non fonctionnel).	Composé de grandes cellules vésiculaires à cytoplasme clair. Ils expriment	Parties génitales ambiguës. Niveaux élevés de gonadotrophine

		Oct3, Oct4 et Nanog	chorionique (certains).
Origine stromale et tumeurs du cordon sexuel (TECS).	Tumeurs des cellules de la granulosa (les plus courantes).	Ils peuvent produire des hormones mâles ou femelles. Éléments cellulaires similaires à la couche granulaire du follicule ovarien.	Effet virilisant chez la femme. Activité endocrinienne analogue aux cellules folliculaires normales. Puberté précoce isosexuelle périphérique. Clitoromégalie, acné, hirsutisme, voix grave (survenant chez les filles post-ménarchiques). Douleurs abdominales basses, augmentation de la circonférence abdominale. Dans la variante adulte, des altérations du cycle menstruel se produisent chez les femmes en âge de procréer. Saignement gynécologique

			(en postménopause)
	Tequitoes et fibrothécomes.	Souvent unilatéral. Eléments cellulaires similaires à ceux de la thèque interne du follicule de Graff (teneur en lipides, comportement bénin).	Ils surviennent fréquemment autour de la ménopause. Associé au syndrome des ovaires polykystiques. Producteurs d'œstrogènes. Ils peuvent provoquer une puberté précoce périphérique isosexuelle (chez les filles). Associé à des saignements utérins irréguliers chez les femmes adultes en âge de procréer.
	Tumeurs à cellules de Sertoli-Leydig.	Aussi connu sous le nom d'androblastomes ou d'arérénoblastomes. Tumeurs unilatérales de taille modérée. Le composant cellulaire	Tumeurs ovariennes virilisantes courantes chez les femmes âgées de 13 à 40 ans. Sécréteurs d'androgènes. Oligoménorrhée

		comprend des cellules de Sertoli et de Leydig dans des proportions variables et différents degrés de différenciation.	, suivie d'une aménorrhée franche. D'une voix rauque. Hirsutisme Acné, alopécie frontotemporale. Clitoromégalie
	Tumeurs à cellules lipidiques (tumeur à cellules de Leydig et tumeur à cellules hilaires).	Aussi connu sous le nom de tumeur de Grawitz. Contient des débris cellulaires du cortex surrénalien. Néoplasmes volumineux (> 8 cm).	Il peut produire de la testostérone, des œstrogènes, de l'androstènedione, du cortisol, de l'érythropoïétine et de la progestérone.

Tableau 257 - 1. Tumeurs ovariennes fonctionnelles.

Critères diagnostiques

Les manifestations cliniques des tumeurs ovariennes fonctionnelles dépendent de l'âge de présentation et du type de cellule précurseur du néoplasme. Les manifestations cliniques ont été décrites en fonction de la tumeur dans le tableau 257-1.

Manifestations cliniques:

Syndrome paranéoplasique (le plus fréquent des tumeurs fonctionnelles ovariennes): hypercalcémie tumorale.
Thyrotoxicose
Syndrome de gonadotrophine chorionique.
Puberté précoce.
Virilisation féminine.

Paraclinique:
Tests de la fonction thyroïdienne.
Niveau de gonadotrophine chorionique.
Niveaux d'ACTH (souvent supérieurs à 200 pg / mL).
Niveaux d'androgènes et d'œstrogènes.
Échographie transvaginale.
Marqueurs tumoraux.

Options de traitement

Selon les caractéristiques de la tumeur et sa fonctionnalité, un suivi en attente peut être suivi.
Les options thérapeutiques habituelles consistent en une intervention chirurgicale (ovariectomie ou cystectomie), bien qu'en fonction de la malignité, une radiothérapie ou une chimiothérapie puisse être nécessaire.

Références bibliographiques

1. Mitchell, Kumar, Abbas, Aster. Compendium of Robins and Cotran Structural and Functional Pathology. 9e édition. Éditorial Elsevier. 2017.
2. Cruz Hernández Jeddú, Yanes Quesada Marelis, Hernández García Pilar, Isla Valdés Ariana, Turcios Tristá Silvia Elena. Tumeurs fonctionnelles de l'ovaire. Rev Cubana Endocrinol. 2007 déc

3. Roth, LM, Billings, SD Néoplasmes ovariens fonctionnels hormonaux. Endocr Pathol 11, 1–17 (2000). https://doi.org/10.1385/EP:11:1:1.

Chapitre 335. Syndrome Climactérique

Le syndrome climatérique correspond à la période de transition entre le stade fertile ou reproducteur et le stade ménopausique, ainsi qu'une fraction indéterminée de la postménopause. Cette période de transition est caractérisée par un ensemble de manifestations cliniques particulières associées à la fois physiques et psychologiques.

Statistiques et épidémiologie

La ménopause survient vers 50 ans, l'âge médian de début de la périménopause est de 47,5 ans. Les bouffées de chaleur sont les symptômes les plus fréquents et les plus frappants. Plus des quatre cinquièmes des femmes ménopausées souffrent de bouffées de chaleur au cours des 3 premiers mois suivant l'arrêt de la fonction ovarienne.

Étiologie et aspects physiopathologiques

Le syndrome climatérique est un processus physiologique du vieillissement ovarien, probablement déterminé par des gènes, bien que les mécanismes de régulation associés n'aient pas été complètement élucidés. Parmi les facteurs modificateurs de l'âge d'apparition, on distingue le tabagisme prolongé et l'utilisation de médicaments capables de provoquer des lésions ovariennes comme le cyclophosphamide, la médoréthamine, entre autres.

Les aspects physiologiques et psychologiques interviennent en réponse à la dégradation progressive de la fonction ovarienne et à la réduction de la production d'œstrogènes.
Classification étiologique: Naturel- Chirurgical- Retrait d'oestrogène (dû aux agonistes de la GnRH).

Critères diagnostiques

Clinique	Fréquence des menstruations irrégulière suivie d'une aménorrhée. Instabilité vasomotrice (bouffées de chaleur et sueurs): les bouffées de chaleur sont une sensation subjective de chaleur intense dans la partie supérieure du corps qui dure environ 30 secondes à 5 minutes suivie de palpitations, maux de tête, faiblesse, entre autres. Atrophie urogénitale (douleur pendant les rapports sexuels). Fatigue. Mal de tête Vertiges Engourdissement. Douleur dans les extrémités. Problème d'attention. Nervosité. Anxiété. Insomnie. Changements d'humeur. Dépression.
Paraclinique	Quantification de FSH (supérieure à 25 mUI / ml). Taux d'estradiol (moins de 20 pg / mL). Niveau d'œstrone (37 pg / ml). Hormone antimullerienne Cytologie cervicale (dépistage régulier tous les 2 à 3

| ans jusqu'à 65 ans). |

Options de traitement

Traitement hormonal œstrogénique: indiqué pour les femmes hystérectomisées
- ✓ Dose standard d'oestrogène conjugué oral 0,625 mg / jour.
- ✓ Dose standard d'estradiol micronisé 17β: 1 mg / jour.

Hormonothérapie œstroprogestative combinée: administration quotidienne d'œstrogène en ajoutant le progestatif pendant quelques jours par mois (7 à 14 jours).

Traitement hormonal topique:
- ✓ Crème vaginale hormonale (œstrogènes conjugués 0,625 mg / g d'excipient): 0,5 à 2 g par jour.
- ✓ Œufs, gélules vaginales: estriol, ovules à une dose de 0,5 à 3,5 mg par jour.

Antidépresseurs:
- ✓ Paroxetine à une dose de 12,5 à 25 mg par jour.
- ✓ Fluoxétine à une dose de 20 mg par jour.
- ✓ Veralipride (antagoniste de la dopamine): dose de 100 mg / jour pendant 20 jours.

Lubrifiants non hormonaux.

Références bibliographiques

1. Shlomo Melmed, Richard J. Auchus, Allison B. Goldfine, Ronald J. Kowning, Clifford Rosen. Williams Textbook of Endocrinology 14ème édition. ELSEVIER, 2020.

2. Dorantes et Martinez. Clinical endocrinology 5e édition, Editorial El Manual Moderno 2016.

Chapitre 336. Insuffisance ovarienne prématurée

Également appelée insuffisance ovarienne prématurée ou ménopause prématurée, elle consiste en une déplétion précoce des follicules ovariens avant l'âge de 40 ans. Ces patientes sont caractérisées par une puberté normale et une période variable de cycles menstruels réguliers, suivies d'épisodes d'oligoménorrhée ou d'aménorrhée en association avec une atrophie urogénitale et des bouffées de chaleur.

Statistiques et épidémiologie

Au moins 1% des femmes entrent en ménopause avant l'âge de 40 ans.

Groupes ou facteurs de risque:
- ✓ Antécédents familiaux d'insuffisance ovarienne prématurée.
- ✓ Antécédents familiaux ou personnels de maladies auto-immunes.
- ✓ Chimiothérapie.
- ✓ Radiothérapie.

Étiologie et éléments physiopathologiques

L'insuffisance ovarienne prématurée survient à la suite d'une déplétion précoce des follicules ovariens, cela peut survenir en raison d'une petite quantité de réserve ovarienne (ou du nombre de follicules primordiaux chez une femme au moment de la gamétogenèse) ou à la suite d'une destruction accélérée du complément ovocytaire: dans la plupart des cas, la cause est inconnue, bien que certains troubles soient associés à une insuffisance ovarienne précoce.

Causes de l'insuffisance ovarienne prématurée.

Les troubles génétiques
Dysgénésie gonadique avec défauts du chromosome X en mosaïque.
Prémutation du gène FMR1, une variante du syndrome du X fragile.
Syndrome de blépharophimose-ptose-épicanthose reversus (mutation FOXL2).
Galactosémie (mutation GALT).
Troubles auto-immunes
Syndrome poliendocrinien auto-immun.
Autres:
Destruction soudaine des follicules
Chimiothérapie.
Radiothérapie.
Infections (oophorite d'oreillons).

Critères diagnostiques

L'insuffisance ovarienne prématurée peut être diagnostiquée chez les patientes présentant les caractéristiques suivantes:
Femme de moins de 40 ans.
Aménorrhée, oligoménorrhée ou irrégularité menstruelle.
Bouffées de chaleur.
Taux de FSH sérique ménopausique (40 UI / L), au moins 2 fois

Autres manifestations cliniques probables:
   ✓ Infertilité ou hypofertilité.

- ✓ Sécheresse vaginale
- ✓ Perturbations de sommeil
- ✓ Changements de pigmentation de la peau.
- ✓ Vitiligo (auto-immun).
- ✓ Chute de cheveux (motif alopécique auto-immun).
- ✓ Goitre
- ✓ Fatigue.
- ✓ Anxiété ou dépression.
- ✓ Signes de virilisation.

Le risque de caryotypes anormaux augmente lorsque l'insuffisance ovarienne prématurée commence à un âge plus précoce. Indiquer une analyse chromosomique chez les patientes présentant une insuffisance ovarienne prématurée de moins de 30 ans.

Paraclinique:
- ✓ Hormone stimulant la thyroïde.
- ✓ Test de l'état du porteur de prémutation du gène FMR1.
- ✓ Hormone folliculo-stimulante (établit un diagnostic d'insuffisance ovarienne prématurée).
- ✓ Caryotype (chez la femme de moins de 30 ans ou infantilisme sexuel).

Options de traitement

Le traitement de l'insuffisance ovarienne prématurée est orienté en fonction de la cause spécifique. Cependant, l'hormonothérapie, utilisant des associations œstroprogestatives ou un contraceptif oral à faible dose, est considérée comme le traitement principal. Le remplacement des androgènes est controversé.

Particularités du suivi

La ménopause précoce est associée à un risque accru de mortalité cardiovasculaire, d'accident vasculaire cérébral, de fractures osseuses et de cancer. Ces patients ont une qualité de vie réduite et une espérance de vie réduite. Il est recommandé de démarrer un plan de suivi complet mettant l'accent sur la réduction des risques associés à la ménopause prématurée.

Références bibliographiques

1. Shlomo Melmed, Richard J. Auchus, Allison B. Goldfine, Ronald J. Kowning, Clifford Rosen. Williams Textbook of Endocrinology 14ème édition. ELSEVIER, 2020.
2. Torrealday S, Kodaman P, Pal L. Insuffisance ovarienne prématurée - une mise à jour sur les progrès récents dans la compréhension et la prise en charge. F1000Res. 2017; 6: 2069. Publié le 29 novembre 2017. doi: 10.12688 / f1000research.11948.1.

Chapitre 337. Remplacement hormonal féminin

L'hormonothérapie substitutive chez la femme permet, entre autres, de fournir des pertes hormonales lors de la transition vers la ménopause. Avec l'augmentation de l'espérance de vie, les femmes peuvent passer environ un tiers de leur vie pendant la période de ménopause, et ont parfois des symptômes physiquement et mentalement intolérables, là où le conseil clinique est une option utile.

Les indications

Problèmes associés à la ménopause
Traitement des symptômes vasomoteurs de la ménopause.
Traitement du syndrome génito-urinaire de la ménopause (atrophie vaginale et vulvaire).
Prévention de l'ostéoporose.
Aménorrhée primaire ou secondaire.
Saignement utérin dysfonctionnel.
Hyperplasie de l'endomètre.
Traitement par technologie de reproduction assistée.

Préparations d'oestrogène et de progestérone

Hormone	préparation
Oestrogène oral	Oestrogène conjugué. Ethinyl-estradiol. Oestrogènes estérifiés. 17 bêta-estradiol.

Oestrogène transdermique	Patch de 17 bêta-estradiol.
	Gel de 17-bêta-estradiol.
	Émulsion de 17-bêta-estradiol.
	Spray de 17-bêta-estradiol.
Œstrogène vaginal	Crème 17bêta-estradiol.
	Crème d'œstrogènes conjugués.
	17 anneau bêta-estradiol.
	17 comprimés de bêta-estradiol.
Progestatif oral	Drosperinone.
	Progestérone micronisée.
	Acétate de médroxyprogestérone.
	Acétate de noréthindrone.
	Acétate de mégestrol.
Progestatif transdermique	Acétate de noréthindrone.
	Levonorgostar.
Progestatif (système intra-utérin)	Levonorgostar IUS

Tibolone

C'est un progestatif avec une activité œstrogénique tissulaire sélective. Supprime les problèmes vasomoteurs et améliore l'humeur, ainsi que la libido. La dose recommandée est de 2,5 mg / jour. Il est considéré comme le traitement de choix pour les femmes ayant des antécédents d'endométriose ou qui ont eu des effets indésirables avec un traitement conventionnel.

Transfert de la thérapie de remplacement de la ménopause à la tibolone

Mastalgie ou tension mammaire.
Changements d'humeur.
Troubles de l'appétit sexuel.
Augmentation de la densité mammaire avec la nécessité d'une mammographie répétée ou lorsqu'elle ne peut pas être lue correctement.
Saignement irrégulier sans résultat histopathologique.

Contre-indications du traitement hormonal substitutif féminin

Carcinome du sein: antécédents, actuels ou suspectés.
Carcinome mammaire invasif.
Modifications mammaires prémalignes (néoplasie lobulaire, hyperplasie canalaire atypique).
Carcinome canalaire in situ (carcinome intraductal).
Carcinome œstrogéno-dépendant non traité.
Carcinome de l'endomètre.
Sarcome stromal de l'endomètre.
Carcinome malin œstrogène-dépendant (suspecté ou connu).
Saignement génital non fondé (comme signe de carcinome de l'endomètre).
Maladie hépatique active.
Maladie thromboembolique idiopathique (passée ou actuelle).
Embolie pulmonaire
Phlébothrombose.
Thromboembolie artérielle active ou récente.
Thrombose coronaire.
Angine de poitrine.
Intolérance connue à un certain composant de la préparation.

Effets indésirables du traitement hormonal substitutif féminin

Risque de thromboembolie veineuse.
Risque d'accident cardiovasculaire.
Maladie coronarienne.
Cancer du sein
Cancer gynécologique.

Références bibliographiques

1. Agarwal, S., Alzahrani, FA et Ahmed, A. (2018). Traitement hormonal substitutif: serait-il possible de reproduire un ovaire fonctionnel?. Revue internationale des sciences moléculaires, 19 (10), 3160.https://doi.org/10.3390/ijms19103160
2. Fait T. (2019). Hormonothérapie de la ménopause: derniers développements et pratique clinique. Les drogues en contexte, 8, 212551.https://doi.org/10.7573/dic.212551

Chapitre 338. Adolescent transgenre

Au début de la puberté, la dysphorie de genre semble survenir ou s'aggraver, ce qui implique une forte probabilité d'identité transgenre à l'âge adulte. Ces patients nécessitent une évaluation approfondie par un spécialiste en santé mentale qualifié afin qu'il puisse identifier le diagnostic de dysphorie de genre et déterminer la coexistence d'autres problèmes de santé mentale. Des études montrent l'existence d'une association entre le spectre de l'autisme et la dysphorie de genre chez les adolescents, c'est pourquoi la référence à un spécialiste en santé mentale est essentielle.

Directives de l'Endocrine Society pour l'induction de la puberté chez les adolescents transgenres

Induction de la puberté féminine
Induction de la puberté féminine par 17 bêta-estradiol par voie orale, augmentant les doses tous les 6 mois.
5 µg / kg / jour
10 µg / kg / jour
15 µg / kg / jour
20 µg / kg / jour
Dose adulte: 2 à 6 mg / jour.
Chez les adolescents trans postpubères, la dose d'estradiol peut augmenter plus rapidement: 1 mg par jour pendant 6 mois ou 2 mg / jour.
Induction de la puberté féminine par 17 bêta-estradiol transdermique (la dose augmente tous les 6 mois et un nouveau patch est placé tous les 3 à 5 jours.

06,25 à 12,05 µg / 24h
25 µg / 24 h
37,5 µg / 24 h
Dosage adulte: 50 à 200 µg / 24 h.
Induction de la puberté masculine
Induction de la puberté masculine par les esters de testostérone, augmentation de dose tous les 6 mois (voie sous-cutanée ou intramusculaire).
25 mg / m2 toutes les 2 semaines (alternative: la moitié de cette dose par semaine ou le double toutes les 4 semaines).
50 mg / m2 toutes les 2 semaines.
75 mg / m2 toutes les 2 semaines
Dosage adulte: 100 à 200 mg toutes les 2 semaines. Chez les adolescents de sexe masculin transgenres postpubères, la dose peut augmenter plus rapidement: 75 mg toutes les 2 semaines pendant 6 mois.
125 mg toutes les 2 semaines.

Directives de l'Endocrine Society pour le protocole de référence, l'examen physique, le suivi et la surveillance pendant la suppression pubertaire avec l'agoniste de la GnRH

Tous les 3 à 6 mois
Anthropométrie, tension artérielle, stades de Tanner.
Tous les 6 à 12 mois
LH et FSH.
E2 / T
25 (OH) D.
Tous les 1 ou 2 ans
DMO utilisant DXA
Âge osseux par radiographie de la main gauche.

Lignes directrices de l'Endocrine Society pour l'évaluation initiale, le suivi et la surveillance des paracliniques des jeunes transgenres pendant l'induction de la puberté

Tous les 3 à 6 mois
Anthropométrique: Poids. Hauteur. Hauteur assise. Stades de Tanner. Tension artérielle.
Tous les 6 à 12 mois
Hommes transgenres: Hémoglobine / hématocrite. Lipides Testostérone. 25-hydroxyvitamine D. Femmes transgenres: Prolactine Estradiol 25 (OH) D
Tous les 1 à 2 ans
DMO par absorptiométrie à rayons X bi-énergie (DXA). Âge osseux sur la radiographie de la main gauche (fournie cliniquement indiquée)

Effets indésirables potentiels des bloqueurs de la puberté chez les jeunes transgenres

Actuellement, il existe peu d'études à long terme sur les effets indésirables potentiels, cependant, les effets suivants ont été observés:

- ✓ Diminution de la DMO.
- ✓ Infertilité
- ✓ Altérations cognitives.

Références bibliographiques

1. Shlomo Melmed, Richard J. Auchus, Allison B. Goldfine, Ronald J. Kowning, Clifford Rosen. Williams Textbook of Endocrinology 14ème édition. ELSEVIER, 2020.
2. Kaltiala-Heino, R., Bergman, H., Työläjärvi, M., et Frisén, L. (2018). Dysphorie de genre à l'adolescence: perspectives actuelles. Santé des adolescents, médecine et thérapeutique, 9, 31–41.https://doi.org/10.2147/AHMT.S135432

Chapitre 339. Femme transgenre

Selon les définitions des lignes directrices 2017 de l'Endocrine Society, elle est définie comme «femme transgenre», également connue sous le nom de «femme trans» et «homme-femme» (homme à femme), ces personnes qui ont été affectées à la sexe masculin à la naissance mais qui, au contraire, s'identifient et vivent comme des femmes.

Prévalence

On estime qu'environ 0,5 à 1,3% des hommes affectés à la naissance vivent en tant que transgenres.
Environ 1 homme sur 2800 assigné à la naissance vit en tant que femme transgenre.

évaluation initiale

- ✓ Antécédents médicaux complets.
- ✓ Histoire de la durée et de la gravité de la dysphorie de genre.
- ✓ Examen attentif des problèmes médicaux chroniques (en particulier ceux qui peuvent être exacerbés par l'hormonothérapie).
- ✓ Servir de liaison entre les prestataires de soins de santé mentale et les chirurgiens.
- ✓ Évaluer les antécédents psychiatriques, en mettant l'accent sur les antécédents dépressifs et le risque de suicide. Indiquez un traitement antidépresseur ou

une référence urgente à la santé mentale si cela est jugé nécessaire.

Recommandations de la société endocrinienne pour l'administration d'hormones

Les œstrogènes	
Estradiol oral	2,0 à 6,0 mg / jour
Transdermique	
Timbre transdermique d'estradiol (nouveau timbre tous les 3 à 5 jours)	0,025-0,2 mg / jour
Parentéral	
Valerato ou Cypionate d'estradiol	5 à 30 mg par voie intramusculaire toutes les 2 semaines 2 à 10 mg par voie intramusculaire chaque semaine
Antiandrogènes	
Spironolactone	100 à 300 mg / jour.
Acétate de cyprotérone	25 à 50 mg / jour.
Agoniste de la GnRH	3,75 mg SQ (SC) par mois 11,25 mg SQ (SC) 3 mois

Recommandations de la société endocrinienne pour l'examen physique et le suivi

Effectuer une évaluation de suivi tous les 3 mois pendant la première année. Par la suite, des consultations auront lieu une à deux fois par an pour surveiller les signes de féminisation et évaluer le

développement d'effets indésirables.
Mesurez les taux sériques de testostérone et d'estradiol tous les 3 mois: La testostérone sérique doit être inférieure à 50 ng / dL. L'estradiol sérique ne doit pas dépasser la plage maximale de 100 à 200 pg / ml.
Dans le cas de l'administration de spironolactone, les électrolytes sériques, en particulier le potassium, doivent être mesurés tous les 3 mois au cours de la première année, suivis d'une évaluation annuelle des taux sériques de potassium.
Effectuer un dépistage de routine du cancer en suivant le protocole en tant que personne non transgenre, sur tous les tissus présents.
Envisagez des tests de densité minérale osseuse au début de l'évaluation. Chez les personnes à faible risque, dépister l'ostéoporose à 60 ans.

Risques associés à l'administration hormonale transfemale
- ✓ Thrombose veineuse et embolie pulmonaire.
- ✓ Infarctus du myocarde et accidents vasculaires cérébraux.
- ✓ Hypertriglycéridémie.
- ✓ Hyperprolactinémie
- ✓ Ostéoporose.
- ✓ Cancer du sein
- ✓ Dysfonctionnement hépatique

Références bibliographiques

1. Hembree WC, Cohen-Kettenis PT, Gooren L. et al. Traitement endocrinien des personnes souffrant de dysphorie de genre / incohérences de genre: un guide de

pratique clinique de l'Endocrine Society. J Clin Endocrinol Metab. 2017; 102: 3869-3903.
2. Shlomo Melmed, Richard J. Auchus, Allison B. Goldfine, Ronald J. Kowning, Clifford Rosen. Williams Textbook of Endocrinology 14ème édition. ELSEVIER, 2020.

Chapitre 340. Homme transgenre

La définition exposée dans les directives 2017 de l'Endocrine Society, sur l'homme transgenre également connu sous le nom d '«homme trans», de «femme à homme» ou d' «homme transgenre», fait référence aux personnes qui ont été désignées comme femmes à la naissance, mais elles identifient et vivre comme un homme.

Prévalence

On estime qu'environ 0,4 à 1,2% des femmes s'identifient comme transgenres.

Évaluation initiale

Comme dans le cas de la femme transgenre, toute rencontre initiale avec un adulte transgenre doit inclure le développement complet des antécédents médicaux du patient et des antécédents médicaux familiaux pertinents à la recherche de conditions médicales sous-jacentes qui peuvent être aggravées par l'administration hormonale.

Une évaluation associée à la structure de soutien social et familial de l'individu doit être effectuée, en particulier si l'environnement social actuel ne coïncide pas avec le rôle de genre déclaré.

Le médecin doit procéder à une évaluation appropriée des signes dépressifs et identifier le risque de suicide, compte tenu du risque élevé d'autolyse chez les personnes transgenres. Envisagez d'aiguiller vers un fournisseur de soins de santé mentale si nécessaire

Recommandations de la société endocrinienne pour l'administration d'hormones

Testostérone	
Testostérone parentérale	
Énanthate ou cypionate de testostérone	100 à 200 mg SQ (voie intramusculaire) toutes les 2 semaines ou SQ (voie sous-cutanée) une demi-semaine.
Undécanoate de testostérone	1000 mg toutes les 12 semaines
Testostérone transdermique	
Gel de testostérone 1,6%	50 à 100 mg / jour.
Patch transdermique de testostérone	2,5 à 7,5 mg / jour.

Recommandations de la société endocrinienne pour les visites de suivi, l'examen physique et la surveillance

Evaluez votre patient tous les 3 mois au cours de la première année, puis une consultation est faite 1 à 2 fois par an pour surveiller les signes de virilisation et l'apparition d'effets indésirables.
Mesurez les niveaux de testostérone sérique tous les 3 mois jusqu'à ce que les niveaux soient dans la plage masculine normale: Injections d'énanthate / cypionate de testostérone: La testostérone doit être mesurée à mi-chemin de l'administration entre les injections. ***Niveau visé***: 400 à 700 ng / dl à 400ng / dL. Les niveaux maximum et minimum de testostérone doivent être mesurés, en veillant à ce qu'ils restent

dans la plage masculine normale.
Undécanoate de testostérone parentérale:
La testostérone est mesurée avant l'injection. Lorsque le niveau est inférieur à 400 ng / dl, l'intervalle entre les doses doit être ajusté.
Testostérone transdermique:
Le niveau de testostérone est mesuré au plus tôt 1 semaine d'application quotidienne (minimum 2 heures après l'application).

L'hématocrite ou l'hémoglobine doit être mesuré au début de l'étude et la mesure doit être répétée à intervalles de 3 mois au cours de la première année. Par la suite, la mesure est effectuée 1 à 2 fois par an. Des contrôles de suivi réguliers devraient inclure la mesure du poids, de la pression artérielle et des lipides.

Le dépistage de l'ostéoporose doit être effectué lorsque l'administration de testostérone est interrompue ou qu'il existe un risque de perte osseuse.

En cas de présence de tissu cervical, les contrôles indiqués par l'American College of Obstetricians and Gynecologists doivent être effectués.

Des examens mammaires sous-aréolaires et périaréolaires sont effectués chaque année pour une mastectomie. En l'absence de mastectomie, une mammographie doit être indiquée comme recommandé par l'American Cancer Society.

Risque potentiel associé à l'administration hormonale de transmasculine

- ✓ Érythrocytose
- ✓ Hyperlipidémie
- ✓ Cancer du col de l'utérus et de l'utérus.

Références bibliographiques

1. Shlomo Melmed, Richard J. Auchus, Allison B. Goldfine, Ronald J. Kowning, Clifford Rosen. Williams Textbook of Endocrinology 14ème édition. ELSEVIER, 2020.
2. Notez NM, den Heijer M, Gooren LJ. Évaluation et traitement des adultes dysphoriques / non sexistes. [Mis à jour le 21 juillet 2019]. Dans: Feingold KR, Anawalt B, Boyce A, et al., Editors. Endotext [Internet]. South Dartmouth (MA): MDText.com, Inc.; 2000-.

Chapitre 341. Andrologie

C'est la branche de la médecine et de la science, qui est responsable de la fonction reproductrice de l'homme selon les conditions physiologiques et pathologiques. L'andrologie traite de la santé reproductive masculine. L'andrologie va des études génétiques aux changements pubertaires masculins et comprend l'étude de la stérilité et des techniques de procréation assistée jusqu'aux altérations de la prostate, de la contraception et de la fonction sexuelle.

Système reproductif masculin

Le système reproducteur masculin est constitué d'un ensemble d'organes qui agissent de manière coordonnée, afin de produire des spermatozoïdes fonctionnels à transporter vers l'appareil reproducteur féminin. Le sperme est une cellule haploïde qui est produite dans les testicules. Les spermatozoïdes subissent des changements de maturation par leur transit à travers l'épididyme vers les canaux éjaculateurs trouvés dans la prostate.

Composants du système reproducteur masculin:

Composant	Description
Les testicules	En charge de la spermatogenèse
Scrotum	Abrite et protège les testicules, tout en maintenant une température testiculaire optimale pour la spermatogenèse.
L'épididy	Il se compose d'un seul tubule, très plié et relié au

me	testicule par un ensemble de canaux efférents. Sa fonction est d'amener le sperme testiculaire à une pleine maturation fonctionnelle.
Conducteur différent	Sa fonction principale, en conjonction avec le canal éjaculateur, est de transporter les spermatozoïdes matures, ainsi que les sécrétions de la vésicule séminale vers l'urètre prostatique.
Les vésicules séminales	Il est situé immédiatement au-dessus de la prostate. Les sécrétions des vésicules séminales sont riches en prostaglandines et en fructose et forment environ 70% du volume de l'éjaculat.
Prostate	Il produit des sécrétions riches en zinc, acide citrique, choline et diverses protéines telles que la phosphatase acide, la séminine, l'antigène prostatique et l'activateur du plasminogène, dont le rôle est présumé pertinent pour la fonction du sperme lors de l'éjaculation.
Pénis	Il est responsable du dépôt de cellules germinales mâles dans le tractus génital féminin pendant les rapports sexuels. Il se compose de deux corps caverneux et d'un corps spongieux.

Contrôle endocrinien et nerveux du système reproducteur masculin

Pour que le système reproducteur masculin fonctionne correctement, un équilibre hormono-dépendant doit être maintenu.

L'hypophyse est responsable de la production de gonadotrophines folliculo-stimulantes et lutéinisantes, régulées par un contrôle hypothalamique. L'initiation de la spermatogenèse nécessite la FSH, tandis que l'hormone lutéinisante stimule la production d'androgènes dans les cellules testiculaires de Leydig.

Les testicules ont besoin que les concentrations de testostérone restent élevées pour maintenir la spermatogenèse, de leur côté, les organes accessoires dépendent des androgènes pour assurer leur propre fonction sécrétoire.

De plus, les organes reproducteurs mâles sont sous le contrôle neuronal des systèmes nerveux sympathique et parasympathique, à travers lesquels la fonction érectile du pénis peut être réalisée par le contrôle parasympathique et la fonction éjaculatrice par le contrôle sympathique.

Chacune des pathologies à l'un des niveaux indiqués qui interfère avec le fonctionnement du système reproducteur masculin, est évaluée par l'andrologie qui à son tour comprend des branches telles que l'urologie, l'anatomie, la génétique et la biochimie.

Références bibliographiques

1. Rupert P. Amann, Ph.D., John K. Amory, MD, Janice L. Bailey, Ph.D., William J. Bremner MD, Ph.D. et coll. La société américaine d'andrologie. Manuel d'Andrologie. 2e édition. Allen Press, 2010.
2. Mario Brassesco. Société espagnole de fertilité. Manuel d'andrologie. 2011 EdikaMed, SLISBN: 978-84-7877.
3. Barak S, Baker HWG. Prise en charge clinique de l'infertilité masculine. [Mis à jour le 5 février 2016]. Dans: Feingold KR, Anawalt B, Boyce A, et al., Editors. Endotext [Internet]. South Dartmouth (MA): MDText.com, Inc.; 2000-.

Chapitre 342. Les testicules

Ce sont des glandes sexuelles mâles, qui ont à la fois des fonctions endocrines et exocrines. Les testicules adultes sont des organes ovoïdes appariés qui se trouvent à l'extérieur de la cavité abdominale dans le scrotum et qui pendent du canal inguinal à travers le cordon spermatique, qui est composé d'un pédicule neurovasculaire, d'un muscle crémastérique et d'un canal déférent.

Embryologie

Pour la formation des testicules, ils comprennent 3 principaux types de cellules:

Cellules germinales	Ils prennent naissance dans la paroi du sac vitellin et migrent entre la cinquième et la sixième semaine de gestation vers les crêtes génitales.
Cellules de soutien	Ils dérivent de l'épithélium coelomique des crêtes génitales
Cellules stromales ou interstitielles	Ils dérivent du mésenchyme des crêtes génitales

Les glandes surrénales, les gonades, le rein et le système reproducteur sont dérivés des crêtes urogénitales situées dans la cavité coelomique de l'embryon.

La gonade bipotentielle précoce est programmée pour devenir un testicule autour de la 6e à la 7e semaine de gestation, en raison de l'action de la région spécifique du sexe du chromosome Y, qui est située sur le bras court de ce chromosome.

Anatomie

Les testicules sont des structures ovoïdes blanc laiteux dont la consistance est résistante et élastique. Le testicule gauche est plus bas dans le scrotum que le droit chez 60% des hommes.
- ✓ *Dimensions:* Ils mesurent environ 4 à 5 cm de long et 3 cm d'épaisseur (chacun).
- ✓ Volume moyen 18,6 ± 4,8 ml. (varie entre 15 et 30 ml)

Ils sont situés dans le scrotum (structure qui confère une protection, maintenant une température inférieure de 2 ° C à la température abdominale).

Chaque testicule est enveloppé en 3 couches:
- ✓ Couche externe ou vaginale: constituée de cellules mésothéliales.
- ✓ Couche intermédiaire ou albuginée: formée de tissu conjonctif fibroélastique et de cellules musculaires lisses.
- ✓ Couche interne ou vasculaire: formée par des réseaux de vaisseaux sanguins.

Approvisionnement en sang	Artères testiculaires, branches des artères spermatiques internes.
Innervation	Innervation sympathique et parasympathique.
Drainage	Plexus Pammpiniforme, qui fusionne dans la

veineux	veine testiculaire (spermatique interne). La veine testiculaire droite se draine dans la veine cave inférieure, tandis que la veine testiculaire gauche se draine à angle droit par rapport à la veine rénale gauche.

Histologie

Les tubules séminifères mesurent environ 0,2 mm de diamètre, ils sont tapissés d'un épithélium qui contient des cellules de Sertoli (éléments de nutrition et de soutien) et des cellules germinales ou spermatogènes. Les cellules germinales forment une masse importante et sont les précurseurs du sperme.

L'épithélium repose sur une fine lame basale qui est recouverte d'une zone spécialisée de tissu fibreux qui a des fibroblastes, des fibres de tissu conjonctif et des cellules similaires au muscle lisse, qui peuvent modifier le diamètre du tube séminifère en se contractant pour faciliter le transport du sperme.

Cellules	Description
Cellules de Sertoli	Grands, leurs bases reposent sur la membrane basale, le contour est irrégulier, le noyau est ovoïde et pâle. *Les fonctions:* Ils fournissent un milieu essentiel pour la différenciation des cellules germinales. Participe au mouvement des cellules germinales de la base du tubule à la lumière. Il est responsable de l'engloutissement des cellules germinales endommagées et des corps résiduels. Ils sécrètent des protéines à haute affinité pour les androgènes afin de maintenir des niveaux de

	testostérone adéquats.
Cellules spermatogeniques	Ils comportent une couche d'épithélium stratifiée, ils ont entre 4 à 8 cellules de hauteur avec différents degrés de différenciation. Ils peuvent être classés en fonction de leur différenciation en: Spermatogonie (multiplication par division mitotique). Spermatocytes primaires. Spermatocytes secondaires (qui se divisent par méiose). Les spermatides. Sperme.
Cellules de Leydig	Ils se trouvent en groupes compacts dans l'interstitium, entre les tubules séminifères. C'est une grande cellule avec un cytoplasme vacuolisé, un noyau avec des granules de chromatine épais et un nucléole précis.

Spermatogenèse

Il s'agit du processus par lequel les cellules souches, ou spermatogonies, se différencient en spermatozoïdes matures, à travers 3 phases fonctionnellement distinctes:

Phase mitotique ou proliférative: dans laquelle la plupart des spermatogonies subissent une mitose pour pouvoir renouveler l'ensemble des cellules souches, tandis qu'une petite partie est engagée dans une plus grande différenciation et, de cette manière, pour produire des spermatocytes.

Phase méiotique: Les spermatocytes subissent des divisions méiotiques successives pour produire des spermatides qui sont des cellules germinales haploïdes.

Spermiogenèse: Finalement, les spermatides immatures et rondes se différencient en spermatozoïdes matures.

Les spermatozoïdes matures sont libérés dans la lumière du tube séminifère et sont transportés vers le rete testis, le canal déférent et plus tard vers l'épididyme par des contractions péristaltiques et un flux de liquide intratubulaire.

Spermatozoïde: la plupart sont composés d'une tête de forme ovale, qui contient de la chromatine condensée et des nucléoprotéines. Ils ont également une calotte acrosomique qui couvre environ 2 tiers antérieurs de la tête. Ils ont un cou court, qui contient des centrioles essentiels à l'union de la queue et à la division du zygote après la fécondation. Ils contiennent également une longue queue appelée flagelle, qui permet une mobilité vers l'avant normale et progressive.

Références bibliographiques

1. Shlomo Melmed, Richard J. Auchus, Allison B. Goldfine, Ronald J. Kowning, Clifford Rosen. Williams Textbook of Endocrinology 14ème édition. ELSEVIER, 2020.
2. Dorantes et Martinez. Clinical endocrinology 5e édition, Editorial El Manual Moderno 2016.

Chapitre 343. Stéroïdes anabolisants

Aussi connu sous le nom de stéroïdes androgènes, il s'agit d'un ensemble de dérivés synthétiques de la testostérone. Les androgènes exercent leurs effets dans diverses parties du corps, notamment les muscles, les os, les follicules pileux, le foie, les reins, les tissus reproducteurs, les systèmes nerveux central, hématopoïétique et immunitaire. Ses effets sont souvent associés à une masculinisation et à des effets anabolisants, notamment dans la formation de protéines musculaires et osseuses squelettiques.

Types de stéroïdes anabolisants

Dérivés alkylés (obtenus par substitutions en position 17 alpha)	Oxandrolone. Oxymétholone. Fluoxymestérone Danazol
Esters de testostérone (obtenus par estérification en position 17beta)	Cypionate de testostérone. Énanthate de testostérone. Heptylate de testostérone. Propionate de testostérone. Décanoate de nandrolone Phenpropionate de nandrolone Dromostanolone.

Indications des stéroïdes anabolisants

Indications approuvées par la FDA
Hypogonadisme primaire. Puberté retardée Hypogonadisme hypogonadotrope

Déficit en gonadotrophine et hormone de libération de l'hormone lutéinisante. Dysfonctionnement de l'axe hypothalamo-hypophysaire (diverses tumeurs, lésions et radiations). Échec testiculaire primaire: Cryptorchidie. Orchite Torsion testiculaire. Syndrome des testicules manquant. Antécédents d'orchidectomie. Syndrome de Klinefelter. Agents chimiothérapeutiques. Dommages toxiques dus à la consommation d'alcool et de métaux lourds.
Indications les plus courantes en Espagne
L'endométriose Maladie bénigne du sein. Ménorragie Puberté précoce. Œdème angioneurotique héréditaire. Troubles du métabolisme des protéines associés à une malnutrition sévère. Impuissance, climactérique mâle. Ostéoporose postménopausique et sénile. Suppression de la lactation.

Actions pharmacologiques

Croissance et développement des organes sexuels masculins et maintien des caractères sexuels secondaires.

Dans le muscle squelettique, ils régulent la transcription des gènes cibles qui régulent l'accumulation d'ADN dans le muscle squelettique pour permettre la croissance musculaire.

Régulation positive et augmentation de la quantité de récepteurs androgènes (contribue à l'augmentation de la taille et de la force musculaires).

Effet de stimulation cérébrale par des effets sur les neurotransmetteurs, la stimulation de l'axe du facteur de croissance 1 analogue à l'hormone de croissance et de l'insuline et l'antagonisme des glucocorticoïdes.

Rétention d'azote dans les muscles augmentant la taille des muscles et soulageant les douleurs articulaires en favorisant la synthèse du collagène et en améliorant la minéralisation osseuse (Nandrolone Decanoate et Nandrolone Fenpropionate).

Propriétés anti-oestrogéniques (dromostanolone)

Administration de stéroïdes anabolisants

Drogue	Dose
Cypionate de testostérone	50 à 400 mg par voie intramusculaire 1 à 4 fois par mois.
Undécanoate de testostérone	750 mg (dose initiale), puis 750 mg 4 semaines après la première dose et 750 mg supplémentaires par la suite (intervalles de 10 semaines entre les doses). Ou 10 à 25 mg / jour
Énanthate	200 mg tous les 10 à 14 jours.
Propionate	10 à 25 mg 2 à 3 fois par semaine
Fluoxymestérone	5 à 40 mg par jour

Effets indésirables

Cardiovasculaire	Hypertension. Cardiomyopathie Maladie coronarienne.
Métabolique et endocrinien	Réduction du cholestérol HDL. Hypokaliémie Hyperlipidémie

	Hypertriglycéridémie. Augmentation de l'hormone de stimulation de la thyroïde. Augmentation de l'estradiol. Bouffées de chaleur. Gain de poids.
Génito-urinaire	Augmentation de l'antigène spécifique de la prostate. Atrophie testiculaire. Hypertrophie bénigne de la prostate. Suppression de la spermatogenèse. Mastalgie. Hypogonadisme Prostatite. Hématurie Dysurie Impuissance. Douleur pelvienne. Infection urinaire.
Gastro-intestinal	Irritation de la bouche. Gingivite. Augmentation de la bilirubinémie. Diminution de l'appétit. Dysgueusie Reflux gastro-œsophagien. Saignement gastro-intestinal.
Dermatologique	Cloques cutanées. L'acné vulgaire. Peau croustillante Excoriation nasale. Acné. Prurit. Dermatite de contact.
Neuromusculaire et squelettique	Myalgie. Fermeture épiphysaire prématurée. Douleur dans les extrémités. Rupture du tendon Croissance osseuse anormale

	Hémarthrose.
Neuropsychiatrique	Labilité émotionnelle. Dépression. Nervosité. Courbatures. Insomnie Comportement agressif et violence. Anosmie. Troubles de l'humeur.
Autres	La nandrolone provoque l'hirsutisme et une voix grave chez les femmes ayant de longues règles.

Références bibliographiques

1. P. Lorenzo, A. Moreno, I. Lizasoain, JC Leza, MA Moro, A. Portolés. Velazquez. Pharmacologie de base et clinique 18e édition. Maison d'édition médicale panaméricaine. 2013.
2. Lusetti M, Licata M, Silingardi E, Bonsignore A, Palmiere C.DrugUsers: une approche médico-légale. Suis J ForensicMedPathol. 2018 Déc; 39 (4): 325-329.

Chapitre 344. Appareil génital ambigu

Les organes génitaux ambigus sont définis comme des organes génitaux dont l'apparence externe chez le nouveau-né ne ressemble pas à celle d'un garçon ou d'une fille, mais a une apparence intermédiaire entre les deux sexes. Cette définition pourrait également inclure l'apparence phénotypique ne correspondant pas au sexe génétique, avec une discordance entre l'apparence génitale et le caryotype. Cependant, ces types de cas sont découverts à la puberté.

Statistiques et épidémiologie

L'hyperplasie congénitale des surrénales est la cause la plus fréquente de virilisation chez 46XX personnes. Le déficit le plus fréquent est celui de l'enzyme 21-hydroxylase dans 90 à 95% des cas d'hyperplasie surrénalienne congénitale.

Étiologie ou causes plus fréquentes

Ovaire	Hyperplasie surrénale congénitale. Déficit en aromatase placentaire. Syndrome de virilisation maternelle.
Des tests	Insensibilité aux androgènes. Hypoplasie des cellules de Leydig. Déficit en 5 alpha-réductase. Déficit en biosynthèse de testostérone.
Gonades dysgénétiques	Syndrome de Denys-Drash et Frasier. Dysgénésie gonadique. Syndrome de Smith-Lemli-Optz

	Nanisme camptomélique.

Éléments physiopathologiques

Carences enzymatiques:
D'origine glandulaire (testicule et surrénale): 46 Déficit en XY / 17β-hydroxystéroïde déshydrogénase (17β-HSD3). 46 Déficit en XY / 3β-hydroxystéroïde déshydrogénase. Déficit en 46XY / StAR. D'origine périphérique: Déficit en XY / 5 alpha réductase 2.
Anomalies du développement des gonades
Syndrome de Klinefelter. Syndrome de Turner. Dysgénésie gonadique pure ou mixte. Hypoplasie cellulaire de Leydig de type 1 et 2. 46, XX ou 46, XX / XY ou 46, XY / Ovo-testis (anciennement appelé véritable hermaphrodisme).
Anomalies des récepteurs aux androgènes
Syndrome d'insensibilité aux androgènes complet. Syndrome d'insensibilité aux androgènes.
Excès d'androgènes maternels (rare)
Virilisé par une tumeur maternelle. Virilisé par des androgènes exogènes.

Critères diagnostiques

Clinique	**Apparemment masculin:** Testicules bilatéralement non palpables chez un nouveau-né né à terme. Hypospadias et testicules non descendus. Hypospadias pénoscrotaux.

	Hypospadias associé et séparation des sacs scrotaux (scrotum bifide). **Apparemment féminin:** Hypertrophie du clitoris à n'importe quel degré. Hernie inguinale à contenu gonadique. Fusion des lèvres. Gonades palpables.
Paraclinique	Électrolytes sériques. Taux de glucose (une carence en cortisol peut se manifester par des troubles hypoglycémiques dus à une hyperplasie congénitale des surrénales). Caryotype. Etude hormonale: en particulier les mesures des gonadotrophines, des androgènes et des précurseurs d'androns, des stéroïdes surrénaliens et des inhibiteurs de Müller. Échographie ou IRM (évaluation du développement des organes internes). Séquençage massivement parallèle ou séquençage complet de l'exome / génome.

Options de traitement

Le traitement doit être planifié par une équipe multidisciplinaire composée d'un néonatologiste, d'un endocrinologue pédiatrique, d'un psychologue et d'un chirurgien pédiatrique.

Un nouveau-né 46XX avec des organes génitaux ambigus est généralement jugé comme une femme, en particulier dans l'hyperplasie congénitale des surrénales. Une reconstruction chirurgicale est proposée pour le sexe féminin.

Le traitement chirurgical est effectué selon le sexe civil attribué. L'élimination des gonades non ovariennes est envisagée en raison du risque de malignité des gonades dysgénétiques.

Dans le cas du choix masculin, la reconstruction nécessite une taille minimale des corps caverneux, une descente dans le sac ou canal inguinal gonadique masculin (ablation quand ils ne peuvent être conservés) et la correction des hypospadias. En l'absence de gonades, des prothèses testiculaires sont placées à des fins esthétiques.

L'hormonothérapie débutera entre 11 et 12 ans d'âge osseux chez les filles et entre 12 et 13 ans d'âge osseux chez les garçons. Le traitement se poursuit jusqu'à l'âge adulte.

Particularités du suivi

Le diagnostic de l'attribution du sexe doit être suivi en conjonction avec le choix des parents de l'éducation, les aspects fonctionnels, le caryotype, entre autres éléments. D'un point de vue fonctionnel et chirurgical, le changement de sexe dû à un diagnostic erroné entraîne une situation psychologique très négative, c'est pourquoi certaines littératures choisissent de reporter l'intervention chirurgicale jusqu'à l'adolescence.

Références bibliographiques

1. Krishnan S, Meyer J, Khattab A. AmbiguousGenitalia in theNewborn. [Mis à jour le 2 décembre 2019]. Dans: Feingold KR, Anawalt B, Boyce A, et al., Editors. Endotext [Internet]. South Dartmouth (MA): MDText.com, Inc.; 2000-.
2. Pelayo Baeza FJ, Carabaño Aguado I, Sanz Santaeufemia FJ, La Orden Izquierdo E. Parties génitales ambiguës. RevPediatr Aten Primaria. 2011 sept; 13 (51): 419-33.
3. Acimi S. (2019). WhatTermtoChoose: Troubles génitaux ambigus ou troubles du développement sexuel (DSD)?. Frontières en pédiatrie, 7, 316.https://doi.org/10.3389/fped.2019.00316

Chapitre 345. Hypogonadisme masculin prépubère

Il s'agit de la réduction de la production de spermatozoïdes ou de testostérone, bien qu'à l'occasion, une réponse réduite à la testostérone puisse se produire et, par conséquent, une puberté retardée ou un échec de la reproduction se produit chez les patients prépubères.

Statistiques et épidémiologie

Les causes les plus courantes sont le type principal. Le syndrome de Klinefelter est le trouble sexuel le plus courant, environ 10% des patients diagnostiqués avec ce syndrome sont identifiés à la puberté.
La cryptorchidie survient chez 3% des nourrissons nés à terme et jusqu'à 33% des nourrissons prématurés. Dans d'autres statistiques, environ 26 à 36% des hommes survivants du cancer pédiatrique souffrent d'hypogonadisme après le traitement.

Groupes ou facteurs de risque:
- ✓ Traumatisme crânien.
- ✓ Antécédents de traitement du cancer (chimiothérapie).
- ✓ Parotidite.
- ✓ Cryptorchidie.

Étiologie et éléments physiopathologiques

Hypogonadisme primaire		Hypogonadisme secondaire	
Congénital	Acquis	Congénital	Acquis
Syndrome de Klinefelter. Cryptorchidie. Syndrome de Noonan. Hyperplasie surrénale congénitale.	Traitement du cancer. Dommages testiculaires. Orchite secondaire aux oreillons.	Syndrome de Kallmann Hypogonadisme hypogonadotrope idiopathique. Insuffisance panhypophysaire.	Maladie des lésions de la glande pituitaire. Un traumatisme crânien Abus d'alcool ou de drogues

L'hypogonadisme prépubère peut survenir à la suite d'un trouble qui interfère avec le développement de la testostérone et / ou du sperme, ou d'une insensibilité périphérique à la testostérone. Parfois, les deux circonstances peuvent coexister. Un trouble testiculaire altère la production de testostérone ou est susceptible d'endommager les tubules séminifères, d'autre part, des troubles congénitaux ou acquis qui affectent l'hypothalamus ou la fonction hypophysaire, provoquent une carence en gonadotrophine et par conséquent une incapacité à stimuler les testicules.

Avant la puberté, les taux de gonadotrophine et de stéroïdes sont faibles en fonction de l'âge, mais cela représente une difficulté diagnostique pour l'état hypogonadotrope dans cette tranche d'âge.

Critères diagnostiques

Clinique	Différenciation inadéquate des canaux de Wolff et des organes génitaux externes (en cas de carence en androgènes au cours du premier trimestre de la gestation). Organes génitaux externes ambigus ou organes génitaux externes féminins d'apparence normale. Microfalo et cryptorchidie partielle (déficit au cours des deuxième et troisième trimestres de la grossesse). Altération du développement sexuel secondaire: voix haute, absence de poils, peu de poils pubiens, mauvais développement musculaire, gynécomastie (puberté retardée).
Paraclinique	Niveau de glycémie. Détermination de la testostérone. Niveaux de LH et FSH. Caryotype (lorsque des causes génétiques sont suspectées). Test de stimulation de la gonadotrophine chorionique humaine (hCG).

Options de traitement

Le traitement est établi en fonction de la cause spécifique.
La thérapie consiste souvent en une chirurgie et une thérapie de remplacement.
La cryptorchidie est corrigée par une intervention chirurgicale précoce.
L'hypogonadisme secondaire nécessite un traitement androgénique substitutif commençant à une faible dose et augmentant progressivement.
Dans le syndrome de Kallmann, le traitement est effectué par hCG pour corriger la cryptorchidie et établir la fertilité.
La puberté peut être induite par l'administration de testostérone injectable ou en gel.
Les patients atteints du syndrome de Prader-Willi bénéficient d'un traitement de substitution par l'hormone de croissance humaine.

Particularités du suivi

Le suivi à long terme doit être réalisé, en lien avec une équipe multidisciplinaire qui évalue les futurs facteurs de risque associés au cancer des testicules, aux troubles de la fertilité ou autres.

Références bibliographiques

1. Shlomo Melmed, Richard J. Auchus, Allison B. Goldfine, Ronald J. Kowning, Clifford Rosen. Williams Textbook of Endocrinology 14ème édition. ELSEVIER, 2020
2. Brito VN, Berger K, Mendonca BB. Hypogonadisme masculin: diagnostic de l'enfance et thérapies futures. Santé pédiatrique. 2010 octobre; 4 (5): 539-55.

Chapitre 346. Micropenis

Aussi connu sous le nom de microcéphalie, il est défini comme une longueur du pénis étiré inférieure à 2,5 écarts-types (ET), en dessous de la moyenne pour l'âge. Le terme micropénis peut également être associé à une forme normale, tandis que le terme microcéphalie est utilisé pour décrire les hypospadias associés.

Statistiques et épidémiologie

On estime que l'incidence du micropénis varie de 1,5 garçon nouveau-né sur 10 000. Une prévalence élevée de micropénis a été signalée dans les populations ayant une utilisation intensive de pesticides. La cause la plus fréquente est une fonction hypothalamique ou hypophysaire anormale.

Étiologie ou causes plus fréquentes

Sécrétion de testostérone insuffisante
Hypogonadisme hypogonadotrope Syndrome de Kallmann. Syndrome de Laurence-Moon. Syndrome de Prader-Willi. En conjonction avec un autre défaut hypophysaire. Syndrome de Rud. Syndrome de Bardet-Biedl.
Hypogonadisme primaire Syndrome de Robinow.

Trisomie 21.
Syndrome de Noonan
Syndrome de Klinefelter et poly-X
Dysgénésie gonadique (forme incomplète).
Stéroïdogenèse de testostérone.
Anorquie.
Défaut du récepteur de l'hormone lutéinisante.
Défauts d'activation de la testostérone
Déficit en hormone de croissance / IGF-1.
Syndrome d'hydantoïne fœtal.
Déficit en 5-alpha réductase (forme incomplète).
Défaut du récepteur aux androgènes (forme incomplète).
Anomalies du développement
Agénésie du pénis.
Exstrophie cloacale.
Idiopathique
En conjonction avec une autre malformation congénitale

Éléments physiopathologiques

La production fœtale de testostérone et sa conversion en dihydrotestostérone (DHT) dans les tissus périphériques est essentielle pour que l'appareil masculin se développe normalement. En outre, les récepteurs androgènes périphériques intacts sont essentiels au développement normal. Toute altération de ces éléments peut provoquer un micropénis :

- ✓ Axe hypothalamo-hypophyso-gonadique.
- ✓ Défaut de l'action des androgènes périphériques.
- ✓ Déficit isolé en hormone de croissance.
- ✓ Anomalie structurelle primaire.
- ✓ Syndrome génétique.

Critères diagnostiques.

Clinique	L'examen physique doit être approfondi à la recherche de caractéristiques dysmorphiques. Un taux de croissance anormal après les 6 à 12 premiers mois de vie peut indiquer une carence hypophysaire. La mesure doit être effectuée avec soin. Les méthodes traditionnelles utilisent une règle ou une jauge pour mesurer la longueur du pénis. Cela doit être effectué avec le pénis complètement étiré et non flasque. Saisissez le gland du pénis avec votre pouce. La mesure commence à partir de la branche pubienne s'étendant jusqu'à l'extrémité distale du gland sur la face dorsale. Le prépuce doit être rétracté pendant la mesure, tandis que le coussinet adipeux sus-pubien est enfoncé vers l'intérieur. Une autre approche consiste à utiliser une seringue adaptée pour mesurer la longueur du pénis. Le diagnostic de micropénis est fondamentalement clinique, lorsque la mesure de la longueur du pénis est à - 2,5 ET, en dessous de la normale attendue pour l'âge.
Paraclini	Des tests paracliniques sont indiqués pour établir la

que	cause sous-jacente du micropénis. Mesure des gonadotrophines sériques. Taux de testostérone avant ou après le test de stimulation de l'hCG (administrer de l'hCG par voie intramusculaire, doses de 1000 UI pendant 3 jours ou 1500 U tous les 2 jours pendant 12 jours): des taux de testostérone inférieurs à 300 ng / dL peuvent indiquer une dysgénésie gonadique. Niveau DHT. Précurseurs de testostérone. Hormones hypophysaires (si nécessaire). Mesure de l'inhibine B et de l'AMH. Échographie pelvienne: lorsqu'elle est nécessaire pour visualiser les organes génitaux internes. Imagerie par résonance magnétique: suspicion de défauts structurels de la ligne médiane. Test génétique

Options de traitement

Traitement intramusculaire de testostérone à des doses de 25 à 50 mg. La testostérone Cypionate ou Enanthate peut être administrée une fois toutes les 3-4 semaines pendant 3 mois.

Thérapie topique de testostérone (5% de testostérone Ceme), utilisée pendant 30 jours.

Gel topique 5-a dihydrotestostérone: dose quotidienne de 0,2 à 0,3 mg / kg pendant 3 ou 4 mois.

LH et FSH humaines recombinantes.

Traitement chirurgical: lorsque le micropénis n'atteint pas la longueur attendue malgré l'administration d'un traitement médical, une reconstruction du pénis peut être envisagée.

Particularités du suivi

Le traitement vise souvent à obtenir des résultats esthétiques et fonctionnels acceptables pour le patient. Cependant, l'insatisfaction générale des patients quant à leur apparence génitale est courante. Les visites de suivi sont orientées vers la cause spécifique du micropénis.

Références bibliographiques

1. Hatipoğlu, N., et Kurtoğlu, S. (2013). Micropénis: étiologie, diagnostic et approches de traitement. Journalofclinicalresearch en endocrinologie pédiatrique, 5 (4), 217-223.https://doi.org/10.4274/Jcrpe.1135.
2. Bonomi M, Vezzoli V, Krausz C et al. Caractéristiques d'une cohorte nationale de patients présentant un hypogonadisme hypogonadotrope isolé (IHH). Eur J Endocrinol. 2018 janvier 178 (1): 23-32

Chapitre 347. Cryptorchidie

La cryptorchidie, ou testicule non descendu, est une anomalie congénitale, qui consiste en l'absence d'au moins un testicule dans le scrotum. C'est la malformation congénitale la plus courante dans les organes génitaux externes masculins. Bien que cela puisse survenir dans les deux testicules, il affecte fréquemment le testicule droit.

Statistiques et épidémiologie

Au moins 3% des nouveau-nés de sexe masculin à terme sont atteints de cryptorchidie. La prévalence de la cryptorchidie chez les prématurés est de 30%. L'héritabilité chez les parents au premier degré est estimée entre 0,5 et 1%. Environ 7% des frères et sœurs d'enfants atteints de cryptorchidie peuvent avoir cette anomalie.

Groupes ou facteurs de risque
- ✓ Plus petit poids placentaire.
- ✓ Bébés prématurés avant la descente testiculaire.
- ✓ Bébés plus petits pour l'âge gestationnel.
- ✓ Obésité maternelle.
- ✓ Diabète maternel.
- ✓ Les pesticides
- ✓ Perturbateurs endocriniens chimiques.
- ✓ Prééclampsie.
- ✓ La fécondation in vitro.
- ✓ Consommation d'alcool pendant la grossesse.

- ✓ Syndrome associé à des malformations congénitales (syndrome de Noonan, Down, Prader-Willi).
- ✓ Antécédents familiaux de cryptorchidie chez un parent au premier degré.

Étiologie

Dans la plupart des cas de cryptorchidie, les aspects étiologiques sont inconnus, cependant, dans certains cas de cryptorchidie, la cause peut être due à une combinaison de facteurs hormonaux, environnementaux, génétiques et anatomiques.

Étiologie anatomique
Anomalies du canal inguinal. Processus vaginal persistant et hernie inguinale. Anomalie du testicule, de l'épididyme et du canal déférent. Un attachement gouvernemental inadéquat
Hormonale
Production insuffisante d'INSL3 ou insensibilité du récepteur INSL3. Production insuffisante de GnRH et / ou de gonadotrophine. Insensibilité aux récepteurs GnRH ou LH. Faible production d'androgènes ou insensibilité des récepteurs aux androgènes. Faible production de CGRP ou insensibilité aux récepteurs. Faible production d'AMH ou insensibilité au récepteur AMH.
Génétique
Mutations du gène de la 5 alpha réductase. Mutations du gène HOXA10.

> Incidence plus élevée d'un allèle polymorphe du facteur stéroïdogène 1 (SF-1), avec une activité de transcription réduite. SF-1, affecte l'expression de LGR8 et INSL3.
> Mutations hétérozygotes des gènes Lgr8 et Insl3 sur le chromosome 19.
> Les mutations du récepteur des androgènes sur le chromosome X augmentent la longueur de répétition de GAG ou GGN.

Éléments physiopathologiques

Dans la physiopathologie des testicules non descendus, l'augmentation de la température se distingue principalement. Pour que la spermatogenèse se déroule efficacement, la température testiculaire doit être de 2 à 7 °C inférieure à la température corporelle. Les caractéristiques anatomiques uniques du scrotum pour la thermorégulation fournissent l'environnement optimal pour que la spermatogenèse ait lieu. Cependant, une réduction du gradient de température recto-scrotal de seulement 1 à 2 °C est capable de supprimer la spermatogenèse.

Les carences hormonales transitoires sont susceptibles de provoquer une absence de descente testiculaire et des altérations du développement du tissu spermatogène.

Classification
- ✓ Congénitale et acquise.
- ✓ Palpable et non palpable.
- ✓ Unilatéral ou bilatéral.

Critères diagnostiques

Clinique	*Dossier médical:* Vous devez collecter des données liées à la grossesse, aux médicaments utilisés, à l'exposition aux toxines, au poids à la naissance, à la position des testicules à la naissance, entre autres détails. *Examen physique:* examiner attentivement le patient en décubitus dorsal et debout (chez les enfants plus âgés) dans un environnement chaud. La palpation est obligatoire pour déterminer les aspects testiculaires (palpables ou non, rétractables, glissants ou autres). Examiner la taille des gonades, la turgescence et les anomalies. Éliminez les hernies ou l'hydrocèle. Environ 70% de la cryptorchidie est palpable, de sorte que les études d'imagerie ne sont généralement pas nécessaires dans la plupart des cas. Lorsque le diagnostic n'est pas posé dans l'enfance, l'infertilité peut être un motif de consultation chez l'adulte atteint de cryptorchidie.
Paraclinique	*Études d'imagerie:* Échographie: évalue la taille des testicules inguinaux. Il est moins fiable pour les testicules situés dans l'abdomen. Scanner et IRM: utile lorsque les testicules ne sont pas palpables dans les deux scrotums. Les jeunes enfants peuvent nécessiter une anesthésie générale. Phénographie et angiographie: elle n'est pas utile chez les enfants, elle est difficile à réaliser et elle présente des taux de complications élevés. Caryotype: peut être utile pour exclure le diagnostic d'hypogonadisme dysgénétique primaire. Niveaux de gonadotrophine.

| | Niveaux d'hormones anti-Müllériennes. |

Options de traitement

Les thérapies hormonales ne doivent pas être utilisées pour induire une descente testiculaire.
L'American Pediatric Association recommande un traitement hormonal pour les cas de testicules non descendus associés au syndrome de Prader-Willi, car la chirurgie est plus risquée pour ce groupe de patients en raison du risque élevé de compromission respiratoire.
La gonadotrophine chorionique humaine est fréquemment utilisée par le biais d'une série d'injections et d'évaluations récurrentes.
Le traitement chirurgical est la première option de traitement pour les enfants atteints de cryptorchidie congénitale entre 6 et 18 mois. La fertilité s'améliore lorsque l'orchiopexie est pratiquée tôt.
Lorsque les testicules ne sont pas palpables, une laparoscopie exploratoire peut être indiquée et s'ils sont trouvés au cours de la procédure, les options suivantes peuvent être effectuées:
Orchiopexie laparoscopique avec préservation des vaisseaux.
Orchiopexie laparoscopique de Fowler Stevens en une ou deux étapes.

Particularités du suivi

Ces patients peuvent avoir des problèmes de fertilité, surtout s'ils sont diagnostiqués à l'âge adulte.
En revanche, le risque de cancer du testicule si l'orchiopexie est pratiquée avant la puberté est entre 2 à 3 fois plus élevé

que dans la population générale, alors que le risque peut augmenter de 5 à 6 fois lorsque l'orchiopexie est pratiquée après la puberté. Il est recommandé d'enseigner à vos patients la technique de l'auto-examen des testicules et d'établir des investigations de suivi.

Références bibliographiques

1. Niedzielski, JK, Oszukowska, E. et Słowikowska-Hilczer, J. (2016). Undescendedtestis - Currenttrends and guidelines: un examen de la littérature. Archives de science médicale: AMS, 12 (3), 667–677.https://doi.org/10.5114/aoms.2016.59940
2. Shlomo Melmed, Richard J. Auchus, Allison B. Goldfine, Ronald J. Kowning, Clifford Rosen. Williams Text book of Endocrinology 14ème édition. ELSEVIER, 2020.
3. Braga LH, Lorenzo AJ, Romao RLP. Lignes directrices de l'Association des urologues du Canada - Urologues pédiatriques du Canada (CUA-PUC) pour le diagnostic, la prise en charge et le suivi de la cryptorchidie. Can UrolAssoc J. 2017 Juil; 11 (7): E251-E260

Chapitre 348. Syndrome de Kallmann

C'est une forme congénitale d'hypogonadisme hypogonadotrope qui se manifeste par des troubles olfactifs tels que l'hypo ou l'anosmie. La diminution de la fonction gonadique de ce syndrome est due à l'échec de la différenciation ou de la migration des neurones au cours du développement embryonnaire, qui surviennent dans la muqueuse olfactive, à s'établir dans l'hypothalamus qui agit comme neurones de l'hormone de libération. Gonadotrophine (GnRH).

La diminution des taux de GnRH entraîne une diminution de la quantité de stéroïdes sexuels, conduisant à un manque de maturité sexuelle et à l'absence de caractéristiques sexuelles secondaires.

Statistiques et épidémiologie

La prévalence du syndrome de Kallmann (SK) est d'environ 1 cas par maison pour 8 000 à 10 000 hommes.
Il y a une prédominance masculine marquée avec un rapport hommes: femmes de 4: 1 à 5: 1.
Entre 30 et 40% des cas surviennent à la suite d'une mutation connue de gènes impliqués dans la migration des neurones GnRH de la plaque olfactive vers l'hypothalamus.

Étiologie et éléments de physiopathologie

La cause de ce syndrome est une altération génétique qui se traduit par un défaut des neurones hypothalamiques GnRH ou leur différenciation et migration vers l'hypothalamus au cours du développement embryonnaire. Des mutations ont été signalées dans environ 40 gènes différents. Les défauts génétiques les plus courants sont liés au KS, aux gènes ANOS1 et FGFR1.

Mutations génétiques associées:
FGFR1 / KAL2, TAC3R et PROK2: Gènes de leptine (LEP) et son récepteur (LEPR).
PROKR2.
KISS1R: code pour le récepteur de la kisspeptine 1 / métastine (important neuropeptide stimulant la GnRH.
TAC3: code la neurokinine B.
GNRH1 (en de rares occasions).

Critères diagnostiques

Clinique	Puberté retardée ou absente. Symptômes associés à l'hypogonadisme. Hyposmie ou anosmie. Clinique associée aux maladies cardiaques: fatigue, cyanose, dyspnée, palpitations, syncope. Daltonisme. Déficience auditive Paraplégie. Épilepsie. Stérilité. Ostéoporose, anomalies squelettiques. Chez les hommes: Dysérection. Diminution de la libido Diminution de la force musculaire. Réduction de l'agressivité et de l'impulsion.

	Chez les femmes: Aménorrhée Dyspareunie ***Examen physique*** Proportion du corps eucoïde. Extension du bras supérieure à la hauteur de plus de 5 cm. Distance entre la symphyse et le sol inférieure à 5 cm supérieure à la distance entre la couronne et la symphyse. Jambes disproportionnellement longues par rapport aux bras (hommes). Micropénis ou petit pénis, scrotum non pigmenté et non rugueux, testicules petits ou absents, cryptorchidie. Poils pubiens, bras, thoraciques et faciaux absents. Prédominance de graisse sur le visage, la poitrine et les hanches. Gynécomastie
Paraclinique	Test de grossesse. Profil thyroïdien. Mesure IGF-1. Niveaux de LH et FSH. Taux sérique de testostérone (diminué de moins de 100 ng / dl chez les adultes). Faible taux sérique d'estradiol. Niveau de ferritine (normal en SK). Imagerie par résonance magnétique du cerveau (75% ont des systèmes olfactifs anormaux). La densitométrie osseuse.

Options de traitement

Le syndrome de Kallmann peut souvent être traité par un traitement hormonal substitutif, en administrant des stéroïdes tels que la testostérone ou une supplémentation en œstroprogestatifs. Toutes les complications associées au syndrome de Kallmann doivent être identifiées et un traitement spécifique doit être indiqué et des références spécialisées doivent être indiquées si nécessaire.

Particularités du suivi

Le syndrome de Kallmann a un bon pronostic avec l'administration d'un traitement adéquat. En soi, il n'est pas associé à une réduction de l'espérance de vie, bien qu'il puisse être associé à des troubles cardiaques et à l'ostéoporose. Il est recommandé de prévoir des visites de suivi régulières en fonction des conditions présentes chez le patient pour évaluer l'efficacité du traitement et l'apparition de complications liées au syndrome de Kallmann.

Références bibliographiques

1. Shlomo Melmed, Richard J. Auchus, Allison B. Goldfine, Ronald J. Kowning, Clifford Rosen. Williams Textbook of Endocrinology 14ème édition. ELSEVIER, 2020.
2. Boehm U, Bouloux PM, Dattani MT, de Roux N, Dodé C, Dunkel L, Dwyer AA, Giacobini P, Hardelin JP, Juul A, Maghnie M, Pitteloud N, Prevot V, Raivio T, Tena-Sempere M, Quinton R , Young J. Document de consensus d'experts: Déclaration de consensus européen sur l'hypogonadisme hypogonadotrope congénital - pathogenèse, diagnostic et traitement. Nat Rev Endocrinol. 2015 septembre; 11 (9): 547-64

1966

Chapitre 349. Syndrome de Klinefelter

Il s'agit d'une anomalie chromosomique sexuelle commune qui est responsable de l'hypogonadisme primaire. Elle se caractérise par des testicules très petits et fermes, associés à l'azoospermie et à l'infertilité, ainsi que des degrés variables de carence en androgènes et des signes d'eunucoïdisme et une augmentation des concentrations de gonadotrophines.

Statistiques et épidémiologie

Environ 1 cas se produit pour 500 à 700 nouveau-nés et prénatals.
La prévalence chez les adultes est de 1 cas sur 2500.
On estime que 75% des hommes atteints du syndrome de Klinefelter ne seront jamais diagnostiqués.
Le risque d'enfants atteints du syndrome de Klinefelter augmente avec l'augmentation de l'âge maternel et paternel.

Groupes ou facteurs de risque:
- ✓ Âge maternel et paternel avancé.
- ✓ Étiologie ou causes plus fréquentes
- ✓ Une maladie d'origine génétique dans laquelle différents troubles ont été décrits:
- ✓ Caryotypes mosaïques tels que: 46, XY / 47, XXY.
- ✓ Aneuploïdies telles que 48, XXXY et 49, XXXXY.
- ✓ Caryotype 47, XXY (représente plus de 90% des cas).

Le chromosome X supplémentaire est acquis au hasard et est souvent dû à une non-disjonction méiotique ou à une non-disjonction postzygote. Le phénotype est plus grave par rapport à la quantité de chromosomes X ajoutés.

Éléments physiopathologiques

Les mécanismes sous-jacents à l'insuffisance testiculaire primaire et la variété phénocytaire des caractéristiques neurocognitives et physiques ne sont pas bien caractérisés. Il a été démontré que le chromosome X ajouté peut provoquer une hyalinisation des testicules, ainsi qu'une fibrose qui provoque une insuffisance gonadique primaire, qui évolue à l'adolescence et à l'âge adulte. Dès que le dysfonctionnement se manifeste, les manifestations cliniques seront plus évidentes, retrouvant les traits caractéristiques de l'hypogonadisme chez le nouveau-né.

La quantité supplémentaire du gène SHOX situé dans la région pseudo-autosomique du chromosome X, provoque des caractéristiques telles que de longs membres, une stature élevée et une réduction du rapport du segment supérieur au segment inférieur.

Critères diagnostiques:

Clinique	Micropénis, hypospadias, cryptorchidie, petits testicules (nouveau-nés). Retard de développement. Grande statue. Clinodactylie. Hypertélorisme Gynécomastie Dysplasie du coude. Bouche haute et voûtée.

| | Hypotonie
Retard de langue ou d'apprentissage.
Troubles de la lecture.
Problèmes de comportement
Chez l'adulte, la caractéristique clinique la plus pertinente est de très petits testicules d'au moins 4 ml de volume et de moins de 2,5 cm de longueur.
Infertilité
Eunucoïdisme.
Le QI est passé de 10 à 15 points, mais sans atteindre un degré de déficience intellectuelle. |
|---|---|
| **Paraclinique** | Le diagnostic est établi par l'analyse du caryotype.
Test prénatal non invasif de l'ADN libre.
Niveau élevé de gonadotrophine.
Réduction du taux de testostérone sérique.
Estradiol élevé
Augmentation des concentrations de SHBG. |

Options de traitement

Le traitement consiste à corriger la carence en androgènes.

Les nourrissons avec un micropénis peuvent recevoir de la testostérone (topique pour le pénis ou systémique).

Les enfants plus âgés nécessitent une intervention précoce avec orthophonie et lecture, surtout en cas de dyslexie ou de retard de la parole.

Pendant la puberté, l'administration de testostérone est nécessaire au bon développement des traits sexuels secondaires, de la masse et de la force musculaires, de la masse osseuse maximale, entre autres.

Les adultes doivent recevoir un traitement de remplacement de la testostérone, une technologie de reproduction avancée peut également être utilisée.

La gynécomastie peut être traitée par un traitement médical tel que le tamoxifène ou par une intervention chirurgicale selon l'heure d'apparition et le degré de gynécomastie.

Particularités du suivi

Le syndrome de Klinefelter présente un risque de développer d'autres troubles associés tels que le diabète sucré de type 2, les dyslipidémies, les maladies cardiovasculaires et la thromboembolie à long terme. Des examens de dépistage et de contrôle réguliers sont recommandés.

Références bibliographiques

1. Shlomo Melmed, Richard J. Auchus, Allison B. Goldfine, Ronald J. Kowning, Clifford Rosen. Williams Textbook of Endocrinology 14ème édition. ELSEVIER, 2020.

Chapitre 350. Syndrome de Noonan

Anciennement connu sous le nom de syndrome de Turner masculin, il s'agit d'une maladie héréditaire autosomique dominante ou sporadique occasionnelle, dont les manifestations phénotypiques sont hétérogènes.

Statistiques et épidémiologie

Elle affecte environ 1 cas pour 1 000 à 2 500 naissances vivantes, hommes et femmes, sans préférences ethniques.
Groupes ou facteurs de risque: Associé à l'âge paternel avancé.

Étiologie ou causes plus fréquentes

Il s'agit d'une maladie pléomorphe autosomique dominante, c'est-à-dire que les parents présentent la mutation du syndrome de Noonan avec une probabilité de 50% de la transmettre à leur progéniture. Elle peut également se produire sous forme de mutation sporadique ou de novo.
La moitié des hommes atteints du syndrome de Noonan présentent des altérations du gène non récepteur de la protéine tyrosine phosphatase de type 11 (PTPN11). Une autre mutation qui peut survenir dans les gènes SOS1, RAF1 ou KRAS.

Éléments physiopathologiques

Les hommes atteints du syndrome de Noonan présentent un hypogonadisme, dont la principale caractéristique est une carence en androgènes et une production de spermatozoïdes altérée avec une augmentation des concentrations de gonadotrophines.

Critères diagnostiques

Clinique	*Stade prénatal:* Augmentation de la translucidité nucale dans l'utérus. Polyhydramnios pour les troubles rénaux. Maladie cardiaque congénitale. Raccourcissement léger des membres. Macrosomie fœtale. Stade postnatal, enfance et adultes. Macrocéphalie Cryptorchidie. Yeux grands ouverts. Petite taille. Sténose pulmonaire. Infertilité (plus fréquente chez les hommes). Cardiomyopathie hypertrophique. Difficulté à s'alimenter et retard de croissance (nourrissons). Strabisme. Perte auditive. Retard intellectuel et développemental. Caractéristiques faciales inhabituelles (hypertélorisme, yeux inclinés vers le bas, oreilles basses ou jelices épaisses, pont nasal haut, ptosis, micrognathie, visage de forme triangulaire, palais haut, malocclusion dentaire, ligne des cheveux basse). Col court et palmé. Poitrine en forme de bouclier. Pectus excavatum ou carinatum.

	La scoliose Ulna vaut la peine. Laxité articulaire. Hépatosplénomégalie. Déficience intellectuelle.
Paraclinique	Le diagnostic est principalement clinique. Des tests génétiques moléculaires peuvent être effectués pour confirmer le diagnostic. Une fois le diagnostic de Noonan établi, des paracliniques doivent être indiqués pour évaluer les complications qui y sont associées: Évaluation cardiaque: échocardiographie et électrocardiographe. Évaluation audiologique et ophtalmologique. Échographie rénale. Profil de coagulation. Évaluation du développement. Images de la poitrine et du dos.

Options de traitement

Le traitement du syndrome de Noonan consiste en une amélioration des symptômes et des soins de support multidisciplinaires. Selon les organes et systèmes touchés par le syndrome, un traitement spécifique peut être nécessaire:

L'orchiopexie est indiquée chez les patients atteints de cryptorchidie chez les enfants à partir de l'âge d'un an pour réduire le risque de cancer des testicules à l'âge adulte.

Une évaluation cardiaque doit être réalisée tous les 5 ans avec échocardiographie et électrocardiogramme.

Un traitement par hormone de croissance peut être indiqué pour une petite taille.

Particularités du suivi
Le suivi sera réalisé en collaboration avec une équipe interdisciplinaire basée sur les pathologies du patient. Le pronostic dépend de la sévérité du phénotype. Il peut y avoir une mortalité et une morbidité élevées selon la gravité de la malformation cardiaque.

Références bibliographiques

1. Shlomo Melmed, Richard J. Auchus, Allison B. Goldfine, Ronald J. Kowning, Clifford Rosen. Williams Textbook of Endocrinology 14ème édition. ELSEVIER, 2020.

Chapitre 351. Tumeurs testiculaires fonctionnelles

Les tumeurs fonctionnelles des testicules sont définies comme des néoplasmes qui proviennent des testicules, capables de sécréter des hormones. Les néoplasmes des cellules germinales sont généralement des producteurs d'hormones ou d'enzymes et ces sécrétions peuvent être utilisées comme biomarqueurs pour le diagnostic et la surveillance des tumeurs.

Statistiques et épidémiologie

Les tumeurs des cellules germinales correspondent à 95% des cas et sont généralement malignes.

Ils peuvent survenir à tout âge, bien que plus de 90% aient une prévalence maximale entre 25 et 40 ans.

Les séminomes représentent environ un tiers de toutes les tumeurs germinales malignes des testicules et sont l'un des cancers les plus traitables.

Le taux de survie pour les séminomes est de 98% à 99% au stade précoce.

Elle affecte les Caucasiens 5 fois plus que les Afro-descendants.

Groupes ou facteurs de risque:
- ✓ Histoire de la cryptorchidie.
- ✓ Syndrome de dysgénésie testiculaire.
- ✓ Antécédents familiaux de tumeurs germinales.
- ✓ Exposition aux pesticides.

Étiologie et pathogenèse

La plupart des néoplasmes proviennent d'un foyer de néoplasie des cellules germinales intratubulaires, qui apparaît intra-utérin, bien qu'il reste silencieux jusqu'à la puberté. Ces cellules maintiennent l'expression de facteurs de transcription appelés OCT3 / 4 et NANOG, associés à la totipotentialité. Ils continuent également à partager certaines modifications génétiques.

Classification des tumeurs testiculaires les plus courantes

Tumeurs des cellules germinales	
Tumeurs séminomateuses	Séminomes.
	Seminomes spermatocytaires.
Tumeurs non séminomateuses	Carcinome embryonnaire.
	Tumeur du sac vitellin (sinus endodermique).
	Choriocarcinome
Tératome	
Cordon sexuel et tumeurs stromales	
Tumeurs à cellules de Leydig.	
Tumeurs de Sertoli	

Séminomes
Macroscopique: masses homogènes, lobées, blanc grisâtre sans signes d'hémorragie ou de nécrose. Tunique d'albuginée intacte.
Microscopique: cellules de séminome polyédrique, cytoplasme abondant, gros noyau, stroma fibreux à densité variable. Lobes irréguliers, présence d'infiltrat

lymphocytaire, positivité diffuse pour c-KIT, OCT4 et PLAP. Ils peuvent contenir des cellules syncytiotrophoblastiques.

Seminome spermatocytaire
Macroscopique: surface de coupe grisâtre et douce avec des kystes mucoïdes occasionnels.
Microscopique: mélange de trois populations cellulaires comprenant de petites cellules similaires aux spermatocytes secondaires, des cellules moyennes avec des noyaux arrondis et une éosinophilie cytoplasmique et des cellules géantes dispersées.

Carcinome embryonnaire
Macroscopique: Il correspond à des masses mal définies de petite taille, blanchâtres-grisâtres avec présence hémorragique ou nécrose ponctuée. Il se propage à travers la tunique albuginée et peut affecter le cordon et l'épididyme.
Microscopique: cellules épithéliales primitives avec des marges mal définies. Ils poussent en feuilles irrégulières avec des tubules, des alvéoles et des structures papillaires. La mitose et les grosses cellules sont courantes. Ils expriment OCT3 / 4, PLAP, CD30 et cytokératine, mais pas le c-KIT.

Tumeur du sac vitellin (tumeur du sinus endodermique)
Macroscopique: Il se présente sous la forme d'une tumeur homogène, mucineuse et infiltrante de couleur blanc jaunâtre.

Microscopique: des cellules néoplasiques disposées en bande de manière réticulaire ou en réseau, et des zones solides et des papilles peuvent être trouvées. Les corps de Schiller-Duval peuvent être identifiés et leurs cellules peuvent être associées à des cellules sanguines hyalines éosinophiles, contenant de l'alpha 1-antitrypsine immunoréactive.

Choriocarcinome
Macroscopique: Petite lésion, elle peut apparaître comme une masse hémorragique à une lésion discrète remplacée par une cicatrice fibreuse.
Microscopique: Cellules cytotrophoblastes polygonales et uniformes qui se développent en cordons et feuilles mélangées à des cellules syncytiotrophoblastiques multinucléées. Ils démontrent hCG.

Tératome
Macroscopique: Grandes néoplasmes entre 5 et 10 cm d'aspect hétérogène Il contient des foyers de nécrose et d'hémorragie qui suggèrent un choriocarcinome, un carcinome embryonnaire ou les deux.
Microscopique: éléments différenciés mésodermiques, ectodermiques et endodermiques, qui sont disposés de manière irrégulière. Ces éléments peuvent être matures ou immatures avec des caractéristiques similaires à celles du tissu embryonnaire ou fœtal.

Critères diagnostiques

Clinique	Hypertrophie testiculaire non douloureuse.

	Subfertilité ou spermatogenèse altérée. Il peut y avoir une douleur testiculaire, bien que ce soit rare. Masse unique ferme ou dure palpable dans le scrotum. Il peut y avoir une hydrocèle. Dans le cas de la maladie métastatique, il existe des signes de lymphadénopathie rétropéritonéale et médiastinale antérieure.
Paraclinique	Échographie testiculaire: masse intratesticulaire hypoéchogène relativement homogène. Il peut devenir moins homogène en raison d'une hémorragie et d'une nécrose à mesure qu'il augmente en taille. Une radiographie pulmonaire initiale peut être demandée et en cas de constatations anormales, un scanner est ordonné. *Biomarqueurs:* AFP: augmenté dans les tumeurs endodermiques des sinus, il peut être retrouvé dans une moindre mesure dans d'autres tumeurs germinales. hCG: elle est généralement élevée dans les choriocarcinomes, bien que les séminomes puissent être moins intenses. Lactate déshydrogénase: elle n'est pas spécifique, bien qu'elle contribue à une DJA de la charge tumorale.

Options de traitement

Orchidectomie radicale: utilisée plus fréquemment comme première option thérapeutique avec un taux de réussite élevé.

Radiothérapie à faible dose.

La chimiothérapie présente une persistance ou une rechute dans un grand nombre de cas, elle n'est donc pas considérée comme le traitement de choix; cependant, dans la prise en charge postopératoire des tumeurs disséminées, la chimiothérapie d'association systémique et les médicaments cytotoxiques (étoposide, bléomycine, autres).

Particularités du suivi
Les taux de rechute les plus élevés surviennent dans les 2 premières années après le traitement initial, bien que des rechutes tardives aient été observées, par conséquent, un suivi à vie du patient par des consultations régulières est recommandé. Un suivi doit être effectué avec une prise en charge et des contrôles oncologiques postopératoires et un suivi andrologique approprié.

Références bibliographiques

1. Rajpert-De Meyts E, Skakkebaek NE, Toppari J.Testicular CancerPathogenesis, Diagnostic and EndocrineAspects. [Mis à jour le 7 janvier 2018]. Dans: Feingold KR, Anawalt B, Boyce A, et al., Editors. Endotext [Internet]. South Dartmouth (MA): MDText.com, Inc.; 2000.
2. Stephenson A, Eggener SE, Bass EB, Chelnick DM, Daneshmand S, Feldman D, Gilligan T, Karam JA, Leibovich B, Liauw SL, Masterson TA, Meeks JJ, Pierorazio PM, Sharma R, Sheinfeld J.Diagnostic and Treatment ofEarlyStage Testicular Cancer: Directive AUA. J.Urol.Août 2019; 202 (2): 272-281.

Chapitre 352. Infertilité masculine

On parle d'infertilité lorsqu'un couple est incapable de produire une grossesse après 6 mois ou un an de rapports sexuels réguliers (2 à 3 jours), sans protection. L'infertilité chez l'homme peut être le résultat de déficiences dans la formation, le transport ou la concentration du sperme.

Statistiques et épidémiologie

Environ 30% des causes d'infertilité dans un couple correspondent à des causes masculines et 30% sont dues à l'infertilité tant chez l'homme que chez la femme. On estime que 10 à 15% des couples sont stériles.

Les taux d'infertilité masculine varient considérablement d'une région à l'autre. Les taux de fécondité les plus élevés se trouvent en Finlande, tandis que les plus bas en Grande-Bretagne.

Groupes ou facteurs de risque:

- ✓ Histoire de la radiothérapie.
- ✓ Histoire de la chimiothérapie.
- ✓ Traumatisme testiculaire.
- ✓ Diabète mellitus.
- ✓ Sclérose en plaques.
- ✓ Utilisation de médicaments alpha-agonistes.
- ✓ Fumeur
- ✓ Consommation de marijuana.

Étiologie ou causes plus fréquentes

Causes pré-testiculaires
Hypogonadisme hypogonadotrope idiopathique.
Syndrome de Prader-Willi.
Syndrome de Laurence-Moon-Biedl.
Prolactinome.
Déficit isolé en LH.
Déficit isolé en FSH.
Thalassémie
Maladie de Cushing.

Principales causes testiculaires de l'infertilité
Syndrome de Klinefelter.
Syndrome d'inversion sexuelle (homme XX).
Homme XYY.
Syndrome de Noonan.
Dysgénésie gonadique mixte (45, X / 46, XY).
Dysfonctionnement des récepteurs aux androgènes.
Syndrome de microdélétion du chromosome Y.
Syndrome des testicules manquant ou anorchie bilatérale.
Le syndrome de Down.
Dystrophie myotonique.
Varicocèle.
Insuffisance testiculaire non chromosomique.
Cryptorchidie.
Traumatisme.
Chimiothérapie.
Syndrome des cellules de Sertoli uniquement.
Orchite
Radiothérapie.

Causes post-testiculaires de l'infertilité
Blocage congénital du système canalaire.
Fibrose kystique.
Obstruction acquise du système canalaire.
Anticorps anti-spermatozoïdes.
Défauts dans les cils.

> Obstruction du canal éjaculatoire.
> Troubles de l'éjaculation (éjaculation rétrograde ou anéjaculation).

Éléments physiopathologiques

Selon la cause, les mécanismes physiopathologiques peuvent être divers, cependant, les mécanismes peuvent impliquer des altérations dans la formation, la concentration et le transport des spermatozoïdes.

- ✓ Insuffisance du tube séminifère primaire.
- ✓ Auto-immunité des spermatozoïdes.
- ✓ Azoospermie obstructive.
- ✓ Carence en gonadotrophine.
- ✓ Trouble de la fonction sexuelle.
- ✓ Effets réversibles des toxines.
- ✓ Oligospermie
- ✓ Asthénospermie et tératozoospermie.
- ✓ Normospermie avec défauts fonctionnels.

Critères diagnostiques

| **Clinique** | *Dossier médical*
 Il doit contenir des informations complètes sur les antécédents médicaux et urologiques, décrivant la durée de l'infertilité ou de la fertilité antérieure, le moment de la puberté, les troubles chroniques sous-jacents, entre autres.
 Examen physique
 Faites une inspection complète du pénis, des testicules et des caractéristiques |

	sexuelles secondaires, ainsi que des habitudes corporelles. Vous pouvez utiliser l'orchidomètre Prader ou l'échographie pour estimer le volume testiculaire. Résultats probables: Signes d'atrophie testiculaire. Gonflement avec douleur (orchite). Hypertrophie testiculaire non douloureuse (néoplasmes, tuberculose, syphilis tertiaire). Un épididyme élargi et induré avec une composante kystique suggère une obstruction canalaire. La sensibilité de l'épididyme suggère une épididymite. Varicocèle. Gynécomastie L'évaluation du pénis se concentre sur la perméabilité et l'emplacement du méat urétéral, excluant la présence d'une sténose du méat. L'examen rectal vise à examiner la prostate et à évaluer les kystes, indurations ou masses de la prostate.
Paraclinique	Analyse du sperme (volume de sperme, concentration de sperme, morphologie, motilité, anticorps du sperme). Test d'anticorps anti-sperme. Niveaux de FSH et de LH Niveaux de testostérone. Niveaux de prolactine. *Tests d'imagerie* Échographie transrectale (suspicion d'azoospermie ou d'oligospermie sévère, utile pour évaluer l'obstruction du canal éjaculatoire). L'échographie scrotale évalue l'anatomie du testicule,

	du cordon spermatique et de l'épididyme. Il est utilisé pour évaluer correctement le volume testiculaire et les masses testiculaires ou paratesticulaires et exclure la varicocèle).
	Vasographie (évalue la perméabilité canalaire).
	Autres études
	Test post-coïtal.
	Test de la fonction du sperme.
	Biopsie testiculaire.

Options de traitement

La cause spécifique de l'infertilité peut nécessiter différentes options de traitement. Il est essentiel de trouver la cause sous-jacente de l'infertilité et d'orienter le traitement en conséquence. Il existe un nombre limité de traitements disponibles pour améliorer la conception chez les hommes.

Modification du mode de vie (thérapie anti-stress, arrêt du tabac, réduction de l'exposition environnementale et des conditions nocives, compléments alimentaires et vitamines).

Chirurgie épididymaire et vasculaire (obstruction du tractus génital masculin). Vasovasostomie ou vasoépididymostomie.

L'imipramine ou les alpha-sympathomimétiques tels que la pseudoéphédrine peuvent être utiles dans l'éjaculation rétrograde.

Préparation du sperme pour l'insémination.

Varicocélectomie.

Embolisation varicocèle.

Électroéjaculation.
Techniques de reproduction assistée.

Particularités du suivi
Le suivi se fait en fonction de la cause. Des consultations de suivi sont recommandées en collaboration avec un endocrinologue.

Références bibliographiques

1. Barak S, Baker HWG. Prise en charge clinique de l'infertilité masculine. [Mis à jour le 5 février 2016]. Dans: Feingold KR, Anawalt B, Boyce A, et al., Editors. Endotext [Internet]. South Dartmouth (MA): MDText.com, Inc.; 2000-.
2. Shlomo Melmed, Richard J. Auchus, Allison B. Goldfine, Ronald J. Kowning, Clifford Rosen. Williams Text book of Endocrinology 14ème édition. ELSEVIER, 2020

Chapitre 353. Spermatogramme

Il s'agit d'un test de laboratoire essentiel pour évaluer la fertilité pour l'étude des troubles génitaux masculins, ainsi que d'autres pathologies associées à l'infertilité telles que celles causées par l'exposition à des produits chimiques, des médicaments et d'autres facteurs environnementaux, entre autres.

Instructions de collecte

Recommandations de l'Organisation mondiale de la santé et de la Société européenne d'embryologie et de reproduction humaine:

- ✓ L'échantillon séminal doit être prélevé avec une période d'abstinence sexuelle de 2 à 7 jours.
- ✓ L'échantillon doit être déposé dans un récipient stérile à large ouverture propre, qui permet à tout le liquide séminal d'être déposé dans le récipient. En cas de perte d'une goutte de sperme, la procédure doit être répétée avec la même période d'abstinence précédente. Vous devez informer votre patient que la première goutte de sperme contient environ 50% du sperme total.
- ✓ Le contenant doit être hermétiquement fermé et marqué du nom du patient.
- ✓ Transporter le récipient à température corporelle et le livrer au laboratoire dans l'heure qui suit le prélèvement de l'échantillon. L'échantillon doit être prélevé au domicile ou au laboratoire du patient, offrant un environnement de sécurité et de confidentialité.

> ✓ Lorsque le patient rejette l'auto-stimulation, il peut utiliser des préservatifs spéciaux (sans spermicides) pour prélever un échantillon lors de rapports sexuels. Le patient ne doit pas laver les organes génitaux avec des savons chirurgicaux susceptibles d'altérer le sperme le jour du prélèvement.

L'analyse des résultats

Le spermiogramme fournit des informations sur les facteurs physiques liés aux glandes et des informations sur les cellules liées au testicule, entre autres.

Volume de sperme

Le volume normal pour 2 jours d'abstinence est de 2 cc minimum.

Une valeur inférieure suggère une hypospermie associée à un faible taux de testostérone.

Lorsque, malgré l'orgasme, il n'y a pas de liquide séminal externe, on l'appelle aspermie et est fréquente chez les diabétiques ou chez les patients atteints de lésion médullaire. Si cela se produit, un échantillon d'urine est demandé au patient après un rapport sexuel, si le sperme est mis en évidence, il s'agit d'une éjaculation rétrograde.

pH séminal

La valeur de référence normale est égale ou supérieure à 7,2
Le pH acide provoque la mort des spermatozoïdes, le volume est généralement inférieur à 2cc. Elle peut être confirmée par un titrage du fructose dans le sperme.

Un pH élevé (supérieur à 8,0) suggère des processus inflammatoires ou des infections chroniques associées.

Mucolyse
L'augmentation de la viscosité du liquide séminal est associée à des processus inflammatoires des glandes, ce qui empêche la libre circulation des spermatozoïdes, provoquant une asthénozoospermie.

Couleur
Il est généralement décrit comme une couleur blanc grisâtre.
Couleur jaunâtre: prostatite.
Blanc purulent: infection aiguë.
Marron: présence de sang ou d'hémospermie, elle peut être due à une rupture occasionnelle d'un vaisseau sanguin dans l'uretère ou la vessie. Si elle persiste, la présence de néoplasmes doit être exclue.

Sentir
Sui generis lié à l'odeur d'hypochlorite de sodium.

Aspects cellulaires du sperme

Nombre de spermatozoides	<20 millions / cc ou moins de 40 millions au total: oligozoospermie. Absence de sperme: azoospermie. Associé à un trouble de la sécrétion ou à une lésion testiculaire due à une inflammation, une infection, une varicocèle ou autre. Elle peut également survenir à la suite de troubles congénitaux ou acquis.
Mobilité	*Grade a:* mobile et rapide avec mobilité rectiligne. *Catégorie B:* spermatozoïdes lents à mouvement non rectiligne. *Grade c:* il n'y a pas de déplacement du sperme,

	mais il y a mobilité flagellaire. *Grade d:* sperme immobile.
Morphologie	Les altérations morphologiques sont classées selon la tête, le cou, le flagelle et l'emplacement combiné. Actuellement, il est accepté comme une irrégularité morphologique normale jusqu'à 70% et 30% de la morphologie normale des spermatozoïdes. Le non-respect du pourcentage de normalité est appelé tératozoospermie et peut être le résultat de maladies sexuellement transmissibles, de médicaments, d'environnement, de toxicité, entre autres.
Vitalité	Le test d'éosine vous permet d'identifier le nombre de spermatozoïdes vivants ou morts.
Autres cellules	D'autres cellules telles que les lymphocytes, les virus (VIH, hépatite B), les bactéries et les champignons peuvent être identifiées.

Références bibliographiques

1. Vásquez, F., Soler, C., Camps, P., Valverde, A., et García-Molina, A. (2016). Spermiogramme et morphométrie de la tête du sperme évalués par les résultats de l'analyse en grappes multivariées pendant l'adolescence (12-18 ans) et l'effet de la varicocèle. Journal asiatique d'andrologie, 18 (6), 824–830.https://doi.org/10.4103/1008-682X.186873.
2. Fernando Vasquez R., Daniel Vasquez Echeverri. Spermogramme et son utilité clinique. Uninorte Health. Barranquilla (Col.) 2007; 23 (2): 220-230.

1991

Chapitre 354. Oligospermie

Il s'agit des concentrations de spermatozoïdes trouvées dans le sperme inférieures à 15 millions / mL ou inférieures à 39 millions dans la concentration totale du volume de sperme, il est décrit comme la densité des spermatozoïdes inférieure au cinquième percentile chez les hommes fertiles. Cliniquement, il est perçu comme une diminution de la probabilité de tomber enceinte.

Statistiques et épidémiologie

L'infertilité peut affecter 1 homme sur 20. L'infertilité causée par le facteur masculin représente environ 50% des problèmes d'infertilité chez les couples.

On estime que plus de 90% de l'infertilité masculine est caractérisée par une faible quantité de spermatozoïdes dans le sperme ou par la production de mauvaise qualité de ceux-ci.

L'oligospermie non traitée peut s'aggraver avec l'âge, évoluant vers l'azoospermie jusqu'à 12,8% selon la cause sous-jacente.

Groupes ou facteurs de risque:
- ✓ Infection génitale
- ✓ Chirurgie testiculaire.
- ✓ Usage de drogues abusives.
- ✓ Obésité ou surpoids.
- ✓ Fumeur
- ✓ Infection par le VIH.

Étiologie et éléments physiopathologiques

Échec testiculaire primaire	**Insuffisance spermatogène idiopathique**	Idiopathique
	Dommages testiculaires	Infection (orchite) Vasculaire (torsion) Varicocèle Chirurgie (orchidectomie, orchidopexie, pelvienne ou inguinoscrotale).
	Médicaments et toxines	Agents chimiothérapeutiques. Salazopyrine (sulfasalazine) Agents anti métaboliques.
	Troubles chromosomiques	Numérique ou structurel Translocation ou investissements Microdélétions Yq
	Génétique	Défaut d'un seul gène (dystrophie myotonique).
Mixte (primaire et secondaire)	Maladie non reproductive	Maladie aiguë ou chronique Insuffisance hépatique ou rénale Hépatite. VIH Famine. Surcharge en fer (thalassémie
	Maladie fébrile aiguë	Maladie transitoire.
Échec testiculaire secondaire	Déficit partiel de GNRH	Hypogonadisme hypogonadotrope. Syndrome de Kallmann. Autre
	Déficit partiel en	Suppression médiée par les stéroïdes sexuels.

| | | gonadotrophine | Néoplasme sexuel sécrétant des stéroïdes.
Cellules de Leydig surrénaliennes.
Utilisation de stéroïdes androgènes (abus). |
| | Troubles hypothalamo-hypophysaires | Prolactinome.
Macroadénome (sécrétant de l'ACTH, acromégalie, adénome non fonctionnel).
Traumatisme
Maladie infiltrante.
Surcharge en fer (hémochromatose, transfusions dans l'anémie chronique). |

Critères diagnostiques

| Clinique | Plus précisément, l'oligospermie ne présente pas de manifestations cliniques supplémentaires aux problèmes de fertilité. Cependant, selon la cause, la gravité et l'âge d'apparition, les manifestations cliniques qui y sont associées peuvent être observées et sont précieuses pour identifier la cause.
Histoire clinique
Rassemblez les antécédents de reproduction tels que l'âge de la puberté, les tentatives antérieures de fertilité, les antécédents d'infections génitales, les oreillons, les chirurgies, entre autres. Renseignez-vous sur les médicaments ou les médicaments que prend le patient.
Présentation clinique
Un hypogonadisme hypogonadotrope prépubère sévère peut présenter de |

	mauvais signes de virilisation, de micropénis, de petits testicules (moins de 4 ml). En cas d'abus d'androgènes, une action androgénique excessive peut se produire, caractérisée par un excès de muscle, de l'acné et de petits testicules mous.
Paraclinique	Tests de testostérone. Niveaux sériques de LH et de FSH. Analyse du sperme (spermogramme). *Nombre de spermatozoides:* Normal:> 15 millions / ml Oligospermie 5 à 14 millions / ml Oligospermie modérée 1 à 5 millions / ml Oligospermie sévère <1 million / ml

Options de traitement

Les options de traitement doivent se concentrer sur la résolution de la cause spécifique de l'oligospermie.

Modification du mode de vie et de la nutrition: une nutrition adéquate doit être instaurée, en particulier chez les patients obèses, le régime doit être orienté vers la perte de poids et l'apport approprié de nutriments. Demandez à vos patients d'arrêter de fumer et d'autres habitudes néfastes telles que la consommation de drogues abusives.

Dans le cas d'une varicocèle, une varicocélectomie doit être envisagée. Bien que son efficacité sur la fertilité soit controversée.

Les vitamines E, C, B6, les antioxydants et d'autres suppléments peuvent améliorer la production de spermatozoïdes.

Inhibiteurs du clomifène ou de l'aromatase.

Traitement à la testostérone.

Traitement de procréation assistée pour la fertilité (fécondation in vitro, insémination artificielle, FIV-ICSI).

Références bibliographiques

1. Robert I. McLachlan, Approach to the Patient With Oligozoospermia, The Journal of Clinical Endocrinology & Metabolism, Volume 98, Numéro 3, 1er mars 2013, Pages 873–880, https://doi.org/10.1210/jc.2012-3650
2. Kirby EW, Wiener LE, Rajanahally S, Crowell K, Coward RM. La réparation de la varicocèle avant la procréation assistée améliore le taux de grossesse et le taux de natalité vivante chez les hommes azoospermiques et oligospermiques atteints de varicocèle: revue systématique et méta-analyse. Stérile fertile. 2016; 106 (6): 1338-1343.

Chapitre 355. Dysfonction érectile

Il était auparavant connu sous le nom d'impuissance ou de dysfonction érectile masculine. Il est défini comme l'incapacité d'obtenir ou de maintenir une érection. Cela inclut également l'incapacité de raidir suffisamment le pénis pour qu'il puisse produire des rapports sexuels satisfaisants.
Le DSM-5, pour définir la dysfonction érectile, nécessite qu'une incapacité à obtenir ou maintenir une érection se produise dans 75 à 100% des rapports sexuels, pendant une période de 6 mois ou plus.

Statistiques et épidémiologie

Environ 52% des hommes âgés de 40 à 70 ans ont été affectés par la dysfonction érectile dans une certaine mesure. La prévalence chez les hommes de 20 à 39 ans est estimée à environ 5,1%. Chez les hommes âgés de 40 à 59 ans, la prévalence est d'environ 14,8%.
Les hommes atteints de maladies chroniques (fin de la maladie rénale, débats, hypertension et maladies cardiovasculaires), ont une prévalence nettement plus élevée que les hommes en bonne santé.
L'incidence varie de 12,4 cas pour 1 000 personnes par homme pour les hommes de 40 à 49 ans et 29,8 cas pour 1 000 hommes par an chez les hommes de 50 à 59 ans. Pour les hommes âgés de 60 à 69 ans, l'incidence est de 46,4 pour 1 000.

Groupes ou facteurs de risque:
- ✓ Âge avancé.
- ✓ Diabète mellitus.
- ✓ Hypertension.
- ✓ Fumeur
- ✓ Dépression.
- ✓ Utilisation de médicaments.
- ✓ Dyslipidémies.
- ✓ Maladies cardiovasculaires.

Étiologie et éléments physiopathologiques

Catégorie de dysfonctionnement	Trouble le plus courant	Physiopathologie
Neurogène	Maladie d'Alzheimer. Lésion de la moelle épinière. Accident cérébrovasculaire. Neuropathie diabétique. Blessure pelvienne	Innervation neurale interrompue. Impossible d'initier la libération d'oxyde nitrique (NO).
Hormonale	Carence en androgènes. Usage chronique d'opioïdes. Diabète mellitus Hyperprolactinémie	Perte de libido Libération inadéquate de NO. Modifications morphologiques du pénis (atrophie).
Psychogène	Dépression Stress psychologique. Problèmes interpersonnels.	Libération inadéquate de NO. Activation du système nerveux

	Anxiété.	sympathique. Diminution ou perte de libido.
Maladies systémiques	Vieillissement. Diabète mellitus. Maladie athéroscléreuse généralisée. Maladie rénale chronique	Multifactoriel. Altération de la fonction neuronale et vasculaire.
Vasculogène (artériel et caverneux)	Hypertension. Obésité. Hyperlipidémie L'athérosclérose Traumatisme ou fracture pelvienne. Fumeur La maladie de Peyronie.	Irrigation artérielle inadéquate. Altération de l'occlusion de la veine du pénis.
Médicament induit	Antihypertenseurs. L'abus d'alcool. Les antidépresseurs Antiandrogènes	Suppression du système nerveux central. Neuropathie alcoolique. Diminution de la libido Insuffisance vasculaire.

Tableau 292. Étiologie et physiopathologie de la dysfonction érectile. La source. Shindel AW, Brandt WO, Bochinski D et al. Thérapie médicale et chirurgicale de la dysfonction érectile. [Mis à jour le 10 juillet 2018]. Dans: Feingold KR, Anawalt B, Boyce A, et al., Editors. Endotext.

Critères diagnostiques

Clinique	*Histoire clinique* Déterminer les antécédents psychosexuels (nature du dysfonctionnement, caractéristiques de l'éjaculation, désir sexuel, autres, dépression, stress, anxiété au sujet des performances sexuelles, entre autres). Déterminer les facteurs de risque (troubles chroniques sous-jacents, chirurgies antérieures, consommation de drogues, consommation de drogues, alcool, tabagisme, entre autres). Renseignez-vous sur les facteurs qui peuvent provoquer une interaction avec la thérapie de choix en cas de dysfonctionnement (utilisation actuelle de nitrates, d'alpha-bloquants adrénergiques, de vasodilatateurs, entre autres). *Examen physique* Rechercher des signes de carence en androgènes (perte de poils, petit volume testiculaire, proportions eunucoïdes, gynécomastie. Évaluer le déficit neurologique pour une lésion traumatique, un trouble neurologique ou vasculaire en examinant la sensation génitale et périnéale. Mesurer la pression artérielle et les variations face aux changements posturaux de la pression artérielle. Examiner les pouls fémoraux et du pied, ainsi que l'ischémie des membres inférieurs. Le pénis doit être examiné pour écarter les déformations et la maladie de La Peyronie.
Paraclini	L'évaluation paraclinique de base à réaliser chez tous

que	les patients atteints de dysfonction érectile consiste en: Glycémie à jeun. Lipides plasmatiques. Taux de testostérone total et libre dans le sang. Indiquez les paracliniques pertinentes en fonction des résultats cliniques identifiés lors de l'examen physique et de la collecte des antécédents médicaux. Des paracliniques supplémentaires sont indiqués en fonction de la suspicion clinique du patient.

Options de traitement

Modification du mode de vie pour améliorer la santé générale et réduire le risque cardiométabolique.

Conseil psychosexuel.

Inhibiteurs sélectifs de la phosphodiestérase 5 (contre-indiqués chez les hommes qui utilisent régulièrement des nitrates ou une maladie cardiaque sévère):

Le sildénafil à la dose initiale de 50 mg, 100 mg ou à la dose maximale tolérée peut être utilisé en cas d'inefficacité à la dose initiale, à condition qu'il n'y ait pas de preuve d'effets indésirables (1 à 2 heures avant les rapports sexuels)

Vardénafil: dose initiale de 10 mg et peut être augmentée à 20 mg ou dose maximale tolérée. Elle peut être réduite à 5 mg selon l'effet du médicament (1 ou 2 heures avant les rapports sexuels).

Avanafil: dose initiale de 20 à 100 mg et peut être ajustée jusqu'à 200 mg (30 minutes avant les rapports sexuels).

Appareils à vide pour induire l'érection (deuxième ligne de traitement)

Traitement intra-urétéral: alprostadil à une dose initiale de 250 à 500 µg. Il doit être appliqué au cabinet pour évaluer les changements de tension artérielle ou si des saignements urétéraux surviennent suite à une mauvaise application.
Injection intracaverneuse d'agents vasoactifs.
Prothèse pénienne (troisième ligne de traitement).
Remplacement de la testostérone chez les hommes déficients en androgènes.

Particularités du suivi:
Le suivi doit être établi en fonction de la cause sous-jacente et du risque pour le patient du traitement de son choix.

Références bibliographiques

1. Shlomo Melmed, Richard J. Auchus, Allison B. Goldfine, Ronald J. Kowning, Clifford Rosen. Williams Text book of Endocrinology 14ème édition. ELSEVIER, 2020.
2. Shindel AW, Brandt WO, Bochinski D et al. Thérapie médicale et chirurgicale de la dysfonction érectile. [Mis à jour le 10 juillet 2018]. Dans: Feingold KR, Anawalt B, Boyce A, et al., Editors. Endotext.

Chapitre 356. Orchiectomie

L'orchectomie consiste en une intervention chirurgicale par laquelle le testicule est retiré. Il peut s'agir d'une orchidectomie unilatérale lorsque vous souhaitez retirer un seul testicule ou d'une orchidectomie bilatérale pour l'ablation simultanée des deux testicules.

Indications de l'orchidectomie
- ✓ Traitement antiandrogénique dans le cancer de la prostate avancé ou métastatique.
- ✓ Torsion testiculaire avec nécrose testiculaire complète.
- ✓ Infarctus testiculaire ou destruction après un traumatisme.
- ✓ Abcès testiculaire secondaire à une infection, par exemple, épididymite.
- ✓ Cancer des testicules.
- ✓ Cancer du sein chez les hommes.

Types d'approche

Procédure	Description
Approche scrotale	
Orchidectomie sous-capsulaire	Technique Riba. Il est indiqué dans le carcinome prostatique avancé et évite la sensation de scrotum vide après orchidectomie. Une fois l'incision faite dans la peau et dans la tunique vaginale parietalis, une incision est pratiquée dans la tunique albuginée en partant du pôle

	supérieur vers le pôle inférieur. Le tissu testiculaire saillant est détaché de la tunique albuginée jusqu'à ce que le parenchyme ne se fixe qu'au hile. Le tissu testiculaire doit être disséqué et retiré, en gardant les vaisseaux hilaires sécurisés avec une pince.
Orchidoépididyme ctomie	Il est indiqué pour la torsion testiculaire ou pour les infections. Une fois l'incision cutanée effectuée, le testicule est mobilisé avec la tunique vaginale intacte. Le cordon spermatique est ouvert et le canal déférent et les vaisseaux testiculaires sont disséqués séparément entre des pinces overholt et des ligatures de suture. Une cautérisation minutieuse est effectuée pour éviter les saignements.
Approche inguinale	
Orchidectomie radicale	L'incision est faite à partir de 2 cm au-dessus du tubercule pubien s'étendant d'environ 5 à 7 cm en parallèle avec le ligament inguinal de manière à exposer l'anneau inguinal externe. L'incision peut être étendue à la partie supérieure du scrotum, en particulier pour les grosses tumeurs. La graisse sous-cutanée, le fascia Camper et enfin le fascia Scarpa sont ensuite excisés tout en maintenant soigneusement les vaisseaux sanguins trouvés. Identifiez et mobilisez le nerf ilio-inguinal en prenant soin de ne pas le réséquer pendant l'intervention. Le cordon spermatique est disséqué et le tubercule pubien est exposé. Le testicule est retiré du scrotum en tirant sur le cordon près du tubercule pubien et en

	appliquant une pression vers le haut sur le scrotum sous le testicule.

Avant l'intervention, la possibilité de mettre en place une prothèse esthétique doit être discutée avec le patient, ainsi que la possibilité de réaliser une biopsie sur le testicule controlatéral présumé sain. Le scrotum et le bas de l'abdomen doivent être complètement rasés. Au cours de la procédure, un ou les deux testicules peuvent être extraits en fonction des particularités du patient.

Références bibliographiques

1. Hashim H., Abrams P. (2008) Orchidectomie radicale (orchiectomie). Dans: Hashim H., Abrams P., Dmochowski R. (eds) TheHandbookof Office UrologicalProcedures. Springer, Londres. https://doi.org/10.1007/978-1-84628-706-0_8.

2005

Chapitre 357. Castration chimique

Il s'agit d'une procédure médicale réversible et temporaire dans laquelle des substances hormonales sont utilisées pour inhiber la libido et contrôler les impulsions sexuelles. C'est une méthode utilisée pour supprimer les pulsions sexuelles violentes des délinquants sexuels, en particulier des pédophiles ou des pédophiles. Cependant, c'est une procédure controversée.

Médicaments utilisés dans la castration chimique

Divers médicaments à effet antiandrogène sont utilisés pour supprimer ou réduire les niveaux de testostérone et par conséquent la pulsion sexuelle.
- ✓ Dérivés œstrogéniques.
- ✓ Antiandrogènes stéroïdiens et non stéroïdiens.
- ✓ Analogues de LHRH.
- ✓ Antagonistes de la LHRH.

Les médicaments les plus couramment utilisés sont l'acétate de médroxyprogestérone (MPA) ou l'acétate de cyprotérone (CPA).

Cependant, selon des études animales, il est présumé que le CPA pourrait induire le développement d'un carcinome dans les cellules hépatiques, par conséquent, il n'a pas été approuvé aux États-Unis, le MPA étant le plus largement utilisé dans ce pays.

De son côté, le MPA n'est pas utilisé sur le continent européen, en raison des effets secondaires provoqués par le médicament, parmi lesquels l'andropause, une grave instabilité de l'humeur provoquant une dépression clinique, l'insomnie, le diabète, la féminisation, les migraines, la déminéralisation osseuse entre autres, donc en Europe , CPA est principalement utilisé.

Les agonistes de la GnRH ont été utilisés plus récemment pour réduire considérablement les taux de testostérone dans le sang, ainsi que pour atténuer les comportements sexuels inappropriés autodéclarés.

Effets attendus de la castration chimique
- ✓ Diminution des niveaux de testostérone.
- ✓ Diminution des taux de récidive des crimes sexuels (en particulier paraphiliques).
- ✓ Intérêt réduit pour le sexe.
- ✓ Diminution des performances sexuelles.

Effets indésirables
- ✓ Andropause.
- ✓ Instabilité de l'humeur sévère.
- ✓ Dépression clinique
- ✓ Féminisation.
- ✓ Les migraines
- ✓ Déminéralisation osseuse.
- ✓ Gain de poids.

Pays où la castration chimique est actuellement pratiquée
- ✓ Canada.
- ✓ Argentine.
- ✓ Espagne.
- ✓ États-Unis (certains états).
- ✓ Corée.

Actuellement, la castration chimique n'a pas suffisamment d'études de médecine factuelle pour confirmer les effets de la technique dans une population suffisante pour la considérer comme efficace. Son application est controversée tant en termes d'efficacité que de conflits éthiques en raison de ses effets secondaires.

Références bibliographiques

1. Douglas, T., Bonte, P., Focquaert, F., Devolder, K. et Sterckx, S. (2013). Coercition, incarcération et castration chimique: un argument de l'autonomie. Journal d'enquête bioéthique, 10 (3), 393–405.https://doi.org/10.1007/s11673-013-9465-4.
2. Sandra Mayerly Méndez Bejarano. La castration chimique, dernière option chez les patients pédophiles et pédophiles, compte tenu de leur autonomie et de leur dignité. Université El Bosque • Journal colombien de bioéthique. Vol.14 No 02 • Juillet-décembre 2019.
3. Lee, JY et Cho, KS (2013). Castration chimique pour les délinquants sexuels: points de vue des médecins. Journal de la science médicale coréenne, 28 (2), 171–172. https://doi.org/10.3346/jkms.2013.28.2.171

Chapitre 358. Gynécomastie adulte

Le terme connu sous le nom de «gynécomastie» est dérivé du grec «gyne» (femelle) et «masto» (seins) et correspond à une hypertrophie bénigne du sein masculin, qui se produit fréquemment bilatéralement. Cliniquement, elle est définie par l'apparition d'une masse ferme ou caoutchouteuse qui peut s'étendre concentriquement à partir des mamelons.

Statistiques et épidémiologie

Environ 60 à 90% des bébés ont une gynécomastie transitoire en raison de niveaux élevés d'œstrogènes pendant la grossesse. Le pic de gynécomastie pendant la puberté peut varier de 4 à 69%.

Les garçons âgés de 10 à 12 ans peuvent avoir une gynécomastie pubertaire, et elle disparaît à 18 mois. On estime que la persistance est rare chez les mâles de 17 ans.

Le troisième pic de gynécomastie apparaît chez les hommes de plus de 65 ans entre 24 et 65%.

Groupes ou facteurs de risque:
- ✓ Antécédents familiaux de gynécomastie.
- ✓ Maladie rénale chronique
- ✓ Maladie du foie.
- ✓ Troubles thyroïdiens
- ✓ Usage de drogues abusives.
- ✓ Utilisation de médicaments.

Étiologie et éléments physiopathologiques

Gynécomastie physiologique	Nouveau-nés (en raison de la stimulation de l'estradiol maternel et de la progestérone). Puberté (un déséquilibre entre l'estradiol et la testostérone. Il disparaît environ 2 ou 3 ans plus tard). Adultes plus âgés (augmentation de l'activité de l'aromatase périphérique secondaire à une augmentation de la graisse corporelle, une augmentation de la LH et une diminution de la testostérone)
Gynécomastie pathologique	Augmentation des œstrogènes Tumeurs: Tumeur à cellules de Leydig. Tumeur à cellules de Sertoli. Tumeur surrénale Tumeur de la granulosa. Tumeur germinale gonadique ou extra-gonadique. Non-tumoral: Activité aromatase plus élevée. Déplacement des œstrogènes de la globuline se liant aux hormones sexuelles. Diminution de la résistance à la testostérone et aux androgènes: Syndrome de Klinefelter. Déficit en 17-oxostéroïde réductase. Syndrome de Kallmann. Maladie de Kennedy. Autres maladies Maladie rénale en phase terminale. Maladie du foie.

Thyrotoxicose
Troubles de la moelle épinière.
Drogues ou drogues
Marijuana
Kétoconazole.
Ranitidine.
Cimétidine.
Spironolactone
Éthanol
Métronidazole.
Autres.

Histopathologie

Les caractéristiques typiques de la gynécomastie comprennent la prolifération du stroma et des canaux, ainsi que le stroma lâche, dans les cas aigus, tandis qu'un stroma dense avec peu de canaux apparaît dans les cas chroniques.

Critères diagnostiques

Clinique	**Histoire clinique** Début et durée de la gynécomastie. Symptômes supplémentaires associés. Examiner les problèmes de systèmes spécifiques (surrénales, prostate, poumons, foie, reins, testicules, thyroïde). Antécédents familiaux, génétiques, médicaux ou récréatifs de drogue. **Examen physique** À l'examen de la tête et du cou, recherchez des masses anormales. Évaluez soigneusement la thyroïde. L'examen des seins doit décrire la nature du tissu, en particulier les changements cutanés, l'écoulement du mamelon, la

	sensibilité, l'asymétrie, l'atrophie ou l'élargissement. Se différencier de la pseudogynécomastie (graisse circonférentielle dans la zone sous-aréolaire). Examinez la présence de traits féminisants. *Classification* *Grade I*: petit élargissement, pas d'excès de peau. *Grade IIa:* hypertrophie modérée, sans excès de peau. *Grade IIb:* élargissement modéré avec peau supplémentaire. *Grade III:* agrandissement marqué avec peau supplémentaire
Paraclinique	Sur la base des résultats cliniques et des antécédents médicaux, orientez les paracliniciens pour la cause spécifique. Niveaux de testostérone sérique. Niveaux de LH et FSH. Estradiol Tests de la fonction thyroïdienne. Tests de la fonction rénale Tests de la fonction hépatique. Caryotype. Échographie testiculaire. Mammographie ou échographie. Tomodensitométrie abdominale.

Options de traitement

L'objectif principal du traitement est de résoudre la cause sous-jacente spécifique. Le traitement médical visant à réduire la gynécomastie n'est pas très efficace lorsqu'il dure longtemps. Des médicaments tels que le clomifène, le danazol et le tamoxifène sont fréquemment utilisés dans les cas aigus avec un succès variable.

Patients de grade I ou IIa: une liposuccion et une excision chirurgicale peuvent être indiquées dans les cas chroniques.

Patients de grade IIb: une exérèse chirurgicale ouverte est indiquée. La résection de la peau est possible en cas de ptose importante.

Particularités du suivi

Même si la gynécomastie ne met pas la vie en danger, elle provoque une détresse émotionnelle importante. Envisager d'effectuer un suivi spécifique dans les cas où il existe un risque élevé d'autres complications associées à la cause sous-jacente, par exemple, dans le syndrome de Klinefelter, un dépistage du cancer du sein chez l'homme doit être effectué.

Références bibliographiques

1. Brown JD. Critique du «risque de gynécomastie avec les utilisateurs d'inhibiteurs de la pompe à protons». Pharmacothérapie. 2019 juil; 39 (7): 791.
2. Rasko YM, Rosen C, Ngaage LM, Al Fadil S, Elegbede A, Ihenatu C, Nam AJ, Slezak S. Gestion chirurgicale de la gynécomastie: un examen des critères actuels de couverture d'assurance. Plast. Reconstr. Surg. 2019 Mai; 143 (5): 1361-1368.

Chapitre 359. Andropause

Également connu sous le nom d'hypogonadisme d'apparition tardive, défini comme un syndrome clinique et biochimique lié à l'âge avancé chez l'homme, et qui se caractérise par un déficit en testostérone sérique, qui est inférieur au niveau attendu chez un homme adulte en bonne santé. L'andropause correspond au processus de vieillissement normal de l'homme, dans lequel il y a une diminution de la capacité fonctionnelle des cellules de Leydig, ainsi qu'une légère réduction du volume testiculaire, entre autres. Cependant, c'est un terme controversé aujourd'hui.

Statistiques et épidémiologie

Un homme âgé est considéré comme âgé de plus de 65 ans. On estime que d'ici 2030, la population âgée des États-Unis sera d'environ 22%. Avec le vieillissement, les niveaux de testostérone diminuent de 1% par an.
Le niveau de testostérone est réduit avec le vieillissement chez les patients atteints de maladies chroniques.

Groupes ou facteurs de risque:
C'est un processus de vieillissement attendu. Cependant, les réductions de testostérone sont plus importantes chez les sujets atteints de pathologies chroniques:
- ✓ Obésité.
- ✓ Diabète sucré de type 2.

- ✓ Stress émotionnel
- ✓ Polypharmacie.

Étiologie et mécanismes de déclenchement

Après 30 ou 40 ans, une diminution lente et presque imperceptible de la fréquence des stimuli pulsatiles de la GnRH commence au niveau hypothalamique. Au fur et à mesure que l'âge avance, le défaut de production de GnRH devient de plus en plus marqué, provoquant un hypogonadisme hypogonadotrope. Il est probable que cette condition soit associée à l'augmentation de la graisse corporelle qui accompagne le processus de vieillissement, en particulier à l'augmentation de la graisse viscérale.

De plus, au cours du vieillissement, des altérations de la microcirculation testiculaire commencent à se développer et des modifications dégénératives apparaissent dans les cellules de Leydig, ainsi qu'une réduction de la sensibilité à la LH qu'elles contiennent. Cela entraîne une diminution de la production de testostérone.

Les mécanismes étiopathogènes impliquent donc des anomalies hypothalamiques et testiculaires, associées au vieillissement biologique, ce qui conduit à une diminution de la testostérone circulante et au développement de symptômes d'andropause.

Critères diagnostiques

Clinique	Assurez-vous de recueillir un historique médical complet qui vous permet

	d'identifier d'autres pathologies ou facteurs de risque non associés à l'andropause. La réduction de la testostérone chez l'homme âgé est associée à: Changements dans la composition corporelle. Anémie. Dépression. Fatigue ou diminution de l'énergie. Réduction de la force musculaire. Diminution de la densité minérale osseuse. Diminution de la libido et des érections matinales. Dysérection.
Paraclinique	Deux mesures différentes de la testostérone libre (inférieure à 8 nmol / L ou inférieure à 300 ng / dl). Niveau de LH (élevé)

Options de traitement

Modifications du mode de vie, en particulier chez les patients obèses ou en surpoids. Encouragez vos patients à réduire leur graisse corporelle en modifiant leur alimentation et en faisant de l'exercice physique. Envisagez de vous référer à un nutritionniste

Thérapie de remplacement de la testostérone. Différentes préparations peuvent être indiquées en fonction des caractéristiques individuelles du patient:

Enanthate de testostérone ou cypionate par voie intramusculaire toutes les 2 à 3 heures.

Il peut indiquer un gel de testostérone, lorsque cela est nécessaire pour maintenir des valeurs appropriées constantes. Cependant, le prix est plus élevé.

La présentation orale de la testostérone, présente un radical alkyle au carbone 17, qui confère un potentiel hépatotoxique, cette administration n'est pas recommandée.

Particularités du suivi:

Pour le suivi du traitement, il est recommandé d'établir des visites de suivi 3 à 6 mois après le début du traitement par testostérone. Lors de la consultation, vous devez vous renseigner sur l'expérience du patient avec le médicament, à la fois sur son efficacité et sur l'apparition d'effets indésirables. Si le patient ne signale pas d'amélioration symptomatique, il est recommandé de suspendre le médicament.

Vérifiez périodiquement les taux d'hémoglobine, l'hématocrite, l'antigène prostatique et l'examen rectal pendant le traitement.

Références bibliographiques

1. Dorantes et Martínez. Clinical endocrinology 5e édition, Editorial El Manual Moderno 2016.
2. Parminder Singh. Andropause: concepts actuels. Indian J Endocrinol Metab. 2013 Dec; 17 (Suppl 3): S621-S629.
3. Shlomo Melmed, Richard J. Auchus, Allison B. Goldfine, Ronald J. Kowning, Clifford Rosen. Williams Textbook of Endocrinology 14ème édition. ELSEVIER, 2020.

Chapitre 360. Remplacement hormonal masculin

Le maintien du bien-être physique et émotionnel chez les hommes nécessite la présence de l'hormone sexuelle connue sous le nom de testostérone, une hormone essentielle pour les hommes. Cependant, dans l'hypogonadisme masculin, une affection endocrinienne caractérisée par une carence en testostérone, est associée au potentiel de provoquer des troubles psychosociaux et de multiples morbidités. La testostérone est une hormone nécessaire à la différenciation, à la croissance, au développement et au maintien du phénotype masculin.

Les indications

La FDA approuve l'utilisation de la testostérone comme thérapie de remplacement chez les hommes présentant des symptômes d'hypogonadisme et de faibles taux de testostérone.

Symptômes évocateurs d'hypogonadisme

Diminution des érections spontanées.
Diminution de la tumescence nocturne du pénis.
Réduction de la croissance de la barbe.
Diminution de la libido
Réduction des testicules.

Tests de laboratoire initiaux

Ils doivent inclure 2 mesures de testostérone sérique le matin (8 à 10 h), si les deux résultats indiquent des taux réduits (testostérone totale <300 ng / dL ou testostérone libre <5 à 9 ng / dL), des études complémentaires sont réalisées pour identifier les secondaires hypogonadisme (voir chapitre 231).
Pour des résultats de testostérone normaux faibles et des symptômes cyniques positifs, des tests sont indiqués pour évaluer la testostérone libre ou biodisponible:
- ✓ Hormone sexuelle transportant la globuline.
- ✓ Albumine.

Administration d'un traitement hormonal substitutif masculin

Avoir pour but: normalisation des niveaux totaux de testostérone combinée à une amélioration des signes et des symptômes.

Recommandations générales

> Évitez les androgènes 17-alpha-alkylés et les formulations orales méthylées en raison du risque d'hépatotoxicité.
> Le traitement initial doit consister en des formulations à action brève pour un arrêt rapide en cas d'effets indésirables.
> Il est recommandé de prescrire des produits de testostérone fabriqués dans le commerce en évitant l'utilisation de la testostérone composée, cependant, si ces préparations sont prescrites, faire une surveillance supplémentaire et un ajustement de la dose pour s'assurer que les niveaux thérapeutiques

sont appropriés.
Effectuer des évaluations hématologiques régulières:
Avant le traitement (y compris hémoglobine / hématocrite)
À 3, 6 et 12 mois après le début du traitement, puis annuellement.
Lorsque vous devez effectuer des ajustements de dose ou modifier la préparation.

Considérations relatives aux formulations

Les gels transdermiques et les injections musculaires sont les principales options.
Formes d'administration:
Oral.
Oral.
Transdermique (granule, solution, gel, patch).
Intramusculaire
Les comprimés et capsules oraux de testostérone ne doivent pas être utilisés pour le traitement des carences en testostérone dues à des effets indésirables sur le foie probables et à une efficacité thérapeutique réduite.
Les formulations orales ne doivent pas être avalées ni mâchées.
L'administration d'un gel de testostérone doit être appliquée sur l'épaule, la partie supérieure des bras ou l'abdomen. Il ne doit pas être appliqué sur le scrotum.
Le gel nasal de testostérone est administré trois fois par jour.
Le site d'application du patch de testostérone recommandé est sur le dos, l'abdomen, la cuisse ou le haut du bras.
Des granules sous-cutanés de testostérone sont placés tous les 3 à 6 mois dans la graisse sous-cutanée des fesses, de la cuisse ou de la paroi abdominale.

> Les injections intramusculaires de testostérone (avec du cypionate de testostérone ou de l'énanthate de testostérone) doivent être administrées aux doses recommandées de 50 à 100 mg par semaine ou de 100 à 200 mg toutes les deux semaines.
>
> Une forme d'injection intramusculaire à action extra-longue (undécanoate de testostérone) est actuellement approuvée, qui peut être administrée à une dose de 750 mg suivie d'une autre dose 4 semaines après l'administration initiale et les doses suivantes toutes les 10 semaines.

Effets indésirables associés aux formulations

Présentation de la testostérone	Effet inverse
Comprimés buccaux	Irritation des gencives et de la muqueuse buccale.
Gels de testostérone	Transférer aux enfants ou aux femmes qui entrent en contact avec le gel.
Patchs	Réactions cutanées
Injectables	Fluctuations d'humeur, de libido et d'énergie.
Toutes	Ils augmentent le risque cardiovasculaire. Érythrocytose (risque accru de thromboembolie veineuse). Augmentation des taux de PSA (le cancer de la prostate doit être exclu avant de commencer le traitement, car il peut aggraver le processus de la maladie).

Contre-indications

> PSA élevé> 4 ng / ml.
> Nodule prostatique palpable non diagnostiqué.
> Antécédents de cancer du sein.
> Cancer de la prostate.
> Infarctus du myocarde ou accident vasculaire cérébral (au cours des 6 derniers mois).
> Insuffisance cardiaque incontrôlable.
> Apnée obstructive du sommeil non traitée.
> Hommes planifiant la fertilité.
> Hématocrite supérieur à 48%.
> Augmentation du taux de PSA supérieur à 3vng / ml chez les patients à haut risque (histoire familiale afro-américaine au premier degré de cancer de la prostate)

Stratégies de suivi

Un mois après le début du traitement, le taux de testostérone du matin doit être évalué.

Après un an de traitement, le taux de testostérone du matin doit être demandé pour les 3-6 prochains mois, ainsi que d'autres études telles que LFT, PSA, profil lipidique, DRE, estradiol, hémoglobine, hématocrite, tension artérielle.

Tous les ans après un an, le profil lipidique, le DRE, l'estradiol, le PSA, le Hgb et le Hct et la pression artérielle sont à nouveau mesurés.

Références bibliographiques

1. Park, HJ, Ahn, ST et Moon, DG (2019). Évolution des lignes directrices pour la thérapie de remplacement de la testostérone. Journal de médecine clinique, 8 (3), 410.https://doi.org/10.3390/jcm8030410

2. Zitzmann M. Hormoners atz therapie des Mannes [thérapie de remplacement hormonal chez l'homme]. Dtsch Med Wochenschr. 2018 sept; 143 (19): 1405-1416. Allemand. doi: 10.1055 / s-0043-118752. Publication en ligne du 19 septembre 2018. PMID: 30231287.
3. Sizar O, remplacement de Pico J. Androgen. [Mis à jour le 24 mai 2020]. Dans: StatPearls [Internet]. Treasure Island (FL): Stat Pearls Publishing; 2020 janvier-. Disponible en:https://www.ncbi.nlm.nih.gov/books/NBK534853/
4. Osterberg, EC, Bernie, AM et Ramasamy, R. (2014). Risques de la thérapie de remplacement de la testostérone chez les hommes. Journal indien d'urologie: IJU: journal de la Société urologique de l'Inde, 30 (1), 2-7.https://doi.org/10.4103/0970-1591.124197

Sujets clés en endocrinologie

Résumés

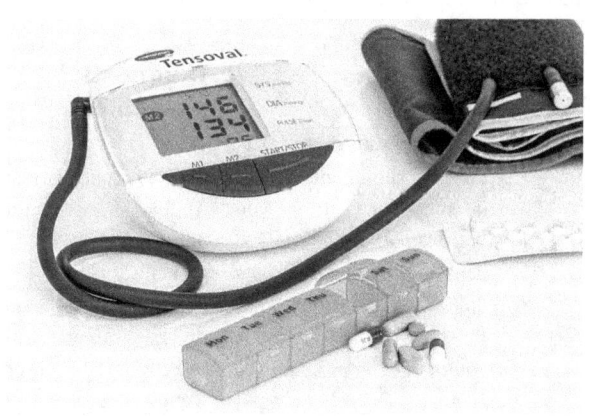

2024

I. Symptômes cliniques suspects et signes de maladie endocrinienne

Parce que les glandes endocrines sont inaccessibles lors d'un examen physique de routine (à l'exception de la glande thyroïde et des gonades), le médecin doit prendre des antécédents médicaux complets et complets et poser des questions de manière appropriée sur les signes et symptômes endocriniens par appareil et système. histoire, évolution de la puberté, ménarche, développement et maturation sexuels, altérations cutanées, manifestations neurologiques, entre autres, afin de guider l'examen physique de la manière la plus enrichissante pour identifier et diagnostiquer les pathologies endocriniennes.

Signe / symptôme	Définition / description	Diagnostics probables
Altération du poids corporel		
Minceur	Poids corporel inférieur à la moyenne estimée de votre sexe, taille et âge dans la communauté dans laquelle vous résidez	Idiopathique, malnutrition, troubles du comportement alimentaire (anorexie mentale, etc.), hyperthyroïdie, utilisation de médicaments minceur, infections chroniques, troubles psychiatriques, néoplasmes malins, phéochromocytome, diabète avec glycosurie, maladie d'Addison, hypercalcémie.
Minceur	Personne avec un poids antérieur supérieur à l'actuel.	
Malnutrition	Conséquence d'une alimentation carencée en calories, protéines et nutriments pendant une période prolongée.	
Prise de poids (surpoids, obésité, obésité morbide)	Gain de tissu adipeux. Prise de poids due à une augmentation excessive du dépôt de graisse	Suralimentation, mode de vie sédentaire. Syndrome de Cushing (schéma central d'obésité)

2025

Obésité centrale ou androïde	corporelle. Elle dépasse 20% du poids souhaitable, tandis que l'obésité morbide est considérée lorsqu'elle a dépassé 40% du poids corporel. Dépôt graisseux sous-cutané principalement dans la région abdominale.	Acromégalie. Hypothyroïdie Diabète sucré de type 2. Syndrome métabolique. Œdème cyclique ou indéterminé. Prédisposition génétique, hypogonadisme hypogonadotrope. Lipomastie
Obésité gynécoïde	Dépôt adipeux sous-cutané glutéo-fémoral. Modèle d'obésité typiquement féminin.	
Troubles de la croissance		
Nanisme	Défaut de croissance consistant en un retard de hauteur. Il correspond à une taille inférieure à 40% de la moyenne d'âge et de sexe dans le groupe de population du sujet. Lorsque la réduction de hauteur est de 20%, on parle d'un sujet de petite taille.	Craniopharyngiome. Infections chroniques Le syndrome de Down. Maladie coeliaque. Hypothyroïdie infantile. Rachitisme. Syndrome de Turner.
Géantisme	Croissance en hauteur qui dépasse la hauteur normale. Chez les adultes, le gigantisme est estimé lorsque la taille est supérieure à 203 cm, tandis que chez les enfants, il est de 3 écarts-types au-dessus de la taille normale pour leur sexe et leur âge.	Acromégalie. Hypogonadisme Hyperthyroïdie
Altérations cutanées et annexielles		
Peau épaisse	Manifestation d'une peau rugueuse, dure et épaisse.	Géantisme. Acromégalie. Hypothyroïdie

Peau fine	Preuve d'une peau fine, chaude et humide avec transpiration et dermographisme facile.	Hyperthyroïdie
Vergetures violettes	Ils apparaissent en particulier dans les parties antérolatérales et inférieures de l'abdomen, les fesses, les seins, le haut des bras et les cuisses.	Syndromes corticosurrénaux avec augmentation du cortisol plasmatique (syndrome de Cushing).
Acné	Comédons ouverts fréquents chez les jeunes hommes et femmes en bonne santé pendant la puberté.	Physiologique Hyperfonction corticosurrénale Tumeur ovarienne produisant des androgènes. Syndrome des ovaires polykystiques.
Alopécie	Chute de cheveux importante due à des raisons, à une prédisposition physique, chimique ou génétique.	Malnutrition, génétique, teigne du cuir chevelu, brûlures, blessures mécaniques ou chimiques, trichotillomanie, lupus discoïde, tumeurs, ichtyose liée à l'X, hypoparathyroïdie, hypopituitarisme, hypothyroïdie.
Effluvium télogène	Chute rapide des cheveux sur tout le cuir chevelu, souvent réversible résultant de perturbations du cycle capillaire normal.	Maladies systémiques provoquant une alopécie, une grossesse, un stress émotionnel intense, une perte de poids soudaine.
Alopécie androgénique	Condition qui combine prédisposition génétique et action des hormones androgéniques. Cela peut survenir chez les hommes et les femmes.	Prédisposition génétique.
Hypertrichose	Augmentation exagérée	Prédisposition génétique.

	des cheveux normaux chez les femmes dans les zones où ils existent selon le modèle féminin (jambes et avant-bras)	
Hirsutisme	Modèle masculin de la croissance des cheveux chez les femmes. Elle est généralement déclenchée par une production excessive d'androgènes.	Maladie de Cushing, maladie des ovaires polykystiques, déficits en 21-hydroxylase, 3 bêta hydroxystéroïde déshydrogénase isomérase, 11 bêta-hydroxylase, tumeurs surrénales, utilisation de médicaments (diazoxide, minoxidil, phénytoïne, glucocorticoïdes), autres conditions associées à l'hyperandrogénie.
Troubles de l'humeur		
Asthénie	Sentiment de fatigue ou d'épuisement avant de faire une activité intense.	Il peut être associé à presque toutes les pathologies. Lorsqu'il est accompagné de changements de poids corporel, il peut être associé au syndrome d'Addison et à l'hyperthyroïdie (diminution du poids corporel), au syndrome de Cushing et à l'hypothyroïdie (gain de poids).
Troubles oculaires		
Exophtalmie	C'est la saillie des globes oculaires hors de la cavité orbitaire à la suite de l'augmentation du tissu rétro-orbitaire. Il est généralement bilatéral, et	Hyperthyroïdie de Graves-Basedow

	présente une augmentation de l'ouverture de la paupière et avec un regard fixe.	
cascades	Opacité de la lentille	Hypoparathyroïdie Diabète mellitus
Hémianopie	Cécité ou manque de vision qui n'affecte que la moitié du champ visuel.	Compression du chiasme optique (tumeur hypophysaire)
	Troubles olfactifs	
Anosmie / hyposmie	Absence ou diminution de la capacité olfactive.	Hypogonadisme hypogonadotrope
Hyperosmie	Altération où la sensibilité olfactive est augmentée.	Grossesse Maladie de Graves-Basedow
	Troubles de la langue	
Macroglossie	Augmentation du tissu de la langue pour lequel il devient plus gros que la normale.	Acromégalie Hypothyroïdie congénitale. Le syndrome de Down. Syndrome de Beckwith-Wiedermann
	Altérations du cou	
Goitre	Élargissement de la glande thyroïde	Goitre congénital. Hypothyroïdie Hyperthyroïdie Goitre multinodulaire. Néoplasme thyroïdien malin.
La strumite	Processus inflammatoires qui ont été établis dans un goitre.	Processus inflammatoires
Thyroïdite	Inflammation de la glande thyroïde. Elle peut être aiguë, subaiguë et chronique selon l'évolution.	Infections thyroïdiennes secondaires à une infection des voies respiratoires supérieures.
	Troubles mammaires	
Gynécomastie	L'augmentation de la taille des glandes mammaires	Physiologique (néonatal, pubertaire, sénile).

	chez les hommes peut être unilatérale ou bilatérale. Augmente le stroma mammaire et le tissu glandulaire.	Hyperprolactinémie Retour d'information. Résistance à l'action des androgènes. Augmentation de la production d'œstrogènes (tumeur à cellules de Leydig sécrétant des œstrogènes, néoplasmes corticosurrénaux féminisants). Tumeur à cellules de Sertoli. Obésité. Maladie de Graves-Basedown. Cirrhose hépatique. Hypogonadisme hypogonadotrope. Syndrome de Klinefelter. Anorchie congénitale. Prolactinome.
Galactorrhée	Élimination des sécrétions par le sein, des sécrétions lacées chez une femme non allaitante ou après 6 mois post-partum chez une femme non allaitante. Cela peut être unilatéral ou bilatéral.	Physiologique. Craniopharyngiomes. Prolactinomes. Adénomes mixtes. Sarcoïdose Dysgerminomes. Hypothyroïdie primaire. Syndrome de Nelson. Maladie d'Addison. Hypothyroïdie primaire. Médicaments (benzodiazépines, réserpine, antidépresseurs tricycliques, opiacés, cimétidine, cocaïne, benzodiazépines, entre autres). Kyste de la bourse de Rathke.

Troubles musculaires

Atrophie musculaire	Usure, perte ou diminution du muscle squelettique, pouvant survenir avec ou sans altération de la sensation. C'est la réduction de la masse musculaire.	Diabète sucré décompensé à long terme. Maladie de Cushing. Insuffisance corticosurrénale. Acromégalie. Hypogonadisme masculin dû à l'eunucoïdisme ou à la castration.
Hypertrophie musculaire	Augmentation de la taille musculaire due à l'augmentation du nombre de myofibrilles.	Puberté précoce. Hypothyroïdie ou myxœdème marqué. Premiers stades de l'acromégalie. Syndromes adrénogénitaux
Spasmes / Tétanie	C'est une série de contractions d'un muscle ou d'un groupe musculaire. Pour sa part, la tétanie est définie comme la contraction la plus prolongée ou continue, qui peut entraîner une modification de la position ou se limiter à un petit mouvement.	Hypocalcémie Hypomagnésémie Déshydratation Hypokaliémie Grossesse. Drogues Hypoparathyroïdie
Altérations osseuses		
L'ostéoporose	Diminution de la densité minérale osseuse augmentant le risque de fractures pathologiques ou par compression.	Syndrome de Cushing. Hyperthyroïdie Vieillissement.
Ostéomalacie	Syndrome caractérisé par un ramollissement des os causé par une carence en vitamine D.	Carence en vitamine D. Maladie cœliaque.
Ostéodystrophie	Atrophie osseuse avec une grande activité ostéoclastique et avec remplacement de l'os par	Hyperparathyroïdie secondaire.

		du tissu fibreux. Signes radiologiques similaires à l'hyperparathyroïdie primaire (résorption sous-périostée des phalanges, kystes osseux, perte de la lamina dura des dents, entre autres)	
	Altérations du volume urinaire		
Polyurie	Élimination des urines supérieures à 3 litres en 24 heures.	Diabète insipide Hyperaldostéronisme Hyperparathyroïdie Diabète mellitus. Polydipsie primaire.	
	Troubles menstruels		
Aménorrhée	Absence de menstruation pendant 6 mois consécutifs chez les femmes qui ont déjà eu des règles ou absence de ménarche à 16 ans.	Syndrome de Turner, syndrome de Kallmann, anovulation hypothalamique, hypothyroïdie, hyperthyroïdie, hyperandrogénémie, anomalies anatomiques, galla ovarienne primaire (dysgénésie gonadique, mosaïcismes chromosomiques, entre autres).	
Oligoménorrhée	Saignements menstruels tous les 35 jours ou plus.	Syndrome des ovaires polykystiques. Contraceptifs oraux. Obésité	
	Troubles neurologiques		
Paresthésie	Sensation anormale de picotements, de picotements, de picotements, de froid ou de chaleur, pouvant être ressentis sur la peau par des sujets souffrant de troubles nerveux ou	Neuropathie diabétique. Hypothyroïdie Carence en vitamines (groupe B). Malnutrition.	

	circulatoires.	
Tremblements	Ce sont des mouvements rythmiques tels que des secousses involontaires dans une ou plusieurs parties du corps. Cela se produit en raison de contractions musculaires.	Hyperthyroïdie Phéochromocytome. Sécrétion excessive de catécholamine. Anxiété ou panique Médicaments (caféine, corticostéroïdes, amphétamines, autres).
Hyperréflexie ostéotendineuse	Augmentation ou exaltation des réflexes tendineux.	Hyperthyroïdie
Réflexes lents	Vitesse de réponse lente lors de la stimulation des réflexes et avec une phase de récupération retardée.	Hypothyroïdie
Saisies	Contractions tonico-cloniques involontaires, violentes et pathologiques.	Crise hypoglycémique. Hypocalcémie Néoplasme cérébral Infections cérébrales Phénylcétonurie
Manger	Altération de l'état de conscience caractérisé par un état d'inconscience profond. Cela provoque une incapacité à répondre à des stimuli externes ou à des besoins internes.	Mangez hyperosmolaire. Cétoacidose diabétique Hypoglycémie sévère Insuffisance rénale (néphropathie diabétique). Hyperparathyroïdie sévère Déshydratation Hémoconcentration Néphrolithiase Néphrocalcinose. Maladie de Cushing compliquée par des manifestations athéroscléreuses rénales. Insuffisance corticale surrénalienne aiguë
	Troubles sexuels	
Diminution de la libido	Réduction de l'intérêt pour le sexe ou pour les relations sexuelles à la	Hypogonadisme Dépression Ménopause

2033

	fois dans l'initiative, la fréquence et l'intensité des réponses aux stimuli érotiques. Cela peut survenir aussi bien chez les hommes que chez les femmes.	Diabète mellitus. Médicaments (bêtabloquants, clonidine, diurétiques, méthyldopa, contraceptifs oraux, benzodiazépines). Cancer de la prostate. Maladie rénale chronique
Impuissance	Aussi appelé dysfonction sexuelle érectile. C'est l'incapacité à obtenir une érection ou à la maintenir suffisamment ferme pour permettre des rapports sexuels.	Obésité. Cardiopathie. Diabète mellitus. Syndrome métabolique. Sclérose en plaques Facteurs psychologiques Médicaments (propanolol, kétoconazole, spironolactone, finastéride, autres). Troubles testiculaires primaires. Hyperprolactinémie Hypopituitarisme.

Références bibliographiques

1. Shlomo Melmed, Richard J. Ahúchas, Alison B. Golfines, Ronald J. Konin, Lifford Rosen. Williams Text book of Endocrinology 14ème édition. ELSEVIER, 2020.
2. Argente. Alvarez. Sémiologie médicale. Physiopathologie, sémiotechnique et propédeutique. Enseignement basé sur le patient. 6e édition. Éditorial Panamericana, 2011.
3. Raimundo Llanio Navarro, Gabriel Perdomo González. Propédeutique clinique et sémiologie médicale. Éditorial Sciences médicales, 2003.
4. Yu J. (2014). Troubles endocriniens et manifestations neurologiques. Annales d'endocrinologie pédiatrique et

métabolisme, 19 (4), 184-190.https://doi.org/10.6065/apem.2014.19.4.184

II. Rôle des tests dynamiques dans le diagnostic des endocrinopathies

Dans une large mesure, le diagnostic et le traitement appropriés de l'endocrinologie dépendent de l'utilisation et de l'interprétation correctes des tests de diagnostic. Les tests endocriniens dynamiques fournissent au médecin une large perspective de l'état fonctionnel des glandes endocrines afin que, conjointement avec la corrélation clinique et les laboratoires de base, atteignent le diagnostic et le traitement opportuns pour le patient.

Glande pituitaire

Tests dynamiques de l'hypophyse antérieure

Test	Indication	Contre-indication	Interprétation
Test de tolérance à l'insuline	Évaluation des réserves d'ACTH et de cortisol. Évaluation de la réserve de GH chez les enfants présentant un retard de croissance. Différenciation entre le syndrome de Cushing et la dépression. Réponse GH chez les adultes.	Épilepsie. Hypothyroïdie non traitée. Cortisol sérique inférieur à 100 nmol / L. La cardiopathie ischémique.	La réponse GH adéquate est l'augmentation supérieure à 6 mcg / L. Chez les adultes, cela peut indiquer un hypopituitarisme. Chez les enfants, une réponse normale est considérée dans des augmentations supérieures à 12 mcg / L. Dans le syndrome de Cushing, il y aura une augmentation de moins de 170 nmol / L plus élevée dans les fluctuations du niveau de cortisol. La réponse correcte pour le cortisol est de plus de 170 nmol à plus de 500 nmol.

Test de glucagon	Il évalue la réserve de GH et d'ACTH / cortisol, principalement lorsqu'elle est induite par l'insuline, l'hypoglycémie est contre-indiquée.	Phéochromocytome. Insulinome. La famine pendant plus de 48 heures. Maladies de stockage du glycogène. Hypocortisolémie sévère (taux <55 nmol / L à 09h00). Carence en thyroxine (peut réduire la réponse du cortisol et de la GH).	Le test ne peut être interprété que si une hypoglycémie <2,2 mmol / L est obtenue. La réponse cortisol appropriée est l'augmentation plus élevée de 170 nmol / L à plus de 500 nmol / L. L'augmentation appropriée de la GH correspond à des valeurs supérieures à 6 mcg / L.
Test de l'hormone de libération de la thyréotrophine (TRH)	Évaluez le pool TSH. Diagnostic différentiel des causes hypophysaires et hypothalamiques du déficit en TSH.	Les patients doivent cesser leurs médicaments contre la thyroxine pendant 3 semaines avant le test. Pour cette raison, il est rarement utilisé chez les personnes prenant de la thyroxine.	Le résultat normal de la TSH est l'augmentation la plus élevée de 5 mU / L avec une valeur de 30 minutes dépassant la valeur de 60 minutes. Lorsque l'échantillon de 60 minutes dépasse la valeur de 30 minutes, cela indique une maladie hypothalamique primaire. Dans l'hyperthyroïdie, la TSH reste supprimée. Dans l'hypothyroïdie, une réponse exagérée se produit.
Test d'hormone de libération de gonadotrophine GnRH / LHRH	Confirmer la puberté précoce. Recherchez les éventuelles carences en gonadotrophines.		Les pics normaux se produisent dans les 30 à 60 minutes. La LH doit dépasser 10 U / L, tandis que la FDH doit être supérieure à 2U / L. Une indication d'hypopituitarisme précoce est une réponse inadéquate. La carence en gonadotrophine est diagnostiquée au départ plutôt qu'en réponse dynamique. Chez les hommes, il est basé sur de faibles taux de

			testostérone sans gonadotrophines basales élevées. Chez les femmes, faible taux d'estradiol sans gonadotrophines basales élevées sans réponse au clomifène. Les femmes prépubères ne devraient pas avoir de réponse FSH ou LH à la LHRH. Si des stéroïdes sexuels sont présents, l'hypophyse répondra à la LHRH.
Test fonctionnel combiné de l'hypophyse	Examine tous les composants de la fonction hypophysaire antérieure, particulièrement utilisés dans les tumeurs hypophysaires ou après le traitement des néoplasmes.	Épilepsie. Hypothyroïdie non traitée (altère la réponse du cortisol et de la GH). La cardiopathie ischémique.	*Actuellement non utilisé* Dans le protocole «Split», la réponse de la prolactine et de la GH à la TRH peut être observée. Dans la réponse normale, la prolactine augmente de 100% à son niveau de base, tandis que dans les prolactinomes, une réponse sous-normale se produit. Chez les personnes normales, une diminution de la GH se produit avec la TRH et chez les personnes atteintes d'acromégalie, elle augmente de 80%. Le protocole «split», la perte d'augmentation paradoxale du THS dans l'acromégalie est un bon indicateur de succès du traitement.
Test de suppression de la dexaméthasone à faible dose	Dépistage du syndrome de Cushing. Diagnostic différentiel entre SOPK, CAH et sécrétion autonome de néoplasmes androgènes	Les personnes prenant des inducteurs enzymatiques. Grossesse. Attention chez les patients DM et psychologiquement instables.	Si la valeur de cortisol à 09h00 est inférieure à 50 nmol / L, le patient est supprimé. L'échec de la suppression est observé chez les patients présentant une sécrétion autonome de cortisol. Lors de la virilisation du SOPK ou de la CAH partielle, il y aura suppression complète /

			partielle de la testostérone.
Test d'exercice	Enfants présentant un retard de croissance. De préférence, sur la base de l'évaluation d'un taux de croissance réduit et d'une GH aléatoire inférieure à 15 mU / L.		Une réponse normale de GH supérieure à 15 mU / L, about toute investigation de déficit en GH et exclut la nécessité de tests supplémentaires. Une réponse GH inférieure à 15 mU / L indique que l'enfant peut avoir besoin d'un test formel ou d'un test d'effort répété.
Test de stimulation à l'arginine	Enfants présentant un retard de croissance défini et une GH inférieure à la normale lors du test de stimulation (<15 mU / L).		Une réponse GH supérieure à 15 mU / L exclut le déficit en GH. Une réponse GH entre 7 et 15 mU / L indique un déficit partiel en GH (doit être étudiée par un deuxième test de stimulation formel). Une réponse GH inférieure à 7 mU / L doit être confirmée par un deuxième test, bien que s'il existe des résultats cliniques et auxiliaires compatibles, un traitement de substitution peut être envisagé. Les garçons dont la croissance pubertaire est retardée peuvent présenter une réponse GH inférieure à la normale si la préparation des hormones sexuelles n'est pas effectuée.
Test oral de tolérance au glucose pour l'acromégalie	Suspicion clinique d'acromégalie		Les personnes en bonne santé ont une diminution des niveaux de GH après le glucose oral. Au moins un des échantillons pendant le test doit avoir des niveaux de GH indétectables (<0,6 mcg / L). L'absence de

			suppression ou une augmentation paradoxale de la GH indique une acromégalie.

Tests dynamiques de l'hypophyse postérieure

Test	Les indications	Contre-indications	Interprétation
Test de privation d'eau	Principe: déshydrater jusqu'à ce que la sécrétion d'ADH concentre l'urine. Diabète insipide Polydipsie primaire.	Exclure les autres causes de polyurie (hypokaliémie, hypercalcémie, insuffisance rénale chronique, diurétiques, hyperglycémie). Carence en hormones hypophysaires antérieures.	Normal: avec déshydratation, une concentration plasmatique apparaît, mais inférieure à 300 mosmol / kg. L'urine se concentre à plus de 600 mosm / kg. Polydipsie primaire ou diabète insipide partiel: elle commence par une faible osmolarité du plasma, qui se concentre à la normale au stade I. L'urine est concentrée bien qu'il puisse s'agir d'une réponse sous-normale. Diabète insipide central (CID): concentration excessive (supérieure à 300 mosmol / kg) avec urine hypotonique inadéquate. Après DDAVP, le patient présentant un déficit en DIC et en ADH peut concentrer l'urine à plus de 150% de la valeur la plus élevée précédente.

Glande thyroïde

Test	Indication	Contre-indication	Interprétation
Test à la pentagastrine pour le carcinome médullaire de la thyroïde	Suspicion de carcinome médullaire de la thyroïde. Suspicion de MEN 2. Dépistage des familles atteintes de carcinome	Allergie ou anaphylaxie en cas d'administration répétée.	CT stimulé entre 30 et 100 ng / L: recommander un dépistage de suivi. Patients avec CT stimulé entre 100 et 200 ng / L: hyperplasie des cellules C ou MTC précoce probable.

2040

	médullaire de la thyroïde. Personnes dont la CT de base est supérieure à 22,1 ng / L chez les hommes ou> 10,8 ng / L chez les femmes.		CT stimulé> 200 ng / L: TCM probable.
Test de calcium pour le cancer médullaire de la thyroïde	Suspicion d'acalcitoninémie. Suspicion de carcinome médullaire de la thyroïde. Suspicion de MEN 2.	Troubles de la coagulation	Dans le carcinome médullaire de la thyroïde, il y a souvent une augmentation de la calcitonine sérique à jeun (> 90 ng / L), bien qu'elle puisse se situer dans la plage normale. Les tests provocateurs améliorent la sensibilité à la mesure de la calcitonine. La plage normale du pic de calcitonine après perfusion de calcium est de 100 à 200 ng / L.
Test d'absorption d'iode radioactif	Différencier les types d'hyperthyroïdie à forte et faible absorption. Maladie de Graves pas évidente.		Normal: La moyenne pour un test RAIU de 24 heures est de 8 à 25%. RAIU élevé: maladie de Graves, goitre multinodulaire toxique, adénome toxique. Toxicose Hashimoto, Choriocarcinome. RAIU faible: thyroïdite subaiguë indolore, maladie de Graves à charge iodée aiguë, hyperthyroïdie induite par l'iode, carcinome thyroïdien métastatique fonctionnel

Glandes parathyroïdes

Pathologie	Test	Résultat

		(exemples)
Hypercalcémie hypocalciurique familiale	Calcium dans l'urine	1,0 mmol / L
	Créatinine dans l'urine	6,3 mmol / L
	Créatinine plasmatique.	130 umol / L
	Calcium plasmatique	2,65 mmol / L
Hyperparathyroïdie primaire	Calcium dans l'urine	2,2 mmol / L
	Créatinine dans l'urine	1,4 mmol / L
	Créatinine plasmatique	74 umol / L
	Calcium plasmatique	3,3 mmol / L
Clairance du calcium	*Formule* [Calcium dans l'urine (mmol / l) x volume d'urine (ml)] / [Calcium dans le plasma (mmol / l) x 1440]	
Clairance de la créatinine	*Formule* [Créatinine urinaire (mmol / l) x volume urinaire (ml)] / [Créatinine plasmatique (mmol / l) x 1440]	

Les glandes rénales

Test	Indication	Contre-indiqué	Interprétation
Test court Synacthen	Hypoadrénalisme dû à une hypofonction hypophysaire. Fonction surrénalienne après une corticothérapie prolongée ou après suppression due au syndrome de Cushing, après élimination de l'adénome surrénalien. Diagnostic et caractérisation du déficit en 21-hydroxylase et d'autres causes d'hyperplasie surrénale. Diagnostic de l'hyperplasie surrénalienne congénitale non classique (femme hyperandrogène si la phase folliculaire de la 17-hydroxyprogestérone initiale est supérieure	Cortisol supérieur à 550 nmol / L. Cortisol aléatoire supérieur à 450 nmol / L.	Réponse normale (test réalisé à 09h00): cortisol plasmatique stimulé supérieur à 550 nmol / L et augmentation incrémentale d'au moins 170 nmol / L. Une réponse cortisol modifiée et une ACTH supérieure à 200 ng / L indiquent une insuffisance surrénalienne primaire. Si l'ACTH est inférieure à 10 ng / L, cela indique un diagnostic d'insuffisance surrénalienne secondaire. Réponse progestérone 17-OH en cas de suspicion de déficit en 21-hydroxylase (non classique): il y a une augmentation après stimulation par l'ACTH supérieure à 30 nmol / L, qui varie selon que le patient est hétérozygote ou homozygote.

Test long de Synacthen	à 6,0 nmol / L). Différence entre l'hypoadrénalisme primaire et secondaire. Confirmation du diagnostic d'hypoadrénalisme.		Réponse normale: cortisol basal supérieur à 170 nmol / L augmentant à plus de 900 nmol / L (pic). Les échantillons de 9 h 00, 9 h 30 et 10 h 00 peuvent être interprétés comme le test court Synacthen. Il y a peu ou pas de réponse en cas d'insuffisance surrénalienne primaire. Dans l'insuffisance surrénalienne secondaire, certains patients présentent une augmentation du cortisol, qui peut être retardée. Une réponse sous-normale n'exclut pas cela. L'ACTH doit être mesurée.
Activité aldostérone plasmatique et rénine plasmatique : **Test de perfusion saline**	Hypertension accélérée. Hypertension résistante aux médicaments. Hypertension avec arénalome accidentel. Hypertension avec hypokaliémie.		Des taux plasmatiques d'aldostérone après perfusion inférieurs à 140 pmol / L indiquent un diagnostic peu probable d'hyperaldostéronisme. Les niveaux supérieurs à 280 pmol / L sont un signe probable d'hyperaldostéronisme. Les valeurs comprises entre 140 et 280 pmol / L sont des résultats indéterminés.
Test de suppression du pentolinium	Pratiquement obsolète Exclut le diagnostic de phéochromocytome avec hypertension.	Chez les patients fragiles et / ou atteints de maladies coronariennes ou carotidiennes sévères, ainsi que de maladies vasculaires, il doit être effectué avec	Normal: épinéphrine et noradrénaline plasmatiques initialement élevées, mais dans la plage normale avec le pentolinium. La sécrétion autonome n'est pas supprimée dans le phéochromocytome.

| Test de suppression de la clonidine | Exclut le diagnostic de phéochromocytome. | précaution. Patient fragile ayant des antécédents d'hypotension ou de maladie coronarienne ou carotidienne sévère. | Normal: suppression des catécholamines plasmatiques a = 50% de sa valeur initiale et a = 2,96 nmol / L. Les patients atteints de phéochromocytome ne doivent pas supprimer et le diagnostic est indiqué. |

Pancréas endocrinien

Test	Indication	Contre-indiqué	Interprétation
Test de tolérance au glucose	Suspicion de diabète sucré (non nécessaire lorsque la glycémie veineuse à jeun est supérieure à 7,0 mmol / L ou une glycémie aléatoire supérieure à 11,1 mmol / L). Acromégalie (établir le diagnostic et le suivi après le traitement). Suspicion d'hypoglycémie réactive.		DM:> 7,0 mmol / L (rapide) ou> 11,1 mmol / L (2 heures après la charge de glucose). Intolérance au glucose:> 7,8 à 11,0 mmol / L (2 heures après les charges de glucose). Altération de la glycémie à jeun: supérieure à 6,1 à 7,0 mmol / L (rapide). Normal: 6,1 mmol / L (rapide) et 7,0 mmol / L (2 heures après la charge de glucose).
Tests de fonctionnement autonomes	Suspicion de neuropathie diabétique autonome. Syndrome de Shy-Drager. Suspicion d'échec autonome dû à d'autres causes.	Patients atteints de rétinopathies prolifératives (n'effectuez pas la manœuvre de Valsalva). Fibrillation auriculaire (tests non interprétables).	Des tests Relation Valsalva Normal = 1,21 Limite de 1,11 à 1,20 Anormal = 1,10 FC (max - min): Normal> 15 Limite de 11 à 14 Anormal <10 Rapport 30: 15 Normal> 1,04 Limite: 1,01 à 1,03 Anormal = 1,00 Baisse de BP:

	Normal = 10
	Limite: 11 à 29
	Anormal = 30

Références bibliographiques

1. Lavin N, éditeur. Manuel d'endocrinologie et métabolisme. 4e éd. Philadelphie: Wolters Kluwer / Lippincott Williams & Wilkins Health; 2009. 837 p.
2. Andrew Hattersley Maria Barnard John Wilding Stephen Gilbey Peter Hammond, et al. Unité endocrinienne, Imperial College Healthcare NHS. Faites confiance au manuel d'endocrinologie des hôpitaux de Charing Cross, Hammersmith et St. Mary. Mars 2010.

III. Interaction et référence de l'endocrinologue avec d'autres spécialistes

Principalement, la fonction d'une équipe multidisciplinaire consiste à réunir un groupe de médecins spécialisés dans différents domaines de la santé, afin de déterminer un plan de traitement et de suivi spécifique pour chaque patient.
L'interaction entre les différents domaines de la médecine comprend une coopération dans le but d'améliorer l'efficacité du traitement, d'améliorer la qualité de vie et de couvrir toutes les altérations possibles causées par une pathologie commune selon les dispositifs et les systèmes concernés.

Recevoir des références de grandes spécialités médicales

Nutritionniste clinique
La nutrition clinique consiste en une discipline qui permet une approche basée sur l'état nutritionnel des personnes, corrélant les aspects biologiques, psychologiques et sociaux. Cette branche peut couvrir à la fois la prévention de problèmes nutritionnels plus fréquents, ainsi que l'accompagnement du patient dans le traitement de la maladie associée à l'alimentation et de ses complications.

Raisons des renvois les plus fréquents du nutritionniste clinique vers l'endocrinologie

Les nutritionnistes cliniciens peuvent identifier les signes et symptômes associés aux troubles endocriniens sous-jacents ou identifier le facteur de risque d'une personne pour le développement de certaines pathologies endocriniennes.

Le nutritionniste clinicien peut orienter ses patients vers la consultation d'endocrinologie lorsqu'il suspecte l'une des pathologies suivantes ou lorsqu'il juge opportun une évaluation de dépistage chez les patients à risque:

- ✓ Obésité.
- ✓ Syndrome métabolique.
- ✓ Prédiabète.
- ✓ Diabète mellitus.
- ✓ Patient hypoglycémique.
- ✓ Enfant minceur.
- ✓ Enfant obèse.
- ✓ Maladie coeliaque.
- ✓ Patient acanthosis nigricans.
- ✓ Patient présentant des troubles du comportement alimentaire (anorexie mentale, boulimie).

Néphrologie

La néphrologie, surspécialité de la médecine interne spécialisée dans le traitement des maladies rénales, collabore au traitement des problèmes rénaux également associés aux troubles endocriniens, tels que les complications rénales du diabète sucré. Cependant, le néphrologue peut indiquer une référence au médecin endocrinien dans les conditions suivantes:

- ✓ Diabète insipide central.

✓ Diabète sucré de type 1 et 2.

Cardiologie

Les maladies cardiovasculaires, avec les maladies endocriniennes, constituent les maladies chroniques avec la morbidité la plus élevée et associées à des taux de mortalité plus élevés dans l'ensemble de la population mondiale.

De plus, les maladies cardiovasculaires représentent la principale cause de morbidité et de mortalité chez les patients diabétiques de type 2, ce qui est l'une des raisons les plus importantes de consultation dans les consultations d'endocrinologie.

Les troubles endocriniens peuvent influencer le système cardiovasculaire de diverses manières. Un cardiologue expérimenté peut observer chez ses patients des caractéristiques cliniques qui simulent des maladies cardiovasculaires d'étiologie endocrinienne ou qui coexistent avec une maladie du système cardiovasculaire lui-même.

Parmi les pathologies de référence les plus courantes, on trouve:
- ✓ Prédiabète.
- ✓ Obésité.
- ✓ Diabète mellitus.
- ✓ Hyperthyroïdie.
- ✓ Hypothyroïdie
- ✓ Hypertension réfractaire au traitement.
- ✓ Aldostéronisme primaire.
- ✓ Syndrome de Cushing.
- ✓ Phéochromocytome.

Gynécologie et obstétrique

L'endocrinologie joue un rôle fondamental dans divers troubles gynécologiques et reproductifs, acquérant une importance pratique considérable dans les consultations de ces domaines de la médecine. On estime qu'environ 40% des patientes en pratique clinique gynécologique ont des problèmes associés à des troubles endocrinologiques, soit des problèmes de planification familiale, des traits de virilisation féminine, des troubles menstruels, l'infertilité, un traitement hormonal substitutif à la ménopause, entre autres.

Certaines des indications qu'un gynécologue ou un obstétricien pourrait envisager pour l'aiguillage vers l'endocrinologie sont:

- ✓ Remplacement hormonal.
- ✓ Hirsutisme
- ✓ Aménorrhée
- ✓ Galactorrhée.
- ✓ Syndrome de Sheehan.
- ✓ Infertilité féminine.
- ✓ Avortements récurrents.
- ✓ Syndrome des ovaires polykystiques.
- ✓ Syndrome de Turner.
- ✓ Hypogonadisme hypogonadotrope.

Pédiatrie

Il constitue dans le domaine de la médecine en charge de l'étude et / ou de l'évaluation des patients au cours de leurs premiers stades évolutifs de développement et de maturation. Chronologiquement, il couvre les âges des patients depuis la naissance jusqu'à l'âge de l'adolescence, qui, selon les pays, peut aller jusqu'à 18 ou 21 ans.

A ce stade pédiatrique, diverses pathologies endocriniennes sont manifestes, parmi lesquelles se distinguent celles d'étiologie génétique et / ou auto-immune, comme le diabète sucré de type 1, bien que les cas de diabète sucré de type 2 soient plus fréquemment observés ainsi que d'autres Troubles endocriniens associés à l'âge adulte en raison de facteurs environnementaux coexistant avec une susceptibilité génétique.

Les pathologies endocriniennes chez les enfants ne sont pas rares et différents types de troubles peuvent être diagnostiqués dès la naissance. Parmi les raisons les plus fréquentes de renvoi, on trouve:

- ✓ Cryptorchidie.
- ✓ Diabète sucré de type 1.
- ✓ Puberté précoce.
- ✓ Puberté retardée.
- ✓ Insuffisance suprarenale.
- ✓ Syndrome de Turner.
- ✓ Syndrome de Klinefelter.
- ✓ Parties génitales ambiguës.
- ✓ Déficit en 21-hydroxylase.
- ✓

Généticiens

La médecine génétique consiste en l'étude de l'hérédité, c'est-à-dire du processus par lequel un père transmet certains gènes à sa progéniture, y compris les traits associés à leurs capacités mentales et développementales, la probabilité de contracter certaines maladies, entre autres.

Diverses maladies d'origine génétique peuvent altérer la fonction endocrinienne à différents niveaux. Pour cette raison, les raisons de renvoi vers l'endocrinologie peuvent être diverses. Certains d'entre eux se trouvent dans le tableau 363-1.

Principales situations cliniques que l'endocrinologue doit renvoyer vers les spécialités médicales

Chaque patient peut présenter une grande variété de manifestations cliniques typiques de différents domaines de spécialités médicales. Il est essentiel que le médecin identifie en temps opportun les situations cliniques sous-jacentes et fasse une référence en temps opportun.

Les références à toute spécialité médicale doivent tenir compte, en plus de la pathologie endocrinienne sous-jacente, des facteurs de risque associés au mode de vie, aux antécédents familiaux et personnels, entre autres variables.

Spécialité médicale	Description	Motif du renvoi
Nutritionniste clinique	Le traitement des pathologies principalement de base métabolique et nutritionnelle, doit être traité en collaboration avec un nutritionniste clinique ou un diététicien nutritionniste, afin qu'un plan de traitement plus efficace puisse être établi pour le patient. Le médecin traitant doit faire référence à la nutrition dans les conditions suivantes.	Diabète de type 1. Diabète de type 2. Diabète gestationnel. Néphrolithiase. Complications du diabète. Patients ayant des intestins irritables. Obésité. Patients subissant une chirurgie métabolique ou bariatrique. Intolérance au lactose. Déficiences nutritionnelles Couple infertile. Enceinte Maladie coeliaque. Personnes âgées atteintes de sarcopénie. Enfant avec une minceur ou une minceur extrême. Syndrome métabolique. Patient prédiabétique.

Médecine génétique	Tout médecin devrait envisager de référer ses patients à la spécialité génétique, lorsqu'il soupçonne que son patient est à risque de souffrir d'un trouble génétique, ou en est affecté lors de la consultation en cours.	Les patients dont un ou plusieurs membres de la famille ont des troubles du développement, un retard mental ou une anomalie congénitale commune. Décès prématurés chez un ou plusieurs membres de la famille en raison de conditions médicales connues ou inconnues Apparition des maladies endocriniennes plus tôt que prévu. Les parents dont la progéniture est confirmée de maladie génétique. Proche des couples consanguins. *Les pathologies les plus fréquentes que l'endocrinien devrait renvoyer à la médecine génétique:* Diabète sucré: monogénique, LADA, MODY. Thyroïdite chronique de Hashimoto. Hypothyroïdie congénitale. Maladie de Graves Basedow. Carcinome thyroïdien Syndrome de Di George. Maladie osseuse de Paget (lorsque d'autres causes ont été exclues). Syndrome de résistance à l'ACTH. Hyperplasie surrénale congénitale. Néoplasie endocrinienne multiple 1 et 2. Craniopharyngiomes. Syndrome de Turner. Syndrome de Klinefelter. Syndrome de Noonan. Syndrome de Kallmann. Parties génitales ambiguës. Avortements récurrents.
Psychologie / psychiatrie	Bien que le médecin endocrinien puisse traiter le déséquilibre hormonal causé par ces troubles, le traitement de base vise à résoudre les facteurs psychologiques sous-jacents, il ne faut donc pas exclure la référence à l'unité de santé mentale.	Anorexie nerveuse. Boulimie.

Néphrologie	Les troubles endocriniens qui nécessitent une évaluation par le service de néphrologie comprennent souvent une évaluation, une indication de traitement conjoint et un suivi à long terme de manière coordonnée.	Diabète sucré de type 2 non contrôlé. Néphropathie diabétique. Néphrolithiase. Diabète insipide néphrogénique. Tempête thyroïdienne. Syndrome de Turner.
Cardiologie	La référence en cardiologie est courante chez les patients admis à l'unité hospitalière pour des causes non cardiaques. D'autre part, les pathologies endocriniennes d'étiologies diverses peuvent provoquer des altérations du fonctionnement cardiovasculaire, tandis que d'autres d'étiologie génétique peuvent présenter des malformations cardiaques sous-jacentes.	Diabète mellitus. Hyperthyroïdie Crise hypocalcémique. Tempête thyroïdienne. Syndrome de Turner. Syndrome de Klinefelter. Syndrome de Noonan
Oncologie	Le traitement efficace des néoplasmes des glandes endocrines doit être établi par une équipe multidisciplinaire.	Métastases des glandes surrénales. Carcinome papillaire de la thyroïde. Carcinome folliculaire de la thyroïde Carcinome médullaire de la thyroïde. Carcinome thyroïdien anaplasique. Néoplasmes endocriniens.
Ophtalmologie	La saisine du service d'ophtalmologie est utile pour diagnostiquer l'évolution des pathologies et de leurs complications liées à la rétine, la compression des nerfs oculaires et autres, afin d'établir une thérapeutique et / ou	Néoplasmes hypothalamiques, sellaires, hypophysaires et hypophysaires. Orbitopathie thyroïdienne. La rétinopathie diabétique. Syndrome de Turner.

	réduire le risque d'évolution des atteintes visuelles.	
Anatomie pathologique	La référence diagnostique est principalement effectuée pour analyser des échantillons de tissus suspectés de malignité afin d'établir le traitement le plus approprié en fonction du comportement de la lésion suspecte.	Néoplasmes neuroendocriniens. Néoplasmes thyroïdiens. Néoplasmes surrénaliens. Autres.
Médecine nucléaire	Utile pour l'étude et l'administration de traitements avec I131 et Tc99	Troubles thyroïdiens Troubles parathyroïdiens. Autres.
Opération: Neurochirurgie, Chirurgie esthétique, Autre	De nombreuses pathologies endocriniennes comprennent à la fois des interventions chirurgicales diagnostiques et thérapeutiques.	Clitoromégalie. Parties génitales ambiguës. Tumeurs endocriniennes Altérations anatomiques congénitales. Acromégalie. Hypothyroïdie centrale Insuffisance surrénalienne centrale. Maladie de Cushing.

Tableau 363-1.

Références bibliographiques

1. Alliance génétique; Consortium New York-Mid-Atlantic pour les services de dépistage génétique et néonatal. Understanding Genetics: A New York, Mid-Atlantic Guide for Patients and Health Professionals. Washington (DC): Alliance génétique; 2009 Jul 8. CHAPITRE 6, INDICATIONS POUR UN RENVOI GÉNÉTIQUE.
2. Taberna, M., Gil Moncayo, F., Jané-Salas, E., Antonio, M., Arribas, L., Vilajosana, E., Peralvez Torres, E., et Mesía, R. (2020). L'approche de l'équipe multidisciplinaire (MDT) et la qualité des soins. Frontiers in oncology, 10, 85.https://doi.org/10.3389/fonc.2020.00085

3. Shlomo Melmed, Richard J. Auchus, Allison B. Goldfine, Ronald J. Kowning, Clifford Rosen. Williams Text book of Endocrinology 14ème édition. ELSEVIER, 2020.

IV. Épidémiologie des maladies endocriniennes selon les stades de la vie

Les maladies métaboliques endocriniennes sont actuellement parmi les problèmes de santé humaine les plus courants dans différentes populations, responsables d'une morbidité et d'une mortalité importantes dans différents groupes ethniques.

La définition de l'épidémiologie des pathologies les plus courantes est essentielle pour estimer le risque et la probabilité d'incidence des pathologies endocriniennes dans la population. De même, l'identification des facteurs de risque et une approche de leur correction peuvent retarder ou empêcher le développement de pathologies endocriniennes à risque.

	Troubles hypophysaires	
	Tranche d'âge	Facteurs de risque
Carence en GH	*Nouveau-né et enfance:* Prévalence de 1 sur 40 000 à 1 sur 10 000. Réversible chez environ 25 à 65% des patients.	Non modifiable: Antécédents familiaux d'hypopituitarisme. Antécédents de tumeur cérébrale. Exposition aux radiations de 30 Gy au niveau crânien. Histoire de l'altération de l'hypophyse organique.
	Adolescence: Entre 15 et 20% se produit dans la transition de l'enfant à l'adulte.	
	Adulte 1 personne sur 100 000 par an. Au moins 6 000 diagnostics se produisent chaque année.	Non modifiable: Antécédents de cancer. Antécédents familiaux de déficit en GH. Radiothérapie crânienne.
	Enfants et adolescents 3,5 à 8,5% sont diagnostiqués	Néoplasie endocrinienne multiple de type 1 (MEN1).

Tumeurs hypophysaires	avant l'âge de 20 ans. L'incidence annuelle chez les enfants est de 0,1 à 4,1 pour 100 000 enfants.	Complexe Carney. Acromégalie familiale.
	Adultes Prévalence approximative de 1 cas pour 1000 personnes.	
	Grossesse Ils représentent 10 à 20% des tumeurs intracrâniennes.	
	Adulte âgé Sa prévalence chez les personnes de plus de 65 ans est de 0,16%.	

Troubles thyroïdiens

Hypothyroïdie	*Les nouveau-nés* L'hypothyroïdie congénitale survient chez 1 nouveau-né vivant sur 3 000. Le ratio femmes / hommes est de 2: 1. Plus commun dans les populations hispaniques.	Grossesse multiple. Genre féminin. Maladie thyroïdienne auto-immune maternelle. Retard de croissance intra-utérin. Âge maternel avancé
	Enfants et adolescents La prévalence mondiale de l'hypothyroïdie chez les moins de 21 ans est de 0,135%. Dans le groupe d'âge de 11 à 18 ans, il est de 0,113%.	Exposition aux radiations. Survivants de la maladie de Hodgkin. Antécédents de LUPUS, maladie d'Addison, maladie cœliaque, vitiligo, autres.
	Adultes Bien qu'elle puisse survenir à tout âge, l'hypothyroïdie primaire survient principalement entre 40 et 60 ans. L'incidence de l'hypothyroïdie auto-immune est de 80 pour 100 000 hommes et d'au moins 350 cas pour 100 000 femmes.	
	Enceinte Au moins 30 à 60% des femmes enceintes hypothyroïdiennes ont TPOAb ou TgAb. Dans les populations disposant d'un bon apport en iode, la cause principale est la thyroïdite de	

	Hashimoto.	
	Adultes majeurs La prévalence augmente avec l'âge. 15% des femmes âgées et 17% des hommes âgés n'avaient jamais reçu de diagnostic d'hypothyroïdie. Entre 7 et 12% des personnes âgées hébergées dans des maisons de soins infirmiers souffrent d'hypothyroïdie.	
Nodule thyroïdien	*Enfants et adolescents* 5% de prévalence	Non modifiable Susceptibilité génétique.
	Adultes Elle prédomine chez les femmes avec une incidence de 6,4% que chez les hommes avec 1,5%. Prévalence des nodules palpables de 2,33%. Incidence de 21,1 pour 100 sujets.	Facteurs modifiables. Facteurs environnementaux. Facteurs démographiques.
Hyperthyroïdie	*Néonatale* Plus de 95% des nouveau-nés de mères atteintes de la maladie de Graves présentent des symptômes d'hyperthyroïdie au cours du premier mois de vie.	Antécédents de maladie auto-immune. Antécédents familiaux de maladie thyroïdienne. Antécédents maternels de la maladie de Graves.
	Enfants La maladie de Graves survient rarement chez les enfants, bien qu'elle représente plus de 95% de l'hyperthyroïdie chez les enfants.	
	Adolescents Faible taux de rémission malgré le traitement. 15% de la rémission survient en prépubère et 30% de la rémission à la puberté. Chez les personnes de plus de 12 ans, la prévalence est de 1,3%.	
	Adultes La prévalence globale est de 4,6 pour 1000 femmes. Les Hispaniques ont des taux d'incidence plus faibles (1,3%).	Hyperthyroïdie sévère Histoire de la maladie de Graves. Traitement antérieur à l'iode radioactif.

	Enceinte Elle survient entre 0,5 et 1% des femmes en âge de procréer. 0,1 à 0,2% des femmes enceintes sont atteintes de la maladie de Graves.	
	Adulte âgé Il survient chez 10% des personnes de plus de 80 ans. 1,3% des personnes de plus de 65 ans souffrent d'hyperthyroïdie clinique. Un autre groupe de 2,1% présente une hyperthyroïdie subclinique.	Non modifiable: Antécédents de maladie auto-immune. Histoire de la maladie de Graves, Histoire du goitre nodulaire non toxique. Modifiable: Utilisation de l'amiodarone.
Thyroïdite lymphocytaire (post-partum)	*Femmes post-partum* Incidence de 11,3% pendant 1,4 mois.	
Thyroïdite aiguë	*Enfants et adolescents* Incidence de 15% chez les enfants subissant une chirurgie de la fistule du sinus piriforme.	Maladie auto-immune. Statut d'immunosuppression. Traitements de chimiothérapie.
	Adultes 1% des patients post-radiothérapie.	
Thyroïdite subaiguë	*Enfants et adolescents* Bizarre.	HLA-Bw35 positif. Antécédents de maladie des voies respiratoires supérieures.
	Adultes Plus fréquent chez les femmes que chez les hommes avec un ratio de 4 pour 1.	
Thyroïdite de Hashimoto	*Enfants et adolescents* Cause non endémique de goitre.	Diabète de type 1. Antécédents familiaux de maladie auto-immune. LUPUS.
	Adultes Prévalence supérieure à 45 à 64 ans. 0,3 à 0,5 cas par an pour 1000 personnes. Cause fréquente d'hypothyroïdie dans les régions carencées en iode.	
Troubles du calcium et des os métaboliques		
Hypercalcémie	*Enfants et adolescents* Prévalence de 0,4 à 1,3%.	Cancer. Susceptibilité génétique.

Hyperparathyroïdie primaire	*Population générale* 1 à 2% de prévalence	
	Enfants et adolescents Elle survient rarement avant l'âge de 15 ans.	Antécédents de radiation au cou ou à la tête. Antécédents familiaux d'hyperparathyroïdie primaire.
	Adultes Plus fréquent chez les femmes que chez les hommes. Incidence de 66 cas pour 100 000 femmes et 36 cas pour 100 000 hommes.	
	Adulte âgé Incidence maximale dans la sixième décennie de la vie entre 65 et 74 ans.	
Ostéoporose et ostéopénie	*Adultes* L'incidence augmente avec l'âge.	Modifiable: Gain de poids. Fumeur Sédentaire. Alcoolisme. Non modifiable: Race blanche. Ménopause précoce Antécédents familiaux d'ostéoporose
	Adulte âgé Plus de 70% des adultes de plus de 80 ans souffrent d'ostéoporose. Il est plus fréquent chez les femmes que chez les hommes.	
Pancréas endocrinien		
Diabète sucré (DM)	*Enfants et adolescents* Il est rare que cela se produise avant la première année de vie. L'incidence du diabète de type 1 augmente jusqu'à l'âge de 12 à 14 ans. En Europe et aux États-Unis, moins de 10% des enfants non hispaniques souffrent de diabète de type 1 A. Le diabète monogénique représente 1% à 5% de tous les diabètes chez les jeunes. Le diabète monogénique survient chez 1 nouveau-né vivant sur 100 000 à 500 000.	Susceptibilité génétique
	Adultes Le diabète de type 2 représente 90% des cas de	Modifiable: Surpoids et obésité. Sédentaire.

	diabète. La prévalence est différente pour chaque origine ethnique: 8,5% de Caucasiens non hispaniques. 10,2% d'Asie non hispanique. 13,6% hispanique. 13,9% d'afro-descendants.	Hypercholestérolémie Hypertriglycéridémie. Résistance à l'insuline ou prédiabète. Non modifiable: Antécédents du syndrome des ovaires polykystiques. Race ou origine ethnique hispanique, indo-américaine, afro-descendante ou asiatique.
	Enceinte Le diabète gestationnel survient dans 3 à 10% des grossesses. La prévalence du diabète gestationnel est de 7,5%.	Modifiable: Obésité maternelle ou surpoids. Non modifiable: Antécédents de macrosomie fœtale. Mauvais antécédents obstétricaux. Femmes issues de groupes ethniques à haut risque. Des femmes plus âgées.
	Adulte âgé Chez les personnes de plus de 70 ans, la prévalence du diabète était de 24,2%. La prévalence du diabète augmente avec l'âge. On estime qu'un quart des personnes de plus de 65 ans sont diabétiques.	Susceptibilité génétique. Facteurs modifiables (tabagisme, surpoids et obésité, alcoolisme, autres).
Troubles surrénaliens		
Phéochromocytome	*Enfants et adolescents* Ils sont inhabituels dans ce groupe d'âge, bien que leur présence puisse indiquer un trouble héréditaire sous-jacent. *Population générale* L'incidence mondiale est de 0,8 pour 100 000 personnes pendant 30 ans. Elle survient principalement entre la 3e et la 5e décennie de la vie.	Antécédents familiaux de phéochromocytome.
Autres troubles endocriniens		
Maladie des	Elle survient entre 5 à 10%	Modifiable:

ovaires polykystiques	des femmes en âge de procréer. Il peut être hérité dans jusqu'à 70% des cas. Environ 40% des femmes atteintes du syndrome des ovaires polykystiques souffrent d'infertilité. La prévalence générale est de 6,6% et est plus élevée chez les femmes d'ascendance africaine de 8%, tandis que chez les femmes de race blanche, elle est de 5%.	Obésité. Syndrome métabolique. Non modifiable: Âge reproductif. Antécédents familiaux de syndrome des ovaires polykystiques.

Références bibliographiques

1. Shlomo Melmed, Richard J. Auchus, Allison B. Goldfine, Ronald J. Kowning, Clifford Rosen. Williams Text book of Endocrinology 14ème édition. ELSEVIER, 2020.
2. Golden, SH, Robinson, KA, Saldanha, I., Anton, B. et Ladenson, PW (2009). Revue clinique: Prévalence et incidence des troubles endocriniens et métaboliques aux États-Unis: une revue complète. Le Journal de l'endocrinologie clinique et du métabolisme, 94 (6), 1853–1878.https://doi.org/10.1210/jc.2008-2291
3. L. Audí, M. Bueno. R. Calzada et coll. Pombo. Traité d'endocrinologie pédiatrique. Mc Graw Hill, 4e édition. 2009.

V. Endocrinien: spécialiste de la nutrition, du métabolisme, des hormones et de la reproduction

L'endocrinologie est une discipline scientifique et médicale qui se concentre uniquement sur les hormones et présente une approche multidisciplinaire pour comprendre la production et l'action normales et pathologiques des hormones, ainsi que les maladies associées à une signalisation hormonale anormale.

Points clés de l'endocrinologie

- ✓ Les systèmes endocrinien et paracrine diffèrent de manières importantes qui illustrent ces pressions évolutives sur ces différentes stratégies de signalisation entre les cellules.
- ✓ Les hormones de la circulation sont souvent associées à des protéines de liaison pour améliorer leur solubilité.
- ✓ Le contrôle de la sécrétion hormonale implique des entrées intégrées de plusieurs objets distants, ainsi que des entrées de facteurs paracrines et autocrines locaux et du système nerveux, qui conduisent à des modèles complexes de sécrétion circadienne, sécrétion pulsatile, sécrétion entraînée par des stimuli homéostatiques conduisant à des changements séculaires dans l'espérance de vie.
- ✓ Les troubles ou maladies endocriniens sont classés en fonction du comportement hormonal en cas de surproduction ou de sous-production d'hormones, de

modification de la réponse tissulaire aux hormones ou de tumeurs provenant du tissu endocrinien.
✓ Les hormones et les molécules synthétiques, conçues pour interagir avec les récepteurs hormonaux, peuvent être administrées pour le diagnostic et le traitement des troubles endocriniens.

Que fait l'endocrinologue?

Endocrinologue ou endocrinien, est un médecin spécialisé dans le diagnostic et le traitement des troubles hormonaux, métaboliques et endocriniens. L'endocrinologue applique ses connaissances en biochimie, en biologie cellulaire et en génétique directement aux soins des patients.

Parmi les domaines de compétence qu'intervient un médecin endocrinien, il y a l'évaluation, le diagnostic et le traitement des personnes atteintes de diabète, de maladies thyroïdiennes, d'ostéoporose, de troubles de l'hypophyse et des glandes surrénales, de l'infertilité, et traite également des troubles qui affectent la croissance, développement et métabolisme d'un individu.

Les éléments d'approche qu'un médecin endocrinien utilise pour la pratique clinique comprennent l'évaluation clinique du patient, l'utilisation de tests de laboratoire, l'échantillonnage de tissus, l'analyse génétique, ainsi que des images médicales à haute résolution. Des tests endocriniens dynamiques sont également fréquemment réalisés pour examiner le fonctionnement des glandes endocrines in vivo, pour cela ils stimulent ou inhibent les voies hormonales afin d'interpréter les résultats et diagnostiquer diverses pathologies fonctionnelles endocriniennes.

De même, le médecin endocrinien peut effectuer et interpréter de manière appropriée des tests de densité minérale osseuse dans l'évaluation des personnes atteintes de maladies osseuses et métaboliques.

De même, parmi ses compétences figurent la réalisation d'études d'imagerie spécialisées pour l'évaluation échographique de la glande thyroïde, ainsi que le prélèvement d'échantillons par aspiration à l'aiguille guidée par ultrasons pour la biopsie, chez les patients nécessitant des évaluations thyroïdiennes suspectes de malignité.

Environnement de travail endocrinien

Le médecin endocrinien est fréquemment retrouvé en ambulatoire ou en milieu urbain via le service de consultation. Cependant, certains peuvent également effectuer des consultations chez des patients hospitalisés, même si en général, dans la pratique clinique, il y a peu d'urgences hospitalières qui nécessitent la présence d'un médecin endocrinien, bien qu'ils soient bien préparés pour résoudre de telles circonstances si elles surviennent.

Cela donne au praticien endocrinien plus d'options pour travailler simultanément dans divers milieux de soins de santé, y compris les hôpitaux, les centres médicaux universitaires, les cliniques et les cabinets privés simultanément.

Parce que les pathologies endocriniennes sont souvent des troubles chroniques, les patients sont suivis sur le long terme, afin qu'ils puissent entretenir des relations étroites et durables avec leurs patients, contrairement à d'autres spécialités médicales.

Demandes les plus fréquentes:

Raisons de la consultation	Observations
Diabète	Maladie chronique associée à une insuffisance pancréatique de production d'insuline ou à une résistance des tissus périphériques à l'insuline. Le nombre de patients diabétiques est passé de 108 millions en 1980 à 422 millions en 2014. La prévalence mondiale du diabète chez les adultes est passée de 4,7% (1980) à 8,55% (2014). Le diabète est l'une des principales causes de cécité, d'insuffisance rénale, de crise cardiaque, d'amputation des membres inférieurs et d'accident vasculaire cérébral. Le diabète peut être traité, évité ou retardé grâce à des consultations endocrinologiques avec des examens périodiques, une surveillance de l'alimentation, de l'activité physique et des médicaments appropriés.
Maladies thyroïdiennes	La thyroïde est une composante de l'axe hypothalamo-hypophyso-thyroïdien, ce qui permet de maintenir des niveaux normaux d'hormones. On estime que les problèmes de thyroïde sont la deuxième cause de consultation la plus fréquente aux États-Unis. Pour 1000 personnes, 8 souffrent d'hypothyroïdie et 130 autres d'hypothyroïdie subclinique. Pour 1000 personnes, au moins 5 souffrent d'hyperthyroïdie et 4 autres d'hyperthyroïdie subclinique. Pour 2006, aux États-Unis, 92 931 thyroïdectomies ont été pratiquées, soit 39% de plus que celles enregistrées en 1996.
Obésité	L'obésité est fréquemment associée à divers troubles endocriniens, qui souffrent de l'axe hypothalamo-

	hypophysaire. En plus du rôle de stockage d'énergie, le tissu adipeux a des fonctions importantes médiées par des hormones et / ou des substances libérées par les adipocytes. L'obésité a triplé dans le monde depuis 1975. En 2016, environ 1,9 milliard d'adultes étaient en surpoids, dont au moins 650 millions étaient obèses. 38 millions d'enfants de moins de 5 ans souffraient d'obésité en surpoids en 2019. L'obésité peut être évitée.
Dyslipidémies	Cela se produit en raison de la présence de quantités anormales de lipides dans le sang. Cela représente un facteur de risque important pour les maladies cardiovasculaires. La dyslipidémie peut être causée par des facteurs génétiques, des facteurs environnementaux ou une combinaison de ceux-ci. La dyslipidémie est associée à plus de 4 millions de décès par an dans le monde.
Syndrome des ovaires polykystiques.	C'est l'un des problèmes hormonaux les plus courants chez les femmes en âge de procréer. C'est également l'une des principales causes d'infertilité et augmente également le risque de diabète sucré de type 2 et de diabète gestationnel. Jusqu'à 80% des femmes atteintes de SOPK ont une résistance à l'insuline. Elle affecte 6 à 12% des femmes américaines en âge de procréer. Cela représente environ 5 millions de femmes et ce chiffre peut être augmenté à l'échelle mondiale.

Différentes origines des endocrinopathies

Le système endocrinien est constitué d'un ensemble complexe et étendu d'éléments qui interagissent les uns avec les autres pour le bon fonctionnement de la sécrétion et de la régulation des hormones. Une grande quantité de ces hormones, sécrétées par le système endocrinien, est impliquée dans de nombreuses fonctions du corps, notamment la croissance, le développement, le métabolisme, l'équilibre électrolytique, la reproduction, entre autres.

C'est pour cette raison que le développement des endocrinopathies peut avoir son origine à différents niveaux, parmi lesquels se démarquent, origines génétiques et nutritionnelles, troubles du métabolisme, pathologies comportementales auto-immunes, résistance périphérique des récepteurs à leurs hormones correspondantes, développement de néoplasmes, troubles dégénératifs, hypersécrétion d'hormones, entre autres.

Exemples de comportements de conduite les plus courants et les plus généraux

Origine	Exemples	Comportements de conduite généraux
La génétique	Maladie de Wilson. Syndrome de Turner. Syndrome de Klinefelter.	Prévention de la petite taille. Approche précoce pour la prévention du déficit intellectuel. Prévention et correction des aspects associés à l'altération du développement pubertaire.
Nutritionnel	Enfant minceur. Carences Hypertriglycéridémie. Hypercholestérolémie Hypercalcémie	Conseils et corrections diététiques spécifiques. Contrôle et traitement spécifique de l'atteinte métabolique. Initiation d'un traitement spécifique en cas d'atteinte hormonale détectée. L'image corporelle par la modification du mode de vie.
Métabolique	Obésité. Dyslipidémies. Syndrome métabolique. Hyperinsulinémie Diabète sucré de	Prévention des risques cardiovasculaires et autres complications. Mesures liées au mode de vie (alimentation, activité physique). Traitement médical spécifique.

	type 2. Foie gras non alcoolisé.	
Auto-immune	Diabète sucré de type 1. Thyroïdite de Hashimoto. Maladie coeliaque. Syndrome poliendocrinien auto-immun de type 1 ou 2. Maladie d'Addison.	Stabilisation du patient par réanimation et traitement hormonal substitutif spécifique, si nécessaire. Initiation d'un traitement préventif à long terme. Indication des consultations spécifiques aux spécialités médicales. Établir des contrôles de suivi à long terme. Traitement des conséquences ou complications présentes chez le patient au moment du diagnostic.
Résistances	Résistance à l'insuline Syndrome de résistance aux hormones thyroïdiennes.	Modification du mode de vie en initiant l'exercice et la thérapie diététique pour le traitement spécifique requis (perte de poids ou autre). Indiquez un traitement spécifique en fonction de l'état du patient.
Tumeur	Carcinome thyroïdien Néoplasmes hypophysaires.	Radiothérapie. Chimiothérapie. Excision chirurgicale.
Excès hormonaux **Les déficits hormonaux**	Hyperthyroïdie Hyperandrogénie. Syndrome de Cushing. Hypothyroïdie Hypogonadisme Hypoparathyroïdie	Indiquez les thérapies générales telles que les changements de mode de vie pour la correction spécifique du trouble. Mettre en place des mesures préventives pour le développement de complications. Indiquez le traitement hormonal substitutif spécifique au trouble. Thérapies à l'iode radioactif ou excision chirurgicale au besoin.
Dégénérative	Sarcopénie	Évaluez les états métaboliques sous-jacents qui accélèrent le processus

		dégénératif. Relation avec l'âge, l'inconfort, l'incapacité potentielle
Sexuel ou reproductif	Infertilité féminine. Syndrome des ovaires polykystiques. Aménorrhée Dysfonctionnements sexuels. Dysphorie de genre.	Référence à la spécialité médicale spécifique (chirurgie, psychologue, gynécologie ou autre), pour constituer une équipe pluridisciplinaire pour indiquer le traitement le plus adapté aux particularités du patient et aux souhaits de fertilité ou non.

Références bibliographiques

1. Shlomo Melmed, Richard J. Auchus, Allison B. Goldfine, Ronald J. Kowning, Clifford Rosen. Williams Text book of Endocrinology 14ème édition. ELSEVIER, 2020.
2. Lavin N, éditeur. Manuel d'endocrinologie et métabolisme. 4e éd. Philadelphie: Wolters Kluwer / Lippincott Williams & Wilkins Health; 2009. 837 p.
3. Sidhu S, Parikh T, Burman KD. Changements endocriniens de l'obésité. [Mis à jour le 12 octobre 2017]. Dans: Feingold KR, Anawalt B, Boyce A, et al., Editors. Endotext [Internet]. South Dartmouth (MA): MDText.com, Inc.; 2000-. Disponible sur: https://www.ncbi.nlm.nih.gov/books/NBK279053/

Dernières pensées

Le volume III d'Endocrinology 360 se termine par la discussion de deux sections clés de l'étude de cette spécialité médicale, comme c'est le cas de l'hypothalamus, de l'hypophyse et des ovaires et des testicules.

Dans la partie VII de ce livre, nous avons passé en revue les glandes qui stimulent, contrôlent et régulent la sécrétion d'autres glandes endocrines, en plus de remplir diverses fonctions dans l'homéostasie du corps, c'est l'hypothalamus et l'hypophyse.

L'hypothalamus-hypophyse est l'axe endocrinien responsable de l'initiation et de la régulation de la fonction des autres glandes. L'hypothalamus, région spécialisée du diencéphale, produit et sécrète des peptides libérant et inhibant, qui agissent sur l'hypophyse, induisent la sécrétion et la libération d'hormones destinées à réguler la fonction thyroïdienne (TSH), la croissance corporelle (GH), la fonction surrénalienne (ACTH), les ovaires et les testicules (FSH, LH), ainsi que la lactation (prolactine et ocytocine).

Après avoir examiné les aspects anatomiques, embryologiques et physiologiques, les pathologies et conditions qui affectent la fonction de cette glande sont présentées, en tenant compte des situations congénitales, des néoplasmes ou des conditions systémiques telles que les troubles vasculaires qui peuvent compromettre la fonction hypothalamo-hypophysaire. des effets seront observés dans divers organes et systèmes du corps, tels que la thyroïde, les surrénales et les gonades, dont la fonction endocrinienne est régulée par cette paire.

Des méthodes de diagnostic et des alternatives thérapeutiques à jour sont discutées, couvrant les aspects cliniques et chirurgicaux, ainsi que des recommandations pour le suivi de ces cas.

Nous terminons ce texte par la section VIII, consacrée à la contemplation des aspects liés à l'endocrinologie sexuelle, en considérant les aspects anatomiques, physiologiques, pathologiques et thérapeutiques des ovaires et des testicules. Les chapitres abordent des sujets qui commencent dans le développement et la différenciation sexuels, couvrant leur rôle dans la maturation de l'être humain à la fois physiquement et psychiquement, présentant pour discussion l'identité de genre, la dysphorie sexuelle et les thérapies actuelles pour la féminisation et la masculinisation.

En outre, la dernière section traite des syndromes génétiques congénitaux qui affectent la maturation et le développement sexuel, les conditions environnementales qui affectent la régulation des axes gonadiques hypothalamo-hypophyso-hypophysaires, et examine les questions liées à la fertilité, la grossesse et la lactation.

De cette façon, nous culminons le voyage à 360 ° autour de l'endocrinologie, en passant en revue ses sept domaines principaux, en prenant des considérations anatomiques, physiologiques, pathologiques et thérapeutiques, sur la base des preuves les plus solides et les plus à jour, dans le but d'élargir le connaissance du professionnel de santé, généraliste ou spécialiste, même d'autres domaines d'action sanitaire.

Dr Mario Vega Carbó

Endocrinologue

ENDOCRINOLOGIE 360

Index général

Volume I. Diététique, nutrition, métabolisme et diabète sucré

Partie I. Diététique

1.	Macronutriments
2.	Aliments riches en vitamines
3.	Aliments riches en minéraux
4.	Lecture d'étiquettes
5.	Régime alimentaire sain
6.	Regime méditerranéen
7.	Régime végétarien et variantes
8.	Régime végétalien et variantes
9.	Régimes hypocaloriques contre l'obésité
10.	Régime alimentaire dans l'obésité morbide
11.	Régime alimentaire en chirurgie bariatrique
12.	Régime cétogène
13.	Régime DASH
14.	Comptage des glucides
15.	Régime à faible indice glycémique
16.	Régime alimentaire dans le diabète de type 1
17.	Régime alimentaire dans le diabète de type 2
18.	Régime alimentaire dans le diabète gestationnel
19.	Régime alimentaire dans les dyslipidémies
20.	Régime alimentaire pour une homocystéine élevée
21.	Régime alimentaire dans la néphrolithiase
22.	Régime alimentaire en cas d'insuffisance rénale diabétique

23.	Régime de protection gastrique
24.	Régime de protection biliaire
25.	Régime alimentaire pour le contrôle du côlon irritable
26.	Régime alimentaire dans la stéatose et la cirrhose du foie
27.	Régime alimentaire dans les maladies thyroïdiennes
28.	Régime alimentaire pauvre en calcium et en phosphore
29.	Régime alimentaire en ostéopénie et ostéoporose
30.	Régime alimentaire et syndrome des ovaires polykystiques
31.	Alimentation adaptée au couple infertile
32.	Régime alimentaire pour prévenir et ralentir la sarcopénie
33.	Régimes hypercaloriques en minceur
34.	Régime alimentaire dans la maladie cœliaque
35.	Régime alimentaire et intolérance au lactose
36.	Régime anti-inflammatoire
37.	Régime alimentaire et phénylcétonurie

Partie II. Nutrition et métabolisme

38.	Perturbateurs endocriniens
39.	Hormones, exercices et athlètes
40.	Nutrition avant la conception
41.	Enfant minceur
42.	Extrême minceur
43.	Anorexie nerveuse
44.	Boulimie
45.	Maladie coeliaque
46.	Sarcopénie
47.	Lipodystrophie et endocrinopathies
48.	Risque cardiovasculaire
49.	Obésité chez l'adulte
50.	Dyslipidémies secondaires
51.	Dyslipidémie athérogène
52.	Hypercholestérolémie
53.	Hypertriglycéridémie
54.	Faible taux de cholestérol HDL

55.	Transaminases élevées
56.	Stéatose hépatique non alcoolique
57.	Adipomastie, lambeaux graisseux et anneaux
58.	Enfant obèse
59.	Obésité et grossesse
60.	Obésité chez les personnes âgées
61.	Obésité morbide
62.	Obésité endocrinienne
63.	Chirurgie bariatrique
64.	Chirurgie métabolique
65.	Médicaments anti-obésité
66.	Syndrome métabolique
67.	Résistance à l'insuline en pédiatrie
68.	Acanthosis nigricans
69.	Étiquettes de peau
70.	Hypoglycémie à jeun
71.	Hypoglycémie réactive
72.	Hyperinsulinémie
73.	Hyperinsulinisme congénital
74.	Peptide C
75.	Goutte et hyperuricémie
76.	Maladie de Wilson
77.	Hémochromatose
78.	Phénylcétonurie

Partie III. Diabète mellitus

79.	Pancréas endocrinien
80.	Contrôle de la glycémie
81.	Concept et classification du diabète
82.	Physiopathologie du diabète
83.	Enquête chez les personnes sans symptômes
84.	Prédiabète
85.	Diabète sucré de type 1
86.	Diabète sucré de type 2

87.	Diabète gestationnel
88.	Diabète monogénique
89.	Diabète LADA
90.	Diabète secondaire
91.	Diabète et alcool
92.	Diabète et glucocorticoïdes
93.	Prédiabète gestationnel
94.	Diabète néonatal
95.	Enfant de mère diabétique
96.	Hyperinsulinémie et résistance à l'insuline
97.	Obésité et diabète
98.	Le diabète chez les personnes âgées
99.	Diabète de type 2 en pédiatrie
100.	Hypoglycémie diabétique
101.	État hyperglycémique hyperosmolaire
102.	Cétoacidose diabétique
103.	Acidose lactique
104.	Coeur et diabète
105.	Pied diabétique
106.	Neuropathie diabétique périphérique
107.	Neuropathie diabétique autonome
108.	Maladie rénale diabétique
109.	La rétinopathie diabétique
110.	Édulcorants et diabète
111.	Contrôle du patient diabétique
112.	Auto-surveillance du glucose
113.	Hémoglobine a1c
114.	Surveillance continue de la glycémie
115.	Agents antihyperglycémiants
116.	Traitement à l'insuline
117.	Analogues d'insuline
118.	Insuline inhalée
119.	Pompes à insuline
120.	Pancréas de remplacement
121.	Cellules souches et diabète
122.	Chirurgie chez la personne diabétique
123.	Rémission du diabète

Volume II. Thyroïde, parathyroïde - calcium et surrénales

Partie IV. Maladies thyroïdiennes

124.	Glande thyroïde
125.	Croissance thyroïdienne et puberté
126.	Thyroïde ectopique
127.	Carence en iode et goitre endémique
128.	Goitre nodulaire non toxique
129.	Goitre kystique ou dégénératif
130.	Goitre endothoracique
131.	Thyroïdite aiguë
132.	Thyroïdite subaiguë de Quervain
133.	Thyroïdite chronique de Hashimoto
134.	Thyroïdite post-partum
135.	Thyroïdite de Riedel
136.	Thyroïdite post-radioactive
137.	Thyroïdite pendant l'enfance et l'adolescence
138.	Dysfonctionnement thyroïdien subclinique
139.	Hypothyroïdie primaire
140.	Hypothyroïdie congénitale
141.	Syndrome de Pendred
142.	Hypothyroïdie pendant la grossesse
143.	Hypothyroïdie chez les personnes âgées
144.	Lévothyroxine et liothyronine
145.	Thyrotoxicose et hyperthyroïdie
146.	Maladie de Graves Basedow
147.	Adénome toxique
148.	Goitre multinodulaire toxique
149.	Hyperthyroïdie due à l'amiodarone
150.	Hyperthyroïdie primaire de l'enfant
151.	Hyperthyroïdie pendant la grossesse
152.	Hyperthyroïdie chez les personnes âgées
153.	Traitement de l'hyperthyroïdie

154.	Orbitopathie thyroïdienne
155.	Tempête thyroïdienne
156.	Paralysie périodique thyréotoxique
157.	Échographie et biopsie à l'aiguille fine
158.	Carcinome papillaire de la thyroïde
159.	Carcinome folliculaire de la thyroïde
160.	Carcinome thyroïdien anaplasique
161.	Carcinome médullaire de la thyroïde
162.	Cancer de la thyroïde chez l'enfant
163.	Cancer de la thyroïde et grossesse
164.	Cancer de la thyroïde chez les personnes âgées
165.	Ablation de la thyroïde avec de l'iode radioactif
166.	Tératogénicité de l'iode radioactif
167.	Thyroïdectomie
168.	Thyroglobuline
169.	Syndrome de la maladie euthyroïdienne

Partie V. Parathyroïdes, ostéologie et minéraux

170.	Glandes parathyroïdes
171.	Hypercalcémie
172.	Hypercalcémie sévère
173.	Tumeurs parathyroïdes
174.	Hyperparathyroïdie primaire
175.	Échographie du cou
176.	Balayage Sestamibi 99 mTc
177.	Parathyroïdectomie
178.	Hypocalcémie
179.	Hypocalcémie néonatale
180.	Crise hypocalcémique
181.	Hypoparathyroïdie primaire
182.	Hypoparathyroïdie post-chirurgicale
183.	Hypoparathyroïdie post-ablation
184.	Pseudohypoparathyroïdie

185.	Syndrome de Di George
186.	Carence en vitamine D
187.	Rachitisme infantile
188.	Intoxication à la vitamine D
189.	Ostéomalacie
190.	Maladie de la pagette osseuse
191.	Hyperphosphatémie
192.	Hypophosphatémie
193.	Hypermagnésémie
194.	Hypomagnésémie
195.	Néphrolithiase et néphrocalcinose
196.	Néphrolithiase hypercalciurie
197.	Néphrolithiase hyperoxalurie
198.	Néphrolithiase hyperuricosurie
199.	Néphrolithiase cysthénurique
200.	Néphrolithiase à struvite
201.	Remodelage osseux
202.	La densitométrie osseuse
203.	Ostéopénie et ostéoporose
204.	Ostéoporose postménopausique
205.	Ostéoporose secondaire
206.	Traitement de l'ostéoporose
207.	Ostéoporose dans l'enfance et l'adolescence
208.	Ostéoporose et grossesse
209.	Ostéoporose chez les personnes âgées

Partie VI. Surrénales, neuroendocrines et électrolytes

210.	Les glandes rénales
211.	Stéroïdogenèse
212.	Hyperplasie surrénale congénitale
213.	Hyperplasie surrénalienne congénitale non classique
214.	Hypertension endocrinienne
215.	Les lipothymies

216.	Insuffisance suprarrenale
217.	Remplacement des glucocorticoïdes
218.	Utilisation de minéralocorticoïdes
219.	Maladie d'Addison
220.	Maladie d'Addison et grossesse
221.	Crise surrénale aiguë
222.	Incidentalome surrénalien
223.	syndrome de Cushing
224.	Hypercortisolisme cyclique
225.	Syndrome de Cushing et grossesse
226.	Phéochromocytome
227.	Phéochromocytome et grossesse
228.	Hyperaldostéronisme primaire
229.	Hyperaldostéronisme et grossesse
230.	Métastases des glandes surrénales
231.	Syndrome polyglandulaire auto-immun
232.	Néoplasie endocrinienne multiple de type 1
233.	Néoplasie endocrinienne multiple de type 2
234.	Tests dynamiques
235.	Imagerie surrénalienne
236.	Surrénalectomie
237.	APUD
238.	Tumeurs neuroendocrines
239.	Syndrome carcinoïde
240.	Insulinome
241.	Gastrinome
242.	Vipoma
243.	Glucagonoma
244.	Somatostinome
245.	Chirurgie des tumeurs endocriniennes
246.	Déshydratation
247.	Hyponatrémie
248.	Hypernatrémie
249.	Hypokaliémie
250.	Hyperkaliémie

Volume III. Hypothalamus, hypophyse, ovaires et testicules

Partie VII. Hypothalamus et hypophyse

251.	Glande pinéale, hypothalamus et hypophyse
252.	Neuroendocrinologie
253.	Ocytocine
254.	Mélatonine, sérotonine, dopamine
255.	Tumeurs pinéales
256.	Syndromes endocriniens - hypothalamiques
257.	Images de la région de Sellar
258.	Incidentalome hypophysaire
259.	Dysfonctionnement hypothalamique de l'hypophyse
260.	Syndrome polyurique polydipsique
261.	Diabète insipide central
262.	Diabète insipide néphrogénique
263.	Polydipsie primaire
264.	Syndrome de sécrétion inappropriée de l'ADH
265.	Petite taille
266.	Carence en GH chez l'enfant
267.	Carence en GH chez les adultes
268.	Insuffisance surrénalienne secondaire
269.	Hypothyroïdie secondaire
270.	Hypogonadisme secondaire
271.	Panhypopituitarisme
272.	Syndrome de Sheehan
273.	Craniopharyngiome
274.	Tumeur hypophysaire non fonctionnelle
275.	Galactorrhée
276.	Hyperprolactinémie
277.	Hyperprolactinémie et grossesse
278.	Prolactinome
279.	Prolactinome et grossesse
280.	Thyrotropinomes

281.	Adénomes gonadotropes
282.	Maladie de Cushing
283.	Syndrome de Nelson
284.	Acromégalie
285.	Grande statue
286.	Métastases hypophysaires
287.	Tumeur hypophysaire en pédiatrie
288.	Tumeur hypophysaire et grossesse
289.	Kystes de la poche de Rathke
290.	Granulomes hypophysaires
291.	Sellar arachnoïdocèle
292.	Apoplexie hypophysaire
293.	Hypophysite
294.	Chirurgie hypophysaire
295.	Radio et chimiothérapie hypophysaire

Partie VIII. Conditions gonadiques

296.	Gynécologie endocrinologique
297.	Les ovaires
298.	Trouble du développement sexuel
299.	Puberté normale
300.	Première thelarchie
301.	Adrénarche précoce
302.	Gynécomastie pubère
303.	Puberté précoce
304.	Puberté retardée
305.	syndrome de Turner
306.	Aménorrhée primaire
307.	Oligoménorrhée et aménorrhée
308.	Syndrome prémenstruel
309.	Saignement utérin dysfonctionnel
310.	Syndrome des ovaires polykystiques
311.	Adolescent avec ovaires polykystiques

312. Hydroxyprogestérone
313. Hyperandrogénie
314. Hyperhidrose
315. Hirsutisme
316. Acné
317. Alopécie androgénique
318. Clitoromégalie
319. SHBG
320. Antiandrogènes
321. Contraception hormonale
322. Infertilité féminine
323. Réserve ovarienne et anti-mullérienne
324. Anovulation
325. Inducteurs d'ovulation
326. L'endométriose
327. Avortements récurrents
328. Insémination artificielle
329. La fécondation in vitro
330. Ajustements hormonaux de la grossesse
331. Dysfonction sexuelle féminine
332. Affection mammaire fibrokystique
333. Tumeurs ovariennes fonctionnelles
334. Syndrome climatérique
335. Insuffisance ovarienne prématurée
336. Remplacement hormonal féminin
337. Adolescent transgenre
338. Femme transgenre
339. Homme transgenre
340. Andrologie
341. Les testicules
342. Stéroides anabolisants
343. Organes génitaux ambigus
344. Hypogonadisme masculin prépubère
345. Micropénis
346. Cryptorchidie
347. Syndrome de Kallman
348. syndrome de Klinefelter

349.	Syndrome de Noonan
350.	Tumeur testiculaire fonctionnelle
351.	Infertilité féminine
352.	Spermatogramme
353.	Oligospermie
354.	Dysérection
355.	Orchectomie
356.	Castration chimique
357.	Gynécomastie adulte
358.	Andropause
359.	Remplacement hormonal masculin

Section spéciale: sujets clés en endocrinologie. Résumés

I. Symptômes cliniques suspects et signes de maladie endocrinienne

II. Rôle des tests dynamiques dans le diagnostic des endocrinopathies

III. Interaction et référence de l'endocrinologue avec d'autres spécialistes

IV. Épidémiologie des maladies endocriniennes selon les stades de la vie

V. Endocrinologue: spécialiste de la nutrition, du métabolisme, des hormones et de la reproduction

Épilogue

Endocrinologie 360
Une trilogie pour l'étude de cette surspécialité médicale

Endocrinologie 360 c'est le résultat d'une vie d'étude, de préparation, de travail et d'expérience dans le domaine de cette surspécialité médicale, synthétisée en trois volumes qui couvrent les huit grandes branches de l'endocrinologie; 360 chapitres des sujets nécessaires à maîtriser pour la pratique clinique sont présentés.

C'est une collection unique de textes qui présente, de manière schématique et résumée, les preuves les plus récentes et les plus percutantes sur les dernières études menées sur la physiopathologie et la thérapeutique dans tous les domaines d'étude des maladies endocriniennes.

La journée commence par passer en revue les connaissances sur la physiologie et le métabolisme, afin de comprendre les bases de la physiopathologie et de mieux comprendre la thérapeutique. Avec le premier volume, en plus d'explorer le métabolisme, nous apprenons **régime et nutrition, exposant des alternatives thérapeutiques qui démontrent, avec des preuves scientifiques suffisantes, comment la surveillance nutritionnelle et des plans diététiques spécifiques peuvent améliorer l'évolution des maladies métaboliques endocriniennes, ainsi que d'autres appareils et systèmes du corps, offrant une plus grande motivation pour un changement sain dans les habitudes alimentaires et le mode de vie en général.**

Ils considèrent les recommandations diététiques les plus utilisées comme traitement nutritionnel complémentaire indiqué pour des maladies spécifiques, des troubles de l'alimentation, des erreurs innées du métabolisme, entre autres conditions.

Ensuite, les concepts physiologiques et pathologiques qui conduisent au développement du diabète sucré sont passés en revue, analysant les mesures thérapeutiques traditionnelles et les grandes avancées et consensus international pour sa gestion, avec l'introduction de la thérapie génique, la chirurgie pancréatique et les nouvelles présentations de l'insuline dans pompes à perfusion et à inhalation.

La deuxième étape du voyage dans l'étude de l'endocrinologie couvre la connaissance du système hormonal qui active le métabolisme de toutes les cellules du corps et maintient l'équilibre ionique et hydrique de l'environnement interne. Il s'agit de la fonction des glandes *thyroïde, parathyroïde et surrénale*, organes dont la fonction maintient l'homéostasie de l'organisme, régulant les niveaux d'ions tels que le sodium, le potassium, le calcium, dont la concentration est essentielle pour maintenir le potentiel membranaire cellulaire. De plus, ces hormones régulent le métabolisme cellulaire, contrôlent les processus de respiration et de production d'ATP (thyroïde), ainsi que le maintien du système osseux (parathyroïde) et le contrôle des glucides, des fluides et des électrolytes et des processus immunologiques par sécrétion. des hormones surrénales.

Cette revue de sujets sur les maladies thyroïdiennes, leurs causes et traitements, le métabolisme du calcium, les maladies des glandes surrénales, les troubles hydroélectrolytiques et acido-basiques, synthétise les plus récentes directives de traitement et d'approche pour la pratique.

Nous concluons l'étude de l'endocrinologie en étudiant les processus de différenciation sexuelle et de santé reproductive, en explorant la fonction de l'axe *hypothalamus-hypophyse-gonadique (ovaires et testicules)*; De nouvelles approches de la neuroendocrinologie visent à examiner le développement sexuel physiologique ou «normal» chez les deux sexes, et à détecter à quels points de cet axe se produisent différents types d'altérations qui entraînent des troubles du développement sexuel, des problèmes de fertilité et d'hormonalisation, ce qui pose les influences de autres problèmes de santé et métabolisme sur la fonction sexuelle; et même, traiter des problèmes liés à l'identité personnelle et à la dysphorie de genre.

Endocrinologie 360 représente une synthèse de connaissances et d'expériences académiques, cliniques et pratiques destinées à tous les professionnels de la santé pour compléter leur formation dans un domaine aussi étendu et influent que cette surspécialité.

Dr Mario Vega Carbó
Endocrinologue

Droits d'auteur © 2021 Mario Vega Carbó
Tous droits réservés

A propos de l'auteur

Dr Mario Vega Carbó
Médecin-Endocrinologue

- ✓ Médecin cubain a obtenu son diplôme en 1994.
- ✓ Spécialiste en endocrinologie et médecine familiale.
- ✓ Master en longévité et ultrasonographe.
- ✓ Professeur de physiopathologie médicale.
- ✓ Amoureux du bien, de la famille et de la nature.

Autres livres

1. Un pari sur l'endocrinologie naturelle.
2. Je réponds à 1500 questions sur: les hormones, le métabolisme et la nutrition.
3. Où l'hormone règne ... fiction basée sur des cas cliniques.
4. SOS toxines hormonales.
5. Dévoilement des mythes: métabolisme, endocrinologie et reproduction.
6. Hormones, glandes et maladies endocriniennes. Son histoire.
7. Café, tabac et alcool: ses troubles métaboliques et hormonaux.
8. Alertes endocriniennes.
9. Manuel du Nouveau Coronavirus.
10. Endocrinologie 360

Présence en ligne:

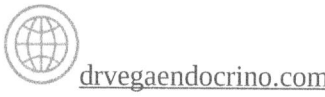 drvegaendocrino.com

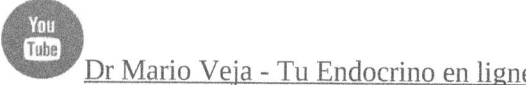 Dr Mario Veja - Tu Endocrino en ligne

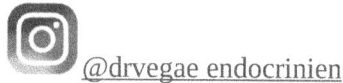 @drvegae endocrinien

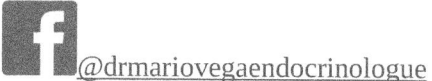 @drmariovegaendocrinologue

Endocrinologie 360

Une trilogie pour étudier cette surspécialité médicale

Une nouvelle collection de textes mis à jour qui commence par 5 résumés introductifs, regroupés en 8 parties, un total de 360 chapitres, à leur tour divisés en trois volumes qui couvrent tous les domaines d'étude des maladies endocriniennes.

Diététique, nutrition, métabolisme et diabète sucré, traitant des types de régimes les plus utilisés comme traitement médical nutritionnel indiqué pour des maladies spécifiques, des troubles de l'alimentation, des erreurs innées du métabolisme et tout ce qui concerne le diabète, y compris les avancées les plus récentes et le consensus international en la matière.

Thyroïde, parathyroïde et calcium et surrénales, présente des sujets tels que les maladies thyroïdiennes, leurs causes et leurs traitements, le métabolisme du calcium, les maladies des glandes surrénales, ainsi que l'équilibre hydroélectrolytique et acide basique du corps.

Hypothalamus-hypophyse, ovaires et testicules présente les thèmes liés à la neuroendocrinologie, au développement sexuel chez les deux sexes, aux troubles de la fertilité et à l'hormonalisation dans la fameuse «dysphorie» de genre.

Disponible en 10 langues, c'est un outil essentiel qui vise à améliorer l'apprentissage, les résultats cliniques et la satisfaction des patients qui s'adressent au médecin endocrinien. Cette fois, destinée aux étudiants en médecine, aux médecins généralistes, aux résidents des cliniques médicales, aux endocrinologues et autres spécialistes à cet effet, dont la maxime est de synthétiser les meilleures lignes directrices diagnostiques et les preuves les plus solides. Ici son auteur, le Dr Mario Vega Carbó, diplômé il y a plus de 25 ans, nous invite à faire un voyage avec un maximum de profondeur, pour gérer en toute sécurité l'ensemble du domaine de "Endocrinology 360".